普通高等教育"十二五"规划教材
全国高等医药学校规划教材

生 理 学

周冬根　胡丽华　主编

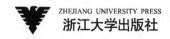
ZHEJIANG UNIVERSITY PRESS
浙江大学出版社

内容简介

本教材共有十二章,内容包括绪论、细胞的基本功能、血液、血液循环、呼吸、消化和吸收、能量代谢和体温、尿的生成和排出、感觉功能、神经系统的功能、内分泌、生殖功能。为方便教师教和学生学,在各章正文前列有学习目标。最后还附有生理学实验指导。

本书适合临床医学、护理、涉外护理、助产、药学、中药、卫生保健、口腔、检验、美容、康复、社区医学、眼视学、影像等专业使用,也可作为医学成人教育和医护执业资格考试的生理学教学用书。

图书在版编目(CIP)数据

生理学 / 周冬根,胡丽华主编. —杭州:
浙江大学出版社,2014.2(2017.1重印)
ISBN 978-7-308-12936-7

Ⅰ.①生… Ⅱ.①周…②胡… Ⅲ.①人体生理学—
教材 Ⅳ.①R33

中国版本图书馆 CIP 数据核字(2014)第 030139 号

生理学

周冬根　胡丽华　主编

责任编辑	阮海潮(ruanhc@zju.edu.cn)
封面设计	刘依群
出版发行	浙江大学出版社
	(杭州市天目山路 148 号　邮政编码 310007)
	(网址:http://www.zjupress.com)
排　　版	杭州中大图文设计有限公司
印　　刷	富阳市育才印刷有限公司
开　　本	787mm×1092mm　1/16
印　　张	14.25
字　　数	356 千
版 印 次	2014 年 2 月第 1 版　2017 年 1 月第 4 次印刷
书　　号	ISBN 978-7-308-12936-7
定　　价	37.00 元

前　言

本教材根据医学类各专业的培养目标及生理学教学大纲,组织长期工作在教学一线并富有教材编写经验的生理学教师编写而成。本教材内容选择的原则是:贯彻"三基"(基本理论、基本知识、基本技能)、体现"五性"(思想性、科学性、先进性、启发性、适用性)、围绕着重培养学生的科学素质(包括学习能力、分析与综合能力、科学思维方法及实践能力)的目标、反映学科新进展、兼顾学生继续发展的需要。力求突出实践性和应用性,突出基础课教学为专业课教学和临床实践服务的宗旨,并与国家执业资格认证及对口升学考试相衔接。

为使教材便于理解,我们努力做到内容编排循序渐进,知识叙述深入浅出,图文并茂,以图释文;为拓宽视野、启发思维、帮助学生理解相关知识,我们结合教材内容编入部分知识"链接";为强化培养学生的实践技能,在书末编入了必做实验项目的指导。

由于编者水平有限,尽管做出了不懈的努力,但不妥甚至错误之处仍在所难免,恳请广大读者批评指教。

编　者

2013 年 10 月

目　录

第一章

绪 论

【学习目标】

掌握：兴奋性、内环境、稳态的概念和内环境稳态的意义；负反馈、正反馈的概念及生理意义。

理解：刺激阈与兴奋性、兴奋与抑制、反射与反射弧的概念；比较神经调节、体液调节、自身调节的特点。

了解：生理学的研究对象和任务，生理学研究的方法和研究的三个水平。

第一节 生理学的任务和研究方法

一、生理学研究的对象与任务

生理学（physiology）是生物学的一个分支，是研究生物体及其各组成部分正常功能活动规律的科学。生物体也称机体，是自然界中一切有生命物体的统称，包括人和其他动物、植物、微生物。根据生理学研究的对象不同可将其分为细菌生理学、植物生理学、动物生理学和人体生理学等。通常把人体生理学简称为生理学，它是医学的重要基础课程。

生理学的研究对象是正常状态下生物体的功能活动，对人和其他高等动物来说，研究对象即为细胞、组织、器官及其整体的功能活动，如循环、呼吸、消化、排泄、运动、感觉、思维以及生殖等。生理学的任务是研究机体正常生命现象及其活动产生机制、条件、过程，以及内、外环境变化对其功能活动的影响和机体所进行的相应调节，进而掌握正常生命活动的规律。

二、生理学的研究方法

生理学是一门实验性科学，其系统理论多来自于临床实践和实验研究。由于实验的方法会对机体造成不同程度的损伤，所以多数生理实验是在动物身上进行的，只有在保证不损伤人体及自愿的条件下才允许对人体进行部分生命指标的实验观察。

（一）动物实验

动物实验包括急性实验和慢性实验两类。

1.急性动物实验 分为离体和在体两种方法。离体实验是从活体动物身上取出所需的器官、组织、细胞或细胞内的某些成分,放在一个能保持其正常功能活动的人工环境中,观察人为干预因素对其功能的影响。在体实验是在动物麻醉的条件下,手术暴露某些所需研究部位,观察和记录某些生理功能在环境条件改变时的变化。急性动物实验的优点是实验条件比较简单,条件较易控制,便于进行直接的观察,尤其离体实验更能深入到细胞和分子水平,有助于揭示生命现象的本质。但急性动物实验的结果与真实情况可能会有很大的差异。

2. 慢性动物实验　是以清醒、健康的动物为研究对象,且尽可能保持外界环境接近自然,观察和记录整体或某一器官对各种环境变化的反应规律。实验前一般需对动物进行一些预处理,待动物康复后再进行观察。如研究某种内分泌功能时,先摘除动物相应的内分泌腺,待其康复后观察内分泌激素缺乏时及人为替代后的生理效应。慢性动物实验适用于观察某一器官或组织在正常情况下的功能和整体中的作用地位,但不宜用来分析某一器官、组织功能的详细机制,且实验的干扰因素多,实验条件不易控制。

(二)人体实验

人体实验目前主要进行人群资料的调查,如人体血压、心率、肺通气量、肾小球滤过率以及红细胞、白细胞、血小板正常值等就是通过对大批人群采样及数据的统计分析得来的;测试人体在某些特殊环境下(如高温、低温、低氧、失重、高压)的生理活动变化也可在人体进行。近年来,随着科学技术的快速发展,越来越多的无损伤检测技术被直接应用于人体功能的研究,为探索人体生命的奥秘、丰富生理学理论开辟了更为广阔的前景。

各种实验方法均有优、缺点,各有特殊的意义和适用范围,应根据不同的研究内容和目的,采用不同的实验方法。同时因为人与动物的差异,不可将动物实验结果简单地套用于人体。

三、生理学研究的不同水平

细胞是机体最基本的结构和功能单位。不同细胞构成不同的组织,进而构成机体的器官和系统,各器官、系统在功能上相互协调配合构成一个有机的整体。因此,生理学的研究可分为细胞和分子水平、器官和系统水平及整体水平三个不同的研究层次。

1. 器官与系统水平　是以各个器官和系统为研究对象,研究其生理活动的规律和调节机制,以及影响因素等。例如,研究心脏的射血功能、影响心脏活动的因素以及心脏活动对血液循环和整体生命活动的意义。

2. 细胞与分子水平　是以细胞及其所含物质分子为研究对象,研究细胞及细胞内各种生物大分子的活动规律。如骨骼肌收缩时的肌丝滑行。

3. 整体水平　是以完整机体为研究对象,研究机体内各器官、系统之间相互联系和相互影响。内、外环境变化对机体生理功能活动的影响,以及机体对环境变化所做出的各种相应应答。如神经系统、内分泌系统对器官和系统活动的调节;运动对机体各器官、系统生理功能的影响。

生理学三个不同水平的研究是相互联系和相辅相成的。只有宏观与微观、分析与综合相结合,才能全面地、正确地认识完整机体生命活动的规律。

四、生理学与医学的关系

生理学的产生和发展与医学有着十分密切的关系。一方面,医学中关于疾病的理论研究都是以人体生理学的理论为基础;另一方面,医学的实践与发展不但能检验生理学理论是否正确,而且不断对生理学提出新的课题,推动生理学的研究与发展,丰富生理学理论。对医护工作者来说,不了解正常的人体功能,就不能认识人体功能的异常,当然也不能正确认识、诊断和治疗疾病。因此,生理学是医学的重要基础理论学科之一。医学生只有学好了生理学,才能为下一步学习病理学、药理学等其他医学基础及专业课程打下坚实的基础。

链接 >>>

近代生理学的创始人

生理学的发展经历了漫长的历程。尽管公元前5世纪,古希腊的希波克拉底(约公元前459—公元前377)就曾提出,人体是由空气、水和土等基本元素构成的。我国的《黄帝内经》(公元前400—公元前300)中,也有不少有关生理功能的描述;但生理学成为一门独立的学科是在1628年,英国著名医生哈维(W. Harvey)在动物身上用活体解剖和实验的方法研究了血液循环,哈维的著作《心与血的运动》是历史上第一部基于实验证据的生理学著作,哈维也被公认为近代生理学的创始人。到20世纪50年代,由于研究方法的深入和新技术的应用,生理学获得了长足的进步。

第二节　生命活动的基本特征

生命活动又称生命现象或功能活动,指生命的各种外在表现。如呼吸、心跳、肌肉运动、思维活动以及大家所熟悉的"吃、喝、拉、撒、睡"等都是显而易见的生命活动。

生命活动的基本特征,是指所有生命个体最本质、都具有的共同特征。自然界的生物体,无论是单细胞生物体还是高等动物和人类,不仅具有自己独特的功能活动,而且都具有新陈代谢、兴奋性和生殖,这是生物体生命活动的基本特征。

一、新陈代谢

新陈代谢(metabolism)是指机体与环境之间进行物质和能量交换的自我更新过程。新陈代谢包括合成代谢(同化作用)和分解代谢(异化作用)。合成代谢是指机体从外界环境摄取营养物质,并将其合成自身成分的过程;分解代谢是指机体分解自身成分,并把分解产物排出体外的过程。

机体不断地将从外界摄取的营养物质合成自身成分,同时又不断地分解自身成分排出分解产物,这一过程称为物质代谢。物质代谢是生命活动的物质基础,使构成细胞的生物分子不断更新,保证生命活动正常运行。机体进行物质代谢的同时,也进行着能量的释放、转移、储存和利用等过程,称为能量代谢。如合成代谢中以合成大分子(如利用葡萄糖合成糖原)的方式储存能量;在分解代谢中分解大分子物质(如糖原分解为葡萄糖)释放能量,用于机体活动的需要及维持体温,多余的能量转变成热能从体表发散。

新陈代谢又包括物质代谢和能量代谢。物质代谢为机体自身成分的不断更新和生长、发育、组织增生、修复提供物质基础;能量代谢为一切生命活动提供了必需的能源。所以,新陈代谢是一切生命活动的基础,是生命体区别于非生命体的根本标志。新陈代谢一旦停止,人体的功能活动立即丧失,生命也就随之终结。

二、兴奋性

活的机体或细胞在受到刺激时可出现不同的反应,如肌细胞表现为收缩、腺细胞表现为分泌、神经纤维表现为神经冲动和传导等。机体或细胞对刺激发生反应的能力或特性称为兴奋性(excitability)。兴奋性是生命现象的一个重要特征,任何器官、组织和细胞对刺激发生的反应都必须以兴奋性为前提,丧失了兴奋性,机体就中断了与环境间的联系,生命也将终止。

随着研究的深入和研究方法的进步,在近代生理学中,通常将组织、细胞接受刺激后产生的动作电位的能力称为该组织或细胞的兴奋性。在人体内因神经、肌肉和腺体组织对刺激反应灵敏,容易发生反应或产生动作电位,故其兴奋性高,常称为可兴奋组织。

(一)刺激与反应

1. 刺激　刺激(stimulus)是指能为机体感受到的各种内外环境变化。刺激按其性质不同可分为物理性(如机械、压力、电、温度、声、光等)、化学性(酸、碱)、生物性(如细菌、病毒及其毒素等)以及社会、心理性(如情绪波动、社会变革)等。这些刺激可引起细胞、组织或机体产生相应的反应。生理实验中常用的是电刺激。

刺激要引起细胞或机体发生反应必须具备三个参数,即达到足够的刺激强度、足够的作用时间和一定强度变化率才能成为有效刺激。强度过小或作用时间过短均不能引起反应,强度变化率过小,则使刺激作用减弱。

2. 反应　机体或细胞受到刺激后所发生的功能活动的改变称为反应(response)。如寒冷刺激引起的皮肤血管收缩、高温引起的出汗等均是反应。反应有两种基本表现形式,即兴奋和抑制。兴奋(excitation)是指细胞或机体接受刺激后由相对静止变为明显活动,或活动由弱变强。例如,心肌接受肾上腺素类药物后出现心跳加快、加强。近年来,生理学家从生物电角度对兴奋的概念有了新的定义,认为尽管不同的可兴奋组织,对刺激发生兴奋反应的表现形式不同,但其共同特点是先产生动作电位,然后才出现活动状态的改变。因此,把动作电位作为兴奋的标志或同义语。由此可以说,可兴奋组织接受刺激后,产生动作电位的过程称为兴奋;抑制(inhibition)是指细胞或机体接受刺激后由明显活动变为相对静止或活动由强变弱。例如,心肌接受乙酰胆碱类药物后使心率减慢、收缩减弱即为抑制。

兴奋和抑制是人体功能活动状态的两种基本表现形式,两者互为前提,既对立又协调,并可随环境的改变相互转化。一种组织接受刺激后究竟是发生兴奋还是抑制,取决于刺激的质和量以及组织接受刺激时的功能状态。同类刺激,由于强度不同,反应可以不同。如中等强度的疼痛可使人体兴奋,表现为烦躁不安、心跳加快、血压上升等;但过于剧烈的疼痛反而引起抑制,表现为心跳减弱、血压下降,甚至意识丧失。机体的功能状态不同,对同一刺激的反应亦不相同,例如,食物对饥饿和饱食两种不同状态的机体所产生的反应大不一样。

3. 刺激与兴奋性的关系　不同组织的兴奋性高低有所不同,即使是同一组织,处于不同的功能状态时,它的兴奋性高低也不相同,因此,通常用刺激强度来作为判断组织兴奋性高低的客观指标。如果保持刺激作用时间和强度－时间变化率两个参数固定不变,引起组织发生反应的最小刺激强度称为阈强度(threshold intensity),简称阈值(threshold)。强度等于阈值的刺激称为阈刺激,强度小于阈值的刺激称为阈下刺激,而强度大于阈值的刺激则称为阈上刺激。单一的阈下刺激是不能引起组织兴奋的,要引起组织兴奋,刺激的强度必须等于或大于该组织的阈值。阈值的大小与组织的兴奋性呈反变关系,阈值愈小,组织的兴奋性愈高,对刺激的反应愈灵敏;反之,阈值愈大,组织的兴奋性愈低,对刺激的反应愈迟钝。神经、肌肉、腺体的兴奋性较高,受刺激后产生兴奋反应很明显,如神经表现为发放冲动与传导,肌肉表现为收缩,腺体表现为分泌。但神经、肌肉和腺体在产生不同外在表现之前,有一个共同的标志是先产生动作电位,然后才出现肌肉收缩、腺体分泌等个性反应。生理学中将神经、肌肉和腺体这些兴奋性较高的组织称为可兴奋组织。

链接>>>

刺激要素在临床上的灵活运用

肌肉注射要求"两快一慢",即进针和出针快,推药慢。"两快"可缩短刺激持续的时间,"一慢"能减弱刺激强度变化率,这样可减轻患者在接受肌肉注射时的疼痛感觉。又如理疗时使用的高频电热疗法,虽然电压可高达上千伏,但因电脉冲频率高、刺激时间短,所以电流通过组织时只产生热疗效应,而无触电的感觉。相反,在针刺治疗时采用捻针、提插针具等手法,则可增强刺激强度变化率,提高治疗效果。

三、生殖

人体生长发育到一定阶段后,通过男、女成熟生殖细胞的结合,可产生与自身相似的子代个体,这种功能称为生殖(reproduction)。生殖是生物体繁衍后代,延续种系的基本生命特征。

第三节 机体的环境和稳态

环境是机体赖以生存和生长发育的必要条件,脱离环境,机体将无法生存。人体生存的环境包括外环境和内环境。

一、外环境

人体生存的外环境包括自然环境和社会环境。自然环境的各种变化如光照、气压、温度、湿度的变化等形成刺激,不断地作用人体,而人体能够对此作出相应的反应,以适应环境,维持正常生命活动。但过于剧烈的环境变化,超过人体适应能力时将会造成不良影响,甚至危及生命。

社会环境变化对人体生理功能及疾病的发生、发展的影响十分重要,因为人不仅有生物属性,同时也有社会属性。每个人都生活在特定的社会环境中,不断变化的社会因素、纵横复杂的人际关系无不对人的身心健康产生影响。如安定和谐的社会环境、和睦友善的社会交往、积极向上的团队文化、团结协作的工作氛围等,可促进健康,延长寿命;反之,则可导致人体多种功能紊乱,甚至引起疾病。

二、内环境与稳态

(一)体液

人和动物体内含有大量的液体,机体内的液体总称为体液(body fluid)。正常成年人的体液量,约占体重的 60%。其中分布在细胞内的称为细胞内液(约占体重的 40%),分布在细胞外的为细胞外液(约占体重的 20%)。细胞外液中组织液占 15%,血浆占 4%~5%,淋巴液和脑脊液等约占 1%。体液的各部分彼此隔开而又相互沟通。细胞内液与组织液之间通过细胞膜进行物质交换;血浆与组织液之间则通过毛细血管壁进行物质交换。血浆是沟通各部分体液并与外界环境进行物质交换的重要媒介,因而是各部分体液中最为活跃的部分。

(二)内环境

人体内绝大多数细胞并不直接与外界环境接触,而是浸浴在体内的细胞外液之中。因此,细胞外液是细胞直接接触和赖以生存的环境。故生理学中将围绕在体内细胞周围的体液,即细胞外液,称为机体的内环境(internal environment),以区别于整个机体所处的外环境。

(二)内环境的稳态

1. 稳态　在正常情况下,内环境的理化性质如温度、渗透压、酸碱度及各种离子浓度等只在一个非常窄小的范围内波动,这种内环境的理化性质保持相对稳定的状态称为稳态(homeostasis),也称自稳。稳态并非是内环境的各种成分及理化性质固定不变,而是可在一定范围内变动的相对稳定的状态。例如,人血浆 pH 可在 7.35~7.45 之间波动,低于 7.35 时机体发生酸中毒,高于 7.45 时机体发生碱中毒,机体在酸中毒和碱中毒的状态下均不能进行正常的功能活动;正常成年人的腋窝体温可在 36.0~37.0℃ 之间波动,但每天的变动不超过 1℃。稳态是机体进行正常生命活动的必要条件,一旦稳态不能维持,就会干扰新陈代谢,影响生命活动。

2. 稳态的维持及意义　稳态的维持是体内多种调节机制相互协调和共同作用的结果。在正常情况下,由于细胞的代谢,O_2 和营养物质因不断消耗而减少,CO_2 和代谢产物也因组织的不断释放而增多,其他多种因素如高温、严寒、脱水、饥饿等均可干扰稳态。但机体在神经和体液的调节下,通过各器官系统的功能活动使稳态得以维持,如通过产热和散热调节体温;通过加强呼吸补充 O_2,排出 CO_2;通过肾的泌尿作用排出多余的代谢产物;通过消化器官从外界摄入水分及营养物质等。因此,可以说稳态是在体内各种调控机构的作用下,通过各系统的功能活动所维持的一种动态平衡。如果内环境某种条件变化范围过大(如 pH),不能及时纠正,则疾病就随之发生,甚至危及生命。因此,稳态是细胞进行正常生命活动的必要条件。

第四节　人体功能的调节

人体各系统、器官的功能活动能够相互配合、协调一致,形成一个统一的整体而活动。同时,机体还能对内外环境的复杂变化及时做出适应性反应,维持内环境的稳态。机体这种对内、外环境变化的适应性反应和内部各器官系统间的协调统一,都是通过机体的调节系统来实现的。

一、人体功能的调节方式

(一)神经调节

神经调节(nervous regulation)是指通过神经系统的活动对人体功能所进行的调节作用,它在人体功能的调节中起主导作用。神经调节的基本方式是反射。

1.反射及反射弧 反射(reflex)是指在中枢神经系统参与下,机体对刺激作出的适应性反应。例如,手指受到伤害性刺激时立即缩回,就是一种简单的反射活动。

反射所必需的结构基础是反射弧(reflex arc)。反射弧由五个部分组成:感受器→传入神经→神经中枢→传出神经→效应器(图 1-1)。

感受器能将感受到的内外环境变化转变为电信号(神经冲动),传入神经可将来自感受器的电信号传至相应的神经中枢,神经中枢能对传入信号进行分析并发放指令,传出神经可把整合后的指令以神经冲动的形式传至效应器,效应器是完成反射动作的器官,一般是指肌肉或腺体。反射的实现有赖于反射弧结构和功能上的完整。反射弧五个环节中任一环节损坏或功能障碍,反射活动都不能完成。

2.反射的种类 人和其他高等动物的反射可分为非条件反射和条件反射两大类。

(1)非条件反射:生来就有的先天性反射称为非条件反射(unconditioned reflex)。如新生儿的吮吸活动、食物刺激口腔引起的唾液分泌、异物刺激角膜引起的眨眼反射、烧灼足趾引起的缩腿反射及性反射等均属于非条件反射。非

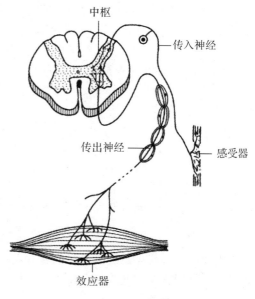

图 1-1 反射弧模式图

条件反射的反射弧固定,反射数量有限,反射中枢位于中枢神经系统的较低级部位,因而是较初级的神经活动,可使机体简单适应环境变化,是人和动物维持生命的本能性活动,对个体生存和种族繁衍具有重要意义。

(2)条件反射:通过后天学习、训练获得的反射称为条件反射(conditioned reflex)。如"望梅止渴"、"谈虎色变"等一类的例子就属于条件反射。条件反射是人和动物在非条件反射的基础上结合个体生活经历而建立起来的,其反射中枢位于大脑皮质,所以是一种较高级的神经调节方式。

不同个体由于生活经历不同,所形成条件反射的种类及数量亦不相同,即便是已经形成的条件反射也会随着环境的改变而改变。可见,条件反射是灵活可变、数量无限的。机体通过建立条件反射,使其活动更具有灵活性和预见性,从而大大提高了人及动物适应环境变化的能力。

神经调节的特点是反应迅速、准确和作用时间短暂,具有高度的协调和整合功能,是人体功能调节中最主要的调节方式。

（二）体液调节

体液调节（humoral regulation）是指体液因素（激素、特殊化学物质和某些代谢产物）通过体液途径对机体各部分的功能所发挥的调节作用。体液调节有以下几种方式：

1.**全身性体液调节**　指内分泌细胞所分泌的激素（hormone）随血液循环运往全身，调节远隔部位组织、器官的功能活动。如甲状腺素、肾上腺皮质激素的作用等属于全身性体液调节。

2.**局部性体液调节**　指某些组织细胞所产生的特殊化学物质或代谢产物，通过组织液扩散到邻近的细胞组织，并对其活动发挥的调节作用。例如，一般组织细胞的酸性代谢物，可引起局部血管舒张就属于局部性体液调节。

3.**神经-体液调节**　人体的内分泌腺大多数是直接或间接接受神经系统支配，在这种情况下，体液调节实际上成为神经调节的一部分，是反射传出通路的延长（图1-2）。这种以神经为主导，有体液调节参加的复合调节方式称为神经-体液调节（nervous-humoral regulation）。人体内的功能调节大多数是这种复合式调节。如肾上腺髓质受交感神经节前纤维的支配，交感神经兴奋时，可引起肾上腺髓质释放肾上腺素和去甲肾上腺素，从而使神经系统与体液因素共同参与机体的调节。

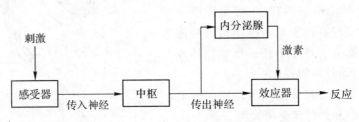

图 1-2　神经-体液调节示意图

体液调节的特点是缓慢、广泛、作用持久，适应于对缓慢的、持续进行的生理过程的调节，如新陈代谢、生长发育、生殖等。

（三）自身调节

自身调节（auto regulation）是指组织细胞或器官不依赖神经、体液因素，仅通过自身功能的改变而对环境变化发生的适应性反应。例如，心肌的收缩强度在一定限度内与收缩前心肌纤维的初长成正比；肾血流量在一定范围内可不随动脉血压的变化而变化，这些都属于自身调节。

自身调节的特点是常局限于一个器官或一小部分组织、细胞内，调节准确而稳定，调节幅度小，不很灵敏，但对人体功能活动相对稳定仍有重要作用。

在整体内神经调节、体液调节、自身调节紧密联系、相互配合，共同调节机体的各项功能，可使生理功能活动更趋完善，其中神经调节起主导作用。

二、人体功能调节的控制系统

人体通过调节把许多不同的生理反应统一起来，组成完整的、协调的生理过程，从而时刻保持机体内部各种生理功能的相对稳定，并与环境取得动态平衡。然而，这种强弱适中、恰到好处的调节效果的实现，则有赖于机体功能调节中的自动控制。

人体生理功能调节的自动控制与工程技术中的自动控制过程具有相似的规律。因此，运用控制论中的术语来解释人体功能的调节。人体的控制系统由控制部分和受控部分组成。可将神经中枢或内分泌腺看作是控制部分,而把效应器或靶细胞看作是受控部分。按其工作方式控制系统可分为三类。

(一)自动控制系统

自动控制系统又称反馈控制系统。在这类控制系统中,控制部分发出指令调节受控部分的活动,同时受控部分又把其活动效应作为反馈信息,反过来影响控制部分的活动(图1-3)。

这种受控部分通过反馈信息影响控制部分活动的过程,称为反馈(feedback)。根据反馈作用的效果不同,可将反馈分为正反馈和负反馈两种(表1-1)。

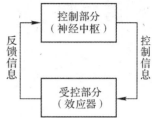

图 1-3 反馈作用示意图

表 1-1 正反馈与负反馈的比较

项目	正反馈	负反馈
概念	反馈信息与控制信息的作用性质相同	反馈信息与控制信息的作用性质相反
作用	加强控制信息的作用	纠正、削弱控制信息的作用
数量	少数	大多数
举例	排尿、排便、血液凝固、射精、分娩	心率、血压、呼吸、体温、激素水平稳态
意义	使机体的某一功能迅速发起,不断加强,及时完成	使某一生理过程保持相对稳定,防止过高或过低,维持稳态

1. 正反馈 反馈信息的作用与控制信息的作用方向相同称为正反馈(positive feedback)。受控部分发出的反馈信息能促进或加强控制部分的活动,从而使那些连续发生的生理过程不断增强或愈演愈烈,直至完成。在生理调节中正反馈调节很少,只见于一些速发速止、需"一次进行到底"的活动,如排尿、分娩和血液凝固等。

2. 负反馈 反馈信息的作用与控制信息的作用方向相反称为负反聩(negative feedback)。当受控部分活动增强时,其反馈信息可抑制控制部分的活动,使原有的调节效应减弱,使受控部分的活动不至于过强;相反,当受控部分的活动减弱时,反馈信息可加强控制部分的活动,使原有的调节效应增强。可见,负反馈的作用是使受控部分的活动保持在适宜的状态,在维持各器官、系统的正常功能及内环境稳态中起重要作用。负反馈机制普遍见于各种需保持相对稳定的生理过程的调节,如正常血压、血糖水平和体温的相对稳定就是通过负反馈调节实现的。

(二)前馈控制系统

前馈(feed forward)控制系统是指在控制部分向受控部分发放指令的同时,又通过另一快捷通路向受控部分发出指令,使受控部分的活动更加准确和适度。前馈控制与反馈相比更为迅速。例如,要使骨骼肌完成某一动作,脑通过传出神经向骨骼肌发出收缩指令的同时,又通过前馈控制系统制约骨骼肌的收缩从而使骨骼肌收缩适度,使整个动作完成得更加恰如其分。有些条件反射也被认为是一种前馈控制,如动物看见食物就引起唾液分泌,比食物进入口中再引起唾液分泌发生得更早,它可使机体的反应更具有预见性和超前性。

第二章

细胞的基本功能

细胞是构成人体和其他生物体的基本结构单位。体内所有的生理功能和生化反应都是在细胞及其产物（如细胞间隙中的胶原蛋白和蛋白聚糖）的物质基础上进行的。人体的细胞有 200 多种，每种细胞都有特殊的结构，分布于特定的部位，执行特定的功能。但是对于众多的细胞，许多基本的功能活动是共同的。本章主要介绍细胞膜的物质转运功能，细胞膜的生物电现象，以及肌细胞的收缩功能。

第一节　细胞膜的物质转运功能

一切动物细胞都被一层薄膜所包被，称为细胞膜或质膜（plasma membrane），这层膜在光学显微镜下是观察不到的。在电子显微镜下，可以观察到膜有三层结构，内外两层各是一层致密带，厚约 2.5nm，中间是一层透明带，厚约 3.5nm。细胞膜把细胞内容物与细胞周围环境分隔开来，使细胞能相对独立于环境而存在。很明显，细胞要维持正常的生命活动，不仅细胞的内容物不能流失，而且其化学组成必须保持相对稳定，这就需要在细胞和它所处的环境之间有起屏障作用的结构。

一、细胞膜的化学组成和结构

关于细胞膜的基本结构和组成，目前比较公认的是液态镶嵌模型，其基本内容是：细胞膜以液态的脂质双分子层为基架，在脂质双分子层中及其表面镶嵌着许多具有不同结构和功能的蛋白质，统称为膜蛋白；有些脂质分子和膜蛋白上结合着具有不同功能的糖链（图 2-1）。

膜的脂质主要由磷脂和胆固醇组成；细胞膜的主要功能都是通过膜蛋白来实现的；细胞膜的糖类主要是一些寡糖和多糖链。它们仅存于细胞膜的外侧，由于糖链中单糖的排列顺序不同,从而成为细胞的标志,或作为抗原决定簇,或作为受体的可识别部分。

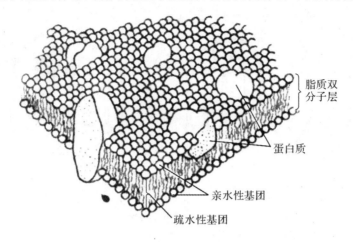

图 2-1　细胞膜结构模式图

二、细胞膜的物质转运功能

在新陈代谢过程中,细胞要与内环境进行物质交换,而交换的物质种类繁多,理化性质各异。所以进出细胞的形式也不同,常见的有以下几种。

1.单纯扩散(simple diffusion)　通常是指一些脂溶性的小分子物质由膜的高浓度一侧扩散到膜的低浓度一侧的过程。影响单纯扩散的因素主要有两方面,一方面取决于膜两侧溶质分子的浓度差,溶质分子的浓度差越大,扩散的量就越多;另一方面也取决于该物质通过膜的难易程度或所遇阻力大小,即膜的通透性,如阻力小,易通过,通透性就大,反之则小。因而通过单纯扩散的物质是 O_2、CO_2、N_2、NO、乙醇、尿素、类固醇激素等一些小分子脂溶性物质。水分子虽然是极性分子,但因分子小且不带电荷,也能以单纯扩散的方式转运;另外,水分子也可通过水通道进行跨膜转运。

2.易化扩散(facilitated diffusion)　非脂溶性的或亲水性强的物质,借助于细胞膜结构中某些特殊蛋白质的帮助,由膜的高浓度一侧向低浓度一侧扩散,称易化扩散。例如,糖不溶于脂质,但细胞外液中的葡萄糖可以不断地进入一般细胞,适应代谢的需要;Na^+、K^+、Ca^{2+} 等离子,虽然由于带有电荷而不能通过脂质双分子层的内部疏水区,但在某些情况下可以顺着它们各自的浓度差快速地进入或移出细胞。这些都是易化扩散的例子。参与易化扩散的细胞膜蛋白质有两类,即载体蛋白和通道蛋白。因此,易化扩散可分为两种类型。

(1)经载体的易化扩散:是一种依靠载体蛋白(简称载体)进行的扩散(图 2-2)。主要转运小分子物质,如葡萄糖等。载体蛋白在细胞膜的一侧与某物质结合,再通过本身的变构作用将其运往膜的另一侧。上面提到的葡萄糖进入一般细胞,以及其他营养性物质如氨基酸和中间代谢产物进出细胞,就属于这种类型的易化扩散。

这种转运具有以下特性:①结构特异性。每一种载体只能转运有特定结构的物质。②饱和现象。膜一侧的浓度增加超过一定限度时,转运量不再增加。其原因是膜结构中与该物质易化扩散有关的载体蛋白质分子的数目或每一载体分子上能与该物质结合的位点的数目是固定的,这就造成了增加该物质的量并不能使载运量增加,于是出现了饱和。③竞争性

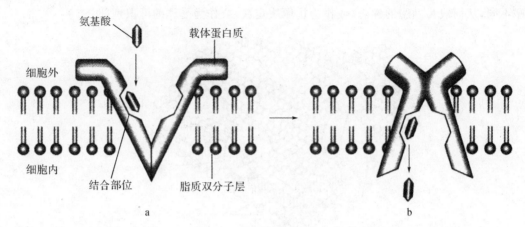

图 2-2　载体转运示意图

a.载体蛋白质与被转运物结合；b.载体蛋白质与被转运物分离

抑制。如果某一载体对结构类似的 A、B 两种物质都有转运能力，那么在环境中加入 B 物质将会减弱它对 A 物质的转运能力，这是因为有一定数量的载体或其结合位点竞争性地被 B 所占据的结果。

（2）经通道的易化扩散：是一种依靠通道蛋白（简称通道）进行的扩散（图 2-3），主要转运带电荷的离子，如 Na^+、K^+ 等，分别称为钠通道、钾通道，通道蛋白随着它们的构型变化而导致它们处于不同的功能状态。在一定的条件下通过蛋白质本身的变构而在其内部形成一个水相孔洞或沟道，让被转运的物质顺电位差或顺浓度差经通道运往细胞膜的另一侧。通道扩散具有一定的特异性，不如载体扩散。大多数通道开放的时间十分短促，根据引起通道开闭的条件不同，可将通道分为两类：由膜电位决定其功能状态的通道，称为电压依从性通道。该通道是在细胞膜两侧的电位差变化到某一数值时才开放或关闭，分布于神经纤维和某些细胞膜上的离子通道即属于此类；由化学因素控制的通道，称为化学依从性通道，这类通道与环境中某化学物质（如神经递质、激素或药物等）结合时开放，与其脱离时关闭，分布于突触后膜和运动终板上以及某些腺细胞膜上的离子通道即属此类。

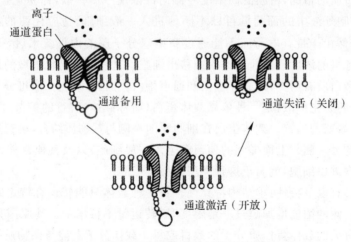

图 2-3　经通道易化扩散示意图

　　单纯扩散和易化扩散的共同特点是物质都是顺浓度差移动,物质转移所需能量来自溶液浓度差所包含的势能,因此不需消耗细胞的能量,故这两种转运方式属于被动转运。

　　(3)主动转运:细胞通过自身代谢提供的能量,在膜上"泵蛋白"的帮助下,将小分子物质或离子逆浓度差或电位差转运的过程,称为主动转运。

　　①原发性主动转运(primary active transport)是指细胞在离子泵的介导下,直接利用ATP产生的能量,将离子逆浓度差或电位差跨膜转运的过程。离子泵的种类很多,常用被它转运的物质来命名,如转运 Na^+ 和 K^+ 的钠—钾泵、转运 Ca^{2+} 的钙泵、转运 H^+ 的质子泵等。

　　钠-钾泵(sodium pump,简称钠泵)是目前研究得最清楚的原发性主动转运(图 2-4)。

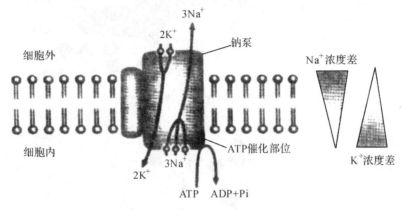

图 2-4　钠泵主动转运示意图

　　钠泵是由 α 和 β 两个亚单位组成的二聚体蛋白质,具有 ATP 酶的活性,也称 Na^+-K^+ 依赖式 ATP 酶。当细胞内 Na^+ 浓度升高或细胞外 K^+ 浓度升高时,钠泵即被激活,使 ATP 分解释放能量,发挥"驱钠摄钾"作用。钠泵每分解 1 分子 ATP,可将 3 个 Na^+ 移出胞外,同时将 2 个 K^+ 移入胞内。硅巴因可抑制钠泵的活性。钠泵活动的生理意义主要是保持细胞膜内外 Na^+ 和 K^+ 的浓度差,使细胞内 K^+ 浓度约为细胞外的 30 倍,细胞外 Na^+ 的浓度约为细胞内的 10 倍。钠泵活动造成的膜内外 Na^+ 和 K^+ 的浓度差,是细胞生物电活动的基础,也是一些营养物质如葡萄糖、氨基酸等继发性主动转运的动力。另外,钠泵的活动是生电性的,可直接影响细胞的膜电位。

　　②继发性主动转运(secondary active transport)是指有些物质在进行跨膜转运时所需的能量并不直接由 ATP 分解供能,而是依靠另一种物质在膜两侧建立的浓度势能所进行的逆浓度梯度和(或)电位梯度的跨膜转运的过程。其实,继发性主动转运就是经载体易化扩散和原发性主动转运耦联在一起的转运方式,如葡萄糖在小肠上皮细胞处的吸收(图2-5),其转运所需的能量不是直接来自 ATP 的分解,而是来自钠泵活动所形成的细胞内、外 Na^+ 的浓度差,Na^+ 可借助膜上转运体蛋白不断从肠腔液中顺浓度差进入细胞,由此释放的势能则帮助葡萄糖分子逆浓度差进入细胞。

　　4.入胞和出胞作用　细胞对某些大分子物质或物质团块,可以通过细胞膜复杂的结构与功能变化,使之进出细胞,分别称为入胞和出胞作用。入胞作用是指细胞外的某些物质团块或大分子物质(如细菌、病毒、大分子蛋白质等)被细胞膜识别后进入细胞的过程。固体物质进入细胞称为"吞噬",液体物质进入细胞称"吞饮"。出胞作用是指激素或神经末梢内的神经递质等,在分泌时向细胞膜靠近而相互融合,在融合处破裂,使其中的物质排出细胞的过程(图 2-6)。

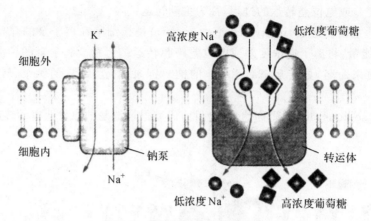

图 2-5　继发性主动转运示意图

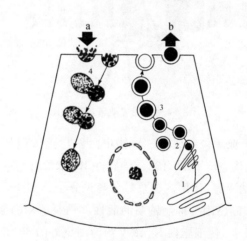

图 2-6　入胞作用和出胞作用示意图

a.入胞;b.出胞

1.粗面内质网;2.高尔基复合体;3.分泌颗粒;4.溶酶体

第二节　细胞的跨膜信号转导功能

一、细胞跨膜信号转导的概念

机体细胞的活动主要接受神经递质和激素等各种化学物质的调节。这些调节性的化学物质在细胞间传递信息,有些是属于脂溶性的,可以通过扩散进入细胞内,直接与胞内受体结合发挥作用,如类固醇激素、维生素 D 和甲状腺激素等,但绝大多数是水溶性的,不能直接进入细胞内,只能作用于细胞膜上的蛋白质受体,再引起相应的效应。这种由调节性化学物质作用于细胞膜表面特殊蛋白质受体,通过蛋白质分子构型的改变,将调节信息以新的信息形式传递至膜内,进一步引起细胞相应功能变化的过程,称为跨膜信号转导。它是一个涉及多环节的复杂过程,包括细胞外各种化学物质、细胞膜的受体、细胞内参与信息传递的信号分子及反应系统。此外,光、电和机械信号也可作用于膜受体或特殊通道,再经信号转导引起生物效应。

　　上述存在于细胞膜或细胞内能与胞外化学物质特异性结合,并引发特定生理效应的特殊蛋白质即受体。凡能与受体结合并产生效应的特异性化学物质(如激素等)统称为配体,受体与配体结合是引起信号传递并发挥调节的初始阶段。受体有两个重要功能:一是识别与结合,能够识别化学物质并与之结合;二是调节功能,一旦与配体结合便能引起细胞内一系列代谢反应和生理效应。受体按照存在的部位不同,分为细胞膜受体、细胞质受体和细胞核受体。细胞膜受体又根据结构和信号转导方式不同,分为 G 蛋白耦联受体、离子通道受体和具有酶活性的受体三类。

　　受体具有以下三个特征:

　　1.特异性　某种受体只能与特定的配体相结合,而产生特定的生理效应。由于受体能识别并结合特殊的化学信号物质,因而能够保证信号传递的特异性。

　　2.饱和性　细胞膜受体的数量和结合能力有限,与配体的结合就有一定的限度,超过了这个限度,与受体结合的配体量就不能随配体浓度增加而增加。

　　3.可逆性　配体分子与受体既可结合,也能够分离。

二、细胞跨膜信号转导的主要方式

　　细胞的跨膜信号转导,虽然涉及多种刺激信息在多种细胞引起的多种功能改变,但信号转导过程都是通过少数几种类似的方式实现的。由于细胞膜上感受信号物质的蛋白质分子结构和功能的不同,因此,细胞跨膜信号转导的主要方式大致分为:G 蛋白耦联受体介导的信号转导、离子通道受体介导的信号转导和酶耦联受体介导的信号转导三类。

第三节　细胞的生物电现象

　　机体生命活动过程中所出现的电现象称为生物电(bioelectricity),生物电是机体普遍存在的一种十分重要的生命现象。人体和各器官所表现的电现象,是以细胞水平的生物电现象为基础的。临床医学上进行的心电图、脑电图、肌电图、视网膜电图、胃肠电图等的无创检测,已经成为发现、诊断和预测疾病进程和治疗效果的重要手段。

　　生物细胞无论是处于安静状态或活动状态都存在电现象,称生物电现象。它是一切有生命的细胞或组织共有的一种特性,与细胞的兴奋和抑制均有着密切的关系。根据实验观察,在细胞内、外两侧存在电位差,这种电位差称跨膜电位,简称膜电位。它是细胞内外离子跨越细胞膜而进行扩散的结果。细胞在安静或活动时有不同离子的外向或内向跨膜扩散,形成安静时的静息电位(resting potential,RP)和活动时的动作电位(action potential,AP)。

一、细胞的静息电位和动作电位

(一)静息电位及其产生机制

　　1.静息电位　是指细胞处于安静状态下存在于膜内外两侧的电位差(图 2-7)。将示波器的两个电极置于安静状态下神经纤维束表面任何两点时,示波器的光点在等电位线作横向扫描,说明神经细胞膜表面不存在电位差。

如将其中一个电极刺入细胞膜内,则扫描光点迅速从等电位线下降到-70mV,并在此水平作横向扫描。由此可见,膜内外存在着电位差,且膜内较膜外为低,由于记录时细胞外电极接地,因此记录到的电位是以膜外电位为零的膜内电位。几乎所有细胞的静息电位都表现为膜内负电位,范围在-100～-10mV之间。静息电位数值因细胞的种类不同而有差异。哺乳类动物神经纤维的静息电位为-90～-70mV。通常把静息电位存在时膜两侧所保持的内负外正的状态称为膜的极化(polarization);当膜内外电位差的数值向膜内负值大的方向变化时,称为膜的超极化(hyperpolarlzatlon);相反,如果膜内电位向负值减小的方向变化,称为去极化或除极化(depolarization);细胞先发生去极化,然后再向正常安静时膜内所处的负值恢复,则称作复极化(repolarization)。

2.静息电位产生的机制　生物电形成的基本原因是离子的跨膜扩散,而离子的跨膜扩散有两个条件:①钠泵活动所形成的膜内外两侧的离子浓度差(表2-1);②细胞膜在不同状态下对各种离子的通透性不同。

表 2-1　哺乳动物神经细胞内、外主要离子浓度和平衡电位

离子	细胞内液(mmol/L)	细胞外液(mmol/L)	平衡电位(mV)
Na^+	18	145	+56
K^+	140	3	-102
Cl^-	7	120	-76
Ca^{2+}	0.1×10^{-3}	1.2	+125
A^-	155	—	—

(二)动作电位及其产生机制

1.动作电位　是指细胞受到刺激时,在静息电位的基础上发生一次扩布性的电位变化(图2-7)。动作电位的产生是可兴奋细胞兴奋和传导的标志。它是由去极(上升支)和复极(下降支)两个过程组成,这两个过程都是由细胞膜的离子通透性发生的一连串变化造成的。

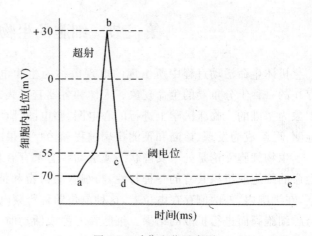

图 2-7　动作电位示意图
ab. 锋电位上升支;bc. 锋电位下降支;cd. 负后电位;de. 正后电位

2.动作电位的形成机制　不同细胞其动作电位形成的机制不同。例如神经细胞:当细胞受刺激时,细胞膜上的钠通道开放,膜外 Na^+ 迅速向膜内扩散,形成膜内为正、膜外为负的反极化状态,即形成动作电位上升支;紧接着膜的钠通道关闭,钾通道开放,膜对 Na^+ 通透性降低而对 K^+ 通透性增加,K^+ 顺浓度

差向膜外扩散,使膜内外电位又恢复到静息水平,形成动作电位的下降支;此时膜内外的离子分布与产生动作电位之前相比稍有变化,从而激活了膜上的 Na^+ 泵,通过 Na^+ 泵的主动转运,使细胞内外离子恢复静息时的离子分布。细胞受刺激时,首先是细胞膜对 Na^+ 通透性逐渐增加,Na^+ 缓慢流入细胞内,使膜电位减小,当膜内电位减小到某一临界值时,受刺激部位的钠通道被激活而全部开放,Na^+ 迅速流入细胞内,从而产生动作电位。这种能使钠通道激活的临界膜电位数值,称为阈电位。一旦刺激达到阈刺激或阈上刺激时,均可使膜电位去极化达到阈电位而产生动作电位。动作电位的幅度大小是由膜内外 Na^+ 浓度差和钠通道开放的数目多少决定的,故动作电位的幅度大小不随刺激的强度大小而改变,因而动作电位是"全或无"式的。

　　动作电位具有两个重要特点:①"全或无"特性。动作电位一旦产生就达到最大值,其幅度不会因刺激的增强而增大。②可传播性(不衰减性传导)。动作电位在受刺激部位产生后,将沿着细胞膜迅速传播至整个细胞,且其幅度和波形始终保持不变。

　　3.动作电位的传导　动作电位一经发生.就会沿着细胞膜传遍整个细胞。动作电位是以局部电流形式传导的,当细胞某一部分受刺激而兴奋时,膜电位由原来的外正内负转变为外负内正的反极化状态,于是兴奋部位和邻近未兴奋部位之间出现了电位差。由于膜两侧的溶液都是导电的,必然有电荷移动,因而形成局部电流。局部电流的方向是,膜外由未兴奋部位流向兴奋部位,膜内由兴奋部位流向未兴奋部位,从而使未兴奋部位的膜内电位升高,膜外电位降低,即局部发生去极化。当局部去极化达到阈电位时,该部就产生了动作电位。这样的过程在膜表面进行下去,就表现为兴奋在细胞上的传导(图 2-8)。动作电位在神经纤维上的传导又称为神经冲动。

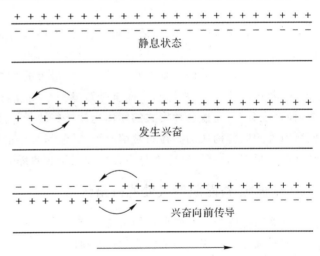

图 2-8　动作电位传导示意图

　　4.阈电位与局部电位　能触发细胞产生动作电位的临界膜电位值,称为阈电位(threshold membrane potential)。当给予细胞较弱刺激时,其去极化的幅度较小,被激活的电压门控 Na^+ 通道数量很少,Na^+ 内流引起的膜去极化可被 K^+ 外流所对抗,细胞膜不能继续去极化,膜电位返回到静息电位水平。当增加刺激强度使膜去极化到阈电位水平时,膜上电压门控 Na^+ 通道的突然大量开放,Na^+ 内流也明显增多,它所引起的膜的去极化已不能被 K^+ 外流所对抗,从而使细胞爆发动作电位。因此,膜电位去极化到阈电位是产生动作电位的必要条件。阈电位一般比静息电位小 $10\sim20mV$。一般情况下,细胞兴奋性的高低与静息电位和阈电位的差值呈反变关系,即差值越小,细胞的兴奋性越高。反之,差值越大,细胞的兴奋性越低。

　　当给予阈下刺激时,使受刺激局部的细胞膜对 Na^+ 的通透性轻度增加,静息电位的负值轻度减小(轻度去极化),这种电位变化称局部电位或局部反应。

局部电位的特点是：①非"全或无"式的，它能随刺激强度的变化而变化；②表现出衰减性传导，电变化随传导距离的增大而逐渐减小；③有总和(叠加)现象，如果在细胞膜同一点上连续给予几个阈下刺激(时间性总和)，或在细胞相邻部位同时给予阈下刺激(空间性总和)，也可使局部电位总和起来达到阈电位而引起动作电位。

5. 细胞兴奋过程中兴奋性变化　细胞受刺激而发生动作电位时，其兴奋性会发生一系列规律性变化，经历一个周期性变化过程。以神经细胞动作电位为例，假设神经细胞的静息电位为$-90mV$，从去极化开始，到复极化至$-60mV$之间，无论多大的刺激均不能使之产生第二次兴奋，细胞的兴奋性为零，称为绝对不应期。从$-60mV$复极到$-80mV$之间，需要强度超过阈值的刺激才能引起第二次兴奋，说明细胞的兴奋性有所恢复，但比原来的兴奋性低，这一时期称为相对不应期。相对不应期之后，兴奋性又稍高于正常，此时只要给予一个阈下刺激也可能引起新的兴奋，这一轻度高于正常的时期称为超常期，相当于复极化$-80mV$到$-90mV$之间。最后，细胞的兴奋性又转入轻度低于正常的时期，称低常期，相当于动作电位波形曲线的正后电位时期。各个时期的持续时间，不同组织细胞有很大差异，神经纤维或骨骼肌细胞，绝对不应期只有$0.5\sim2.0ms$，而心肌细胞则可达$200\sim400ms$。绝对不应期的长短，决定了组织细胞在单位时间内所能接受刺激产生兴奋的次数。

第四节　肌细胞的收缩功能

人体各种形式的运动，主要是通过各种肌细胞(骨骼肌、心肌、平滑肌)的收缩活动来完成的。虽然不同肌肉组织在结构和功能上各有特点，但从分子水平上看，其收缩机制基本相同。本节以骨骼肌为例。骨骼肌是体内重量最大的组织，约占体重的40%。骨骼肌的两端分别附着在两块或多块骨上，中间至少跨越一个关节。骨骼肌的收缩会牵动骨骼使关节弯曲、伸直或旋转，完成各种形式的躯体运动。每块骨骼肌都是由大量互相平行的肌纤维及它们所附着的肌腱构成的。在正常情况下，骨骼肌纤维的收缩，完全是由支配它的躯体运动神经兴奋引起的，骨骼肌细胞本身不会自发兴奋和收缩。

一、神经-骨骼肌接头处的兴奋传递

骨骼肌的收缩是在中枢神经系统控制下完成的，受躯体运动神经支配。运动神经末梢和骨骼肌细胞相互接触的部位称为神经-肌肉接头。

(一)神经-肌肉接头的结构

神经-肌肉接头由接头前膜、接头间隙和接头后膜三部分构成：①接头前膜，即轴突末梢的细胞膜。接头前的神经末梢中含有大量囊泡，囊泡内含有 ACh 分子。②接头间隙，位于接头前、后膜之间，约相隔 50nm，充满了细胞外液。③接头后膜，即与接头前膜相对应部位的肌细胞膜，又称终板膜。终板膜在接头处常形成很多皱褶，以增大其接触面积。终板膜上有 N_2 型 ACh 受体(N_2 型 ACh 受体阳离子通道)，可与 ACh 特异性地结合。另外，终板膜上还存在分解 ACh 的胆碱酯酶(图 2-9)。

(二)神经-肌肉接头兴奋的传递过程

神经纤维受到刺激产生兴奋后，动作电位到达神经末梢，引起接头前膜去极化，接头前膜电压门控 Ca^{2+} 通道开放，细胞外液中的 Ca^{2+} 顺着浓度差进入神经末梢内，使末梢内 Ca^{2+}

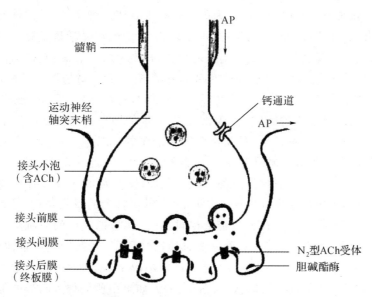

图 2-9 骨骼肌神经-肌接头的结构及其兴奋传递过程

浓度升高,Ca^{2+} 可促进囊泡向前膜内侧面移动,使囊泡与接头前膜融合、破裂,并以出胞的方式将囊泡内的乙酰胆碱释放到接头间隙,乙酰胆碱与终板膜上的 N 型胆碱能受体结合,主要使 Na^+ 通道开放,Na^+ 内流,使终板膜发生去极化,终板膜上这一去极化的电位变化称为终板电位(end-plate potential)。终板电位具有局部反应的特征,能以电紧张扩布使邻近肌细胞膜去极化,当肌细胞膜去极化达到阈电位时就使肌细胞膜上电压门控 Na^+ 通道开放,爆发动作电位,并传播整个肌细胞膜,使肌细胞产生兴奋和收缩,从而完成神经-肌肉接头处的兴奋传递。

神经-肌肉接头兴奋的传递过程可归纳如下:

运动神经元兴奋→神经冲动达神经末梢→接头前膜去极化→Ca^{2+} 通道开放、Ca^{2+} 内流→囊泡与接头前膜融合、破裂并出胞释放乙酰胆碱→乙酰胆碱与终板膜上的胆碱能受体结合→终板膜 Na^+ 内流大于 K^+ 外流→终板膜发生去极化(终板电位)→终板电位电紧张扩布使邻近肌细胞膜去极化→达到阈电位→肌细胞膜产生动作电位(即肌细胞兴奋)。

骨骼肌神经-肌接头处兴奋传递过程受很多因素的影响。筒箭毒和 α-银环蛇毒可特异性地阻断终板膜上的 N_2 型 ACh 受体,从而阻止骨骼肌神经-肌接头处兴奋的传递,导致肌肉松弛。肌无力综合征是机体自身免疫性抗体破坏了运动神经末梢上的钙通道,影响了 ACh 的释放。重症肌无力是体内自身抗体破坏了终板膜上 N_2 型 ACh 受体通道,阻止了 ACh 发挥作用。肉毒杆菌中毒导致的肌无力是由于毒素抑制了接头前膜 ACh 的释放的结果。有机磷农药和新斯的明能选择性抑制胆碱酯酶,造成 ACh 在接头间隙的积聚,出现肌肉痉挛性收缩等中毒症状。

二、骨骼肌的收缩

(一)骨骼肌细胞的微细结构

骨骼肌细胞的结构特点是含有大量的肌原纤维和丰富的肌管系统,但其排列高度规则有序。肌细胞是体内耗能做功,完成机体多种机械运动的功能单位。

1.肌原纤维和肌节　肌原纤维直径为 $1\sim2\mu m$,纵贯肌纤维全长,并列排列的各肌原纤维的全长呈现出规则的明带和暗带交替排列现象,使肌细胞在光学显微镜下呈现横纹的外观,因而骨骼肌也称为横纹肌。暗带的宽度是不变的,不论肌肉在静止、被动拉长或进行收缩时,它都保持在 $1.5\sim1.6\mu m$ 的长度。在暗带中央,有一段相对透明的区域,称 H 带。H 带和明带的长度都随肌肉所处状态而变化,肌肉收缩时,两者变窄,而肌肉被拉长时,两者均变宽。H 带中央有一条横向的暗线,称 M 线。在明带的中央有一条横向的暗线,称 Z 线。相邻两条 Z 线之间的区域,称肌节,是肌肉收缩和舒张的最基本单位。每个肌小节包含位于中间的暗带和其两端各 1/2 的明带,由于明带的长度可变,肌小节的长度在不同情况下可变动于 $1.5\sim3.5\mu m$。通常在骨骼肌安静时,肌小节的长度为 $2.0\sim2.2\mu m$。电子显微镜下可以发现,肌小节的明带和暗带包含有许多更细的、纵向排列的丝状结构,称为肌丝。暗带所含的肌丝较粗,直径约 10nm,长度与暗带相同,M 线就是把成束的粗肌丝固定在一起的结构。明带中肌丝较细,直径约 5nm,称为细肌丝,它们由 Z 线向两侧明带伸出,每侧的长度都是 $1.0\mu m$。在肌小节长度小于 $3.5\sim3.6\mu m$ 的情况下,细肌丝的游离端必然有一段要伸入暗带,和粗肌丝处于彼此交错的状态(图 2-10)。如果由两侧伸入暗带的细肌丝达不到 M 线,就形成了 H 带。当肌肉被拉长时,肌小节长度增大,这时细肌丝由暗带交错区拉出,使明带长度增大,H 带也相应增宽。

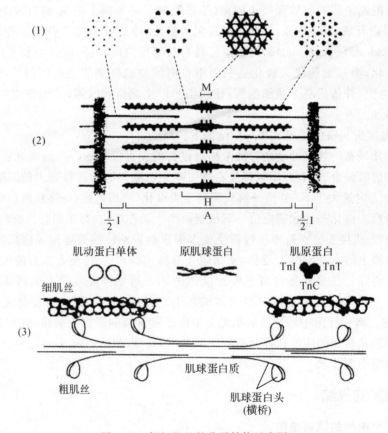

图 2-10　粗细肌丝的分子结构示意图

2.肌丝的分子组成　粗肌丝主要由肌球蛋白(或称肌凝蛋白)构成。每个肌球蛋白分子呈长杆状,分为杆状部和球形头部。杆状部朝 M 线聚合成束,形成粗肌丝的主干。头部则规律地分布在粗肌丝表面,形成横桥(cross bridge)。横桥的主要特性:一是横桥在一定条件下可以和细肌丝上的肌动蛋白分子呈可逆性地结合,引起横桥向 M 线方向扭动;二是横桥具有 ATP 酶的活性,可以分解 ATP 而获得能量,作为横桥扭动的能量来源。

细肌丝由三种蛋白质分子组成,即肌动蛋白(或称肌纤蛋白)、原肌球蛋白(或称原肌凝蛋白)和肌钙蛋白。球形的肌动蛋白聚合为双螺旋状构成细肌丝的主干。原肌球蛋白也呈双螺旋结构,缠绕在肌动蛋白上,遮盖与横桥结合的位点,从而阻碍两者的结合。肌钙蛋白呈球形并含有三个亚单位,以一定的间隔结合在原肌凝蛋白双螺旋上,其作用是与 Ca^{2+} 结合后引发肌肉的收缩。

3.肌管系统 骨骼肌细胞有两套来源和功能都不相同的管道系统。一部分肌管的走行方向和肌原纤维相垂直,称为横管或 T 管。横管是肌细胞膜在 Z 线位置向内凹陷形成的,管中充满细胞外液。肌原纤维周围还有走行方向与其平行的纵管或 L 管,也称肌质网,在接近横管时管腔出现膨大,称为终池。终池内的 Ca^{2+} 浓度比肌质高数千倍,其膜上有钙释放通道,与其相对的横管膜上有 L 型钙通道。每一横管和来自两侧的终池构成三联管结构,是发生兴奋-收缩耦联的关键部位。

(二)骨骼肌的收缩机制

实验研究发现,肌肉收缩时暗带长度不变,而明带缩短,H 带也相应变窄。因此提出肌肉收缩是肌丝滑行的结果,这就是肌丝滑行理论(myofilament sliding theory),其主要内容是:骨骼肌的肌原纤维由两组相互平行的粗、细蛋白丝构成,肌肉的伸长和缩短均通过粗、细肌丝在肌节内的相互滑动而发生,粗、细肌丝本身长度不变。

当肌细胞上的动作电位引起胞质中 Ca^{2+} 浓度升高时,肌钙蛋白与 Ca^{2+} 结合,并将此信息传递给原肌球蛋白,使原肌球蛋白的双螺旋结构发生变构,暴露肌动蛋白和横桥的结合位点,导致两者结合。通过激活横桥 ATP 酶的活性,分解 ATP 释放能量,供横桥向 M 线方向扭动,把细肌丝拉向 M 线的方向,肌节缩短。继而出现横桥同细肌丝上新位点的再结合及再扭动,如此反复进行,肌细胞缩短(图 2-11)。

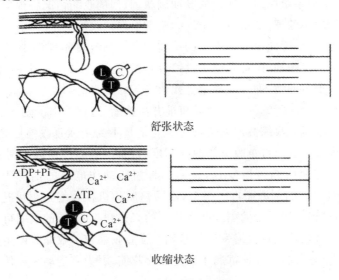

舒张状态

收缩状态

图 2-11 肌丝滑行过程

当胞质中的 Ca^{2+} 被钙泵转运回终池,胞质中 Ca^{2+} 浓度降低, Ca^{2+} 和肌钙蛋白解离,原肌球蛋白复位,又遮盖与横桥结合的位点,导致横桥与肌动蛋白分离,横桥复位,细肌丝滑回到收缩前的位置,肌肉进入舒张状态。

(三)骨骼肌的兴奋-收缩耦联

兴奋-收缩耦联(excitation-contraction coupling)是指将肌细胞的电兴奋和机械收缩联系起来的中介过程。兴奋-收缩耦联的结构基础是三联管,耦联的关键因素是 Ca^{2+}。

当肌细胞兴奋时,动作电位沿肌膜和横管到达三联管结构,使终池内高浓度的 Ca^{2+} 经钙通道扩散进入胞质,胞质 Ca^{2+} 浓度可升高 100 倍以上,引起肌肉收缩。此后,胞质内 Ca^{2+} 浓度升高将激活终池膜上的钙泵,钙泵将胞质中的 Ca^{2+} 转运回终池,胞质内 Ca^{2+} 浓度降低,肌细胞舒张。

三、骨骼肌收缩的形式及其影响因素

(一)等长收缩和等张收缩

骨骼肌在体内收缩完成各种运动功能和维持各种姿势时,不外乎引起两方面的力学变化:一种是肌肉缩短,牵动骨骼,改变躯体的位置;二是提高肌肉的张力,以对抗某种外力的牵拉,维持原有的姿势。肌肉收缩时,如果对抗的外力小,则肌肉缩短的程度大,所产生的张力就小;反之,若对抗的外力大,则肌肉缩短的程度小,所产生的张力就大。因此,骨骼肌有两个极端的收缩形式:一种是等长收缩,即肌肉在收缩时,由于负荷太大,肌肉实际上没有缩短,但这时肌肉能产生最大的张力,肌肉收缩消耗的能量全部转化为张力;另一种收缩称等张收缩,即肌肉在收缩时,张力并无改变,但骨骼肌的长度明显缩短,而肌肉收缩所消耗的能量主要转变为缩短。实际上,人体在大多数情况下肌肉发生收缩时往往是长度在缩短,张力也在同时加大,即既非单纯的等长收缩,也非单纯的等张收缩。

(二)单收缩和强直收缩

实验条件下,给予骨骼肌一个单个刺激,先是出现一次动作电位,紧接着出现一次机械收缩,称为单收缩。如果给肌肉以连续的脉冲刺激,肌肉的收缩情况将根据刺激频率不同而不同。在刺激频率较小的情况下,每一个后续刺激引起的收缩产生时,前一个刺激引起的肌肉收缩全过程已经结束,因此出现一连串的单收缩。当刺激频率增大时,后一次收缩有可能发生在前一次收缩的舒张期,这就发生了收缩过程的复合,形成不完全强直收缩,其特点是在描记曲线上出现锯齿形波,即每次收缩都残留一部分舒张期。如果刺激频率进一步增大,后一收缩有可能在前一次收缩的收缩期结束前开始收缩,这就发生了完全强直收缩,其特点是在描述曲线上发生肌肉收缩波的完全融合。无论是不完全强直收缩还是完全强直收缩,其收缩曲线的高度都远远超过单收缩的曲线高度,这是因为后一次收缩是在前一次收缩的基础上产生的。骨骼肌收缩可以复合,是因为骨骼肌动作电位的绝对不应期甚短,约为1ms,故能接受较高频率的刺激而再次兴奋,而骨骼肌的机械收缩过程可达 100ms 以上,因此,有可能在收缩过程中接受新的刺激并发生新的兴奋和收缩,新的收缩可与前次尚未结束的收缩发生总和。这就是强直收缩发生的基础。强直收缩较单收缩能产生更大程度的张力和缩短。在整体内,骨骼肌的收缩都属于完全强直收缩,因为由运动神经传向骨骼肌的兴奋冲动都是成串的。

(三)肌肉收缩的力学分析

1.前负荷对肌肉收缩力的影响 肌肉收缩时总是要克服一定的负荷。前负荷指肌肉在收缩前,肌肉已承受的外加负荷。因此,前负荷就必定会影响肌肉在收缩前的长度,即初长度。在一定范围内,前负荷越大,肌肉的初长度也越长。肌肉收缩产生的张力与细肌丝接触的横桥数目成正比,最适初长度时粗、细肌丝处于最佳配合状态,肌肉可以产生最大的主动张力。

2.后负荷对肌肉收缩力的影响 后负荷指肌肉开始收缩时遇到的负荷或阻力。在前负荷不变的条件下,可以观测不同后负荷对肌肉收缩的影响。给肌肉施加刺激后,肌肉最初出现等长收缩,当收缩张力超过负荷时就进入等张收缩,肌肉就会缩短,同时移动负荷。不断地改变后负荷,同时测定不同后负荷时肌肉缩短的速度,观察到随着后负荷的增加,收缩张力增加而缩短速度减小。当后负荷增加到使肌肉不能缩短时,肌肉可产生最大等长收缩张力;当后负荷为零时,肌肉的缩短可达到最大缩短速度。随着后负荷的增加,肌肉缩短速度减慢,可以用横桥拉动细肌丝移动时,由于后负荷增加,横桥摆动速度下降来进行解释。

链接>>>

人体的运动靠肌肉完成

人体各种形式的运动,主要是通过肌细胞的收缩活动来完成的。如站立姿势的维持,哭、笑、走、跑等动作,是靠骨骼肌细胞的收缩和舒张来实现的;人体内的心肌和平滑肌能经常保持有节律的收缩,如心脏的跳动,胃的蠕动。它们的运动不受意识支配,所以称为不随意肌。肌肉是人体运动的发动机,运动又可促使肌肉更发达。

第三章

血　液

【学习目标】

掌握:血浆与血细胞比容的概念;血浆渗透压,红细胞、白细胞和血小板的正常值及生理功能;血液凝固的基本过程;ABO血型系统的分型依据,交叉配血试验与输血原则。

理解:红细胞的生成,各种血细胞的生理特性;Rh血型系统。

了解:红细胞的特性;血小板的生理特性;纤维蛋白溶解;Rh血型系统;血细胞生成的调节。

血液(blood)是存在于心血管系统中不断流动的流体组织。由于心脏有节律地搏动,将血液推送到全身所有的器官组织,于是血液中携带的氧气和各种营养物质便被送到全身各组织细胞,供细胞代谢利用和完成各种生理功能,如肌肉收缩、腺体分泌、神经细胞活动等,同时组织细胞代谢中产生的终产物也通过血液被送到排泄器官而排出体外。这样,血液就成为既沟通机体内、外环境,又沟通全身各器官活动的重要媒介。

第一节　血液的组成和理化性质

一、血液的组成

血液是由血浆和悬浮在血浆中的血细胞两部分组成的(图3-1),是一种流体状的结缔组织。它包括红细胞(red blood cell,RBC)、白细胞(white blood cell,WBC)和血小板(platelet,PLT),它们均起源于造血干细胞。血浆含有大量水分,水分中溶解着许多电解质、小分子化合物以及一些气体,还溶有对人体有重要功能的蛋白质,称为血浆蛋白。血浆蛋白包括白蛋白、球蛋白和纤维蛋白原三类。白蛋白含量最多,是形成血浆胶体渗透压的主要成分,球蛋白参与免疫反应,纤维蛋白原是重要的凝血因子。

将新采的血液与抗凝剂混匀后置于比容管内,装入分血计中,以每分钟3000转的速度离心30min后,可见到分血计玻管中的血液分为两层(图3-2),上层为淡黄色的液体即血浆,占全血容积的50%～60%,下层深红色不透明的沉淀物中,绝大部分为红细胞,血浆与红细胞之间的一薄层灰白色物质是白细胞和血小板。这种用离心方法测得的血细胞在全血

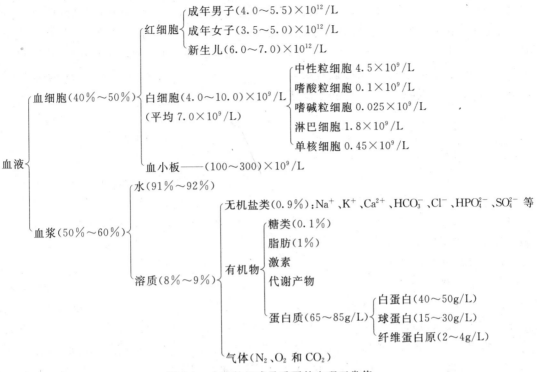

$$
血液
\begin{cases}
血细胞(40\%\sim50\%)
\begin{cases}
红细胞
\begin{cases}
成年男子(4.0\sim5.5)\times10^{12}/L\\
成年女子(3.5\sim5.0)\times10^{12}/L\\
新生儿(6.0\sim7.0)\times10^{12}/L
\end{cases}\\
白细胞(4.0\sim10.0)\times10^9/L\\
(平均\ 7.0\times10^9/L)
\begin{cases}
中性粒细胞\ 4.5\times10^9/L\\
嗜酸粒细胞\ 0.1\times10^9/L\\
嗜碱粒细胞\ 0.025\times10^9/L\\
淋巴细胞\ 1.8\times10^9/L\\
单核细胞\ 0.45\times10^9/L
\end{cases}\\
血小板——(100\sim300)\times10^9/L
\end{cases}\\
血浆(50\%\sim60\%)
\begin{cases}
水(91\%\sim92\%)\\
溶质(8\%\sim9\%)
\begin{cases}
无机盐类(0.9\%):Na^+、K^+、Ca^{2+}、HCO_3^-、Cl^-、HPO_4^{2-}、SO_4^{2-}\ 等\\
有机物
\begin{cases}
糖类(0.1\%)\\
脂肪(1\%)\\
激素\\
代谢产物\\
蛋白质(65\sim85g/L)
\begin{cases}
白蛋白(40\sim50g/L)\\
球蛋白(15\sim30g/L)\\
纤维蛋白原(2\sim4g/L)
\end{cases}
\end{cases}\\
气体(N_2、O_2\ 和\ CO_2)
\end{cases}
\end{cases}
\end{cases}
$$

图 3-1　血液的组成及重要的生理正常值

中所占的容积百分比,称为血细胞比容,由于血液中的有形成分主要是红细胞,故也称红细胞比容。正常成人男性血细胞比容为 40%～50%,成年女性为 37%～48%,新生儿约 55%。血细胞比容反映了全血中血细胞数量的相对值。如果从血管中抽出的血液置于试管中不加抗凝剂,血液就自然凝固,成为胶冻状的血块,血块逐渐回缩析出清亮的淡黄色液体即为血清。血清和血浆的主要区别是血清中没有纤维蛋白原,但增加了少量在凝血过程中血小板释放出来的物质和激活了的凝血因子。

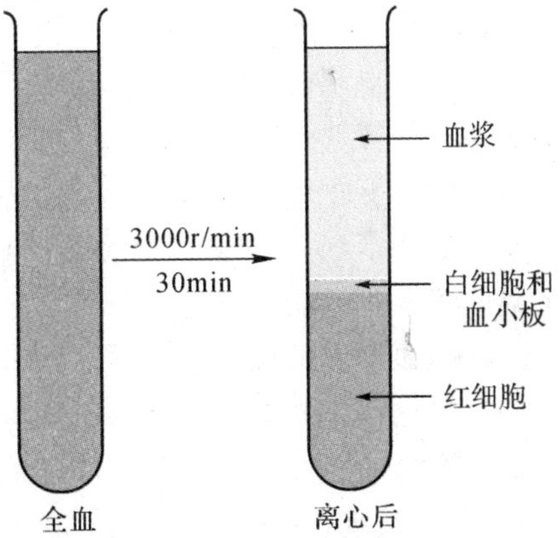

图 3-2　血液的组成——血液分层示意图

二、血量

血量(blood volume)是指全身血液的总量。正常成人血量占体重的 7%～8%,即每千克体重有 70～80ml 血液,如一个体重 60kg 的人其血液总量约 4200～4800ml。其中大部分在心血管中流动,称为循环血量;小部分存留在肝、肺、腹腔静脉和皮下静脉丛内,称为储存血量。剧烈运动、大失血等应急状态下,储存血量可进入心血管系统中,以补充循环血量。

正常人体血量是相对稳定的。这对保持心血管系统的充盈以维持正常血压和血流量,保证器官、组织、细胞充足的血液灌注,满足营养物质和氧的供应,以及代谢产物的排除具有重要的生理意义。一般认为,成人一次失血在 500ml 以下而不超过全身血量的 10% 时,可无临床症状,血量和血液中的主要成分也很快得到恢复。其中水和电解质可因组织液回流加速经 1～2h 即能恢复；血浆蛋白质可由肝脏加速合成，约在 24h 内恢复；而红细胞则由骨髓造血功能加强，1 个月内也基本上得到补充而恢复。当失血达到血量的 20％时，机体代偿功能不足，会出现一系列临床症状。严重失血达总血量的 30％以上时，如不及时抢救，将危及生命。反之，血量过多，将使心血管系统的负担过重；血细胞过多，可导致血液的黏滞性过高，不仅可加大血流的阻力，还不利于血液正常循环。因此，输血量的过多、过快均属有害。

三、血液的理化特性

(一)血液的比重

正常成人血液的比重为 1.050～1.060，其高低主要取决于红细胞数量的多少。血浆的比重为 1.025～1.030，红细胞的比重为 1.090～1.092，它们的值分别与血浆蛋白质、红细胞内血红蛋白的含量呈正相关。利用红细胞和血浆比重的差异，可以进行血细胞比容和红细胞沉降率的测定以及红细胞与血浆的分离。

(二)血液的黏滞性

血液的黏滞性是由血液中的血细胞、血浆蛋白等分子或颗粒之间的摩擦所致，是形成血流阻力的重要因素之一。血液的黏滞性为水的 4～5 倍，主要取决于红细胞的数量和它在血浆中的分布状态；血浆的黏滞性为水的 1.6～2.4 倍，主要取决于血浆蛋白的含量。严重贫血病人红细胞数量减少，其血液黏滞性下降；大面积烧伤患者，水分大量渗出血管，血液浓缩，所以血液黏滞性升高。当血流速度小于一定限度时，红细胞可叠连和聚集，血液黏滞性升高使血流阻力增加，影响循环功能的正常进行。

(二)血浆 pH 值

正常人血浆的 pH 值为 7.35～7.45。血浆 pH 值能够保持相对恒定主要依赖于血液中的缓冲对的缓冲作用，以及肺、肾的排泄功能。血液中的缓冲对包括血浆缓冲对和红细胞缓冲对，血浆缓冲对中最重要的是 $NaHCO_3/H_2CO_3$；红细胞缓冲对中最重要的是 KHb/HHb。pH<7.35 时称为酸中毒，pH>7.45 时称为碱中毒，酸中毒或碱中毒都会影响组织细胞的正常生理活动。

(四)血浆渗透压

1.渗透现象及渗透压　渗透现象是在半透膜隔开的两种不同浓度的溶液之间，水分子从低浓度溶液通过半透膜向高浓度溶液扩散的现象(因为半透膜只允许水通过，不允许溶质通过)。渗透现象(图 3-3)也可以理解为高浓度溶液中含有较多的溶质颗粒，因而具有较高的吸引和保留水分子的能力，能够通过半透膜，将低浓度溶液中的水分子吸引过来。渗透压就是指溶液所具有的吸引和保留水分子的能力。其大小取决于溶质颗粒数目的多少，而与溶质的分子量、半径等特性无关。渗透压的基本单位是 mol/L，其意义是如果一升溶液中含有 6.023×10^{23} 个溶质颗粒，则产生的渗透压(吸引水分的力量)为 mol/L。由于体液渗透压很小，故医学上通常用 mmol/L 作为单位来表示渗透压的大小。渗透压大，则吸引水分的力量强，反之，吸引水分的力量弱。

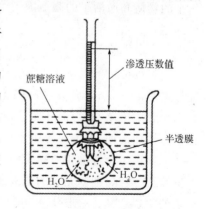

图 3-3　渗透现象和渗透压示意图

2.血浆渗透压的组成 血浆中溶质的吸水力量称为血浆渗透压,包括血浆晶体渗透压和血浆胶体渗透压两部分,前者构成血浆渗透压的大部分,由血浆中的小分子晶体物质(主要是 NaCl)形成,后者所占比例极小,由血浆中大分子的蛋白质(主要是白蛋白)形成。

3.血浆渗透压的生理作用 由于细胞膜和毛细血管壁是具有不同通透性的半透膜,因此血浆晶体渗透压和胶体渗透压表现出不同的生理作用。

(1)保持血浆晶体渗透压相对稳定是维持血细胞及其他组织细胞正常功能活动的重要条件。血浆中的大部分晶体物质不易通过细胞膜,而水分子能自由通过。在正常状态下,细胞内、外的渗透压基本相等,而且血浆的晶体渗透压保持相对稳定,水分子出入细胞的量保持动态平衡。以血浆的正常渗透压为标准,与血浆渗透压相等的溶液称为等渗溶液,其大小相当于 0.9%NaCl(生理盐水)或 5%葡萄糖溶液。高于血浆正常渗透压的溶液称为高渗溶液,低于血浆正常渗透压的溶液称为低渗溶液。红细胞在高渗溶液中因为失水而皱缩,在低渗溶液中则因吸水而膨胀(图 3-4)。

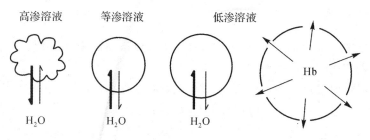

图 3-4 晶体渗透压对红细胞的作用

(2)血浆胶体渗透压是影响水分进出毛细血管的重要因素。毛细血管的通透性较大,小分子晶体物质很容易透过毛细血管壁,而胶体物质分子较大不能透过毛细血管壁。因此,只有血浆胶体渗透压能够控制血浆与组织液之间的水分交换。虽然血浆胶体渗透压较小,但对保持水分出入毛细血管以及水分在体内各组织的分布具有重要作用(图 3-5)。

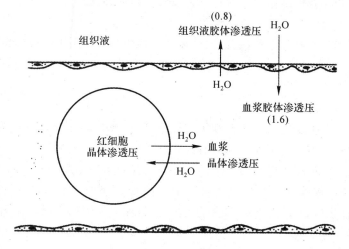

图 3-5 血浆晶体渗透压与胶体渗透压作用示意图

链接＞＞＞

等渗溶液和等张溶液

等渗溶液可使细胞保持正常形态和大小,但并非每种物质的等渗溶液都能使悬浮于其中的红细胞保持正常形态和大小,如 1.9% 尿素溶液与血浆等渗,但红细胞置于其中会立即破裂溶血。这是因为尿素能自由通过红细胞膜,导致红细胞内渗透压增高,水进入细胞,红细胞肿胀、破裂而发生溶血。临床上把能使悬浮于其中的红细胞保持正常形态和大小的溶液,称为等张溶液。因此,等张溶液就是由不能自由通过细胞膜的溶质所形成的等渗溶液, 0.9% NaCl 既是等渗溶液也是等张溶液;而 1.9% 尿素是等渗溶液,却不是等张溶液。

三、血液的功能

血液的功能主要通过血液循环来完成,其生理功能概括起来有以下几方面:

(一)维持内环境的相对稳定

组织细胞在代谢过程中产生的水、二氧化碳和其他代谢产物,均不断地排入周围的组织液中。依赖于组织液与血浆之间能够进行有效的物质交换,从而维持了内环境的相对稳定。例如,人体产生的二氧化碳由血液运送到肺部后通过气体交换被大量排出;其他代谢产物和多余的水分则由血液运送到肾脏而被排出;当大量酸性或碱性物质进入血液时,由于血液缓冲系统的缓冲的存在,使血液的 pH 保持相对稳定状态。

(二)运输功能

血液能携带机体所需要的氧、蛋白质、糖类、维生素、水和电解质等,并把它们运送到全身各部分的组织细胞。组织细胞的代谢产物,如二氧化碳、尿素、尿酸等,也可由血液运送到肺、肾、肠管和皮肤而被排出体外,维持了机体正常的新陈代谢。

(二)参与调节

体内各内分泌腺分泌的激素,随血液循环运送到全身并作用于相应的靶细胞,以调节其功能活动。因此,血液与机体的体液调节有密切关系,它是实现神经-体液调节的媒介。另外,血液还参与体温的调节。

(四)防御与保护功能

血液的防御与保护功能主要包括细胞防御、化学防御及血小板的保护作用。白细胞对侵入人体的微生物和体内的坏死组织具有吞噬分解作用,称为细胞防御;血浆中含有多种免疫物质,如抗毒素、溶菌素等能够对抗或消灭外来的细菌和毒素等抗原,使机体免于疾病的感染,这种免疫作用称为化学防御;血小板具有加速凝血和止血作用,当机体受到损伤而出血时,血液能够在伤口处发生凝固,防止继续出血,从而对人体产生保护作用,该功能称为血小板的保护作用。

第二节 血细胞

一、红细胞

(一)红细胞的形态、数量和功能

红细胞是血液中数量最多的血细胞。正常人体成熟的红细胞无细胞核、呈双凹碟形,中央较薄,边缘较厚,直径约为 $7\sim8\mu m$。我国健康成年男子红细胞数量为 $(4.0\sim5.5)\times10^{12}/L$,平均为 $5.0\times10^{12}/L$;成年女子为 $(3.5\sim5.0)\times10^{12}/L$,平均为 $4.2\times10^{12}/L$。新生婴儿的红细胞数可达 $(6.0\sim7.0)\times10^{12}/L$,出生后数周逐渐下降,在儿童期一直保持在较低水平,且无明显性别差异,直到青春期才逐渐增加,接近成人水平。若红细胞数量或血红蛋白浓度低于正常,则称为贫血。

红细胞的功能主要有两方面:①运输 O_2 和 CO_2;②缓冲血液的酸碱度。血红蛋白(Hb)是红细胞的重要组成部分,是一种结合蛋白。血红蛋白的特点是在氧分压高的地方与 O_2 结合,形成氧合血红蛋白;在氧分压较低的地方与 O_2 分离,释放 O_2。我国健康成年男子血红蛋白含量约为 $120\sim160g/L$,成年女子约为 $110\sim150g/L$。红细胞的功能主要靠血红蛋白来完成,血红蛋白只有在红细胞内才能发挥作用。如果红细胞破裂,血红蛋白被释放到血浆中,将失去其作用。另外,当血红蛋白与 CO 结合时,或形成高铁血红蛋白时,其携带 O_2 和 CO_2 的功能也丧失。

运动过程中,由于机体代谢水平提高,需氧量增大,CO_2 排放量也增加,因而对血红蛋白的需要量也多。如果血红蛋白减少,将会导致机体运动能力下降;而血红蛋白适当增加则会对机体产生良好的作用,有效提高运动能力。通常将血红蛋白含量作为评价运动能力的重要指标。

(二)红细胞的生理特性

红细胞具有可塑变形性、悬浮稳定性和渗透脆性。这些特性都与红细胞的双凹碟形有关。

1.可塑变形性 红细胞为双凹碟形,具有良好的变形能力(由红细胞的表面积/体积比决定)。红细胞在血管中流动时,需要通过口径比它小的毛细血管和血窦孔隙,这时红细胞要发生卷曲变形,通过之后又恢复原状,这种变形称为可塑性变形。但衰老、受损的红细胞可塑变形性较差。

2.渗透脆性 红细胞在低渗盐溶液中发生膨胀破裂的特性称为红细胞的渗透脆性(osmotic fragility)。正常时红细胞内液与血浆的渗透压基本相等。将红细胞置于 0.9% NaCl 溶液中,其形态与大小保持不变。而红细胞在一定程度的低渗溶液中(如正常红细胞放置于 0.65% NaCl 溶液中)只是膨胀而不破裂,说明红细胞对低渗溶液具有一定的抵抗力。当渗透压过低时,则发生膨胀并破裂。渗透脆性大,说明红细胞对低渗溶液的抵抗力小,反之,渗透脆性小,则抵抗力大。衰老的红细胞及遗传性球形红细胞增多症患者,其渗透脆性增大。

3.悬浮稳定性 红细胞在血浆中保持悬浮不易下沉的特性称为红细胞的悬浮稳定性(suspension stability),其评价指标是红细胞沉降率(erythrocyte sedimentation rate,ESR),

简称血沉,即抗凝条件下红细胞自然下沉的速度。血沉正常值:男性 0～15mm/h,女性 0～20mm/h。在某些疾病时(如活动性肺结核、风湿热等)血沉加快。如果红细胞的叠连加速,血沉加快,说明红细胞的悬浮稳定性差。决定血沉快慢的因素是血浆而非红细胞本身,血浆中纤维蛋白原、球蛋白及胆固醇含量增加时血沉加快;白蛋白和卵磷脂含量增加时,血沉减慢。

(三)红细胞的生成和破坏

1.红细胞的生成　胚胎时期,肝、脾及骨髓均能造血。婴儿出生后,骨髓几乎成为唯一的造血场所,此种骨髓为红骨髓。随着年龄的增长,能够造血的骨髓逐渐减少。成年人仅有脊椎骨、肋骨、胸骨、颅骨和长骨近端骨骺等处的红骨髓还保留造血功能。成年人红细胞在红骨髓内生成,一个原始红细胞经过连续地增殖分化,依次经过早幼红细胞、中幼红细胞、晚幼红细胞、网织红细胞等阶段。网织红细胞形成后大约经过 48h,才能发育成成熟的红细胞,而后离开骨髓进入血液循环。一个原红细胞经过增殖分化,可产生 16 个成熟红细胞(图3-6)。红细胞生成的主要原料是蛋白质和铁。促进红细胞成熟的因子是维生素 B_{12} 和叶酸。其生成过程受促红细胞生成素(erythropoietin,EPO)、雄激素等因素的调节。而促红细胞生成素的合成与释放是机体缺氧所致。

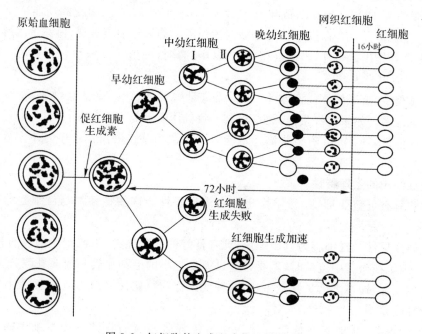

图 3-6　红细胞的生成和成熟过程示意图

2.红细胞的破坏　循环血液的红细胞经常处在生成与破坏的动态平衡之中,因而红细胞数量保持相对稳定,正常人红细胞的平均寿命为 120 天,衰老的红细胞不断地被破坏与清除,并有等量红细胞生成,保持红细胞数量的动态平衡。红细胞的破坏主要是由于红细胞膜的变性,以及红细胞内酶异常变化造成红细胞功能失常所致。衰老、死亡的红细胞可被肝、脾等网状内皮系统的细胞所吞噬。

(四)红细胞生成的调节

正常人体的红细胞数量能保持相对恒定,说明红细胞的生成与破坏保持在一定的平衡状态。当机体外环境发生某些变化时,红细胞可适应机体需要而调整数量和分布。每个成年人体内,每24h便有0.08%的红细胞进行更新,也就是说每分钟约有$160×10^6$个红细胞生成。当机体有需要时,如失血或某些疾病使红细胞寿命缩短时,红细胞的生成率还能在正常基础上增加数倍。它的生成受促红细胞生成素和雄性激素的调节(图3-7)。

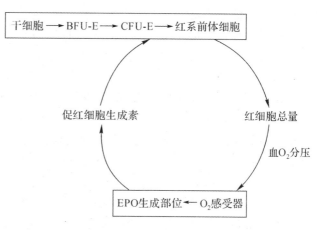

图 3-7　EPOA调节红细胞生成的反馈调节环

1.促红细胞生成素　组织缺氧是刺激红细胞生成的主要因素。缺氧时,肾可释放出促红细胞生成素(一种糖蛋白),它作用于骨髓红系定向祖细胞膜上的促红细胞生成素受体,加速其增殖分化,使血中成熟红细胞增加。当红细胞数量增加,机体缺氧缓解时,肾释放促红细胞生成素也随之减少。严重肾疾患,可使促红细胞生成素合成减少,红细胞生成减少,临床称肾性贫血。

2.雄性激素　能直接刺激骨髓造血,使红细胞生成增多;它也能促进肾合成促红细胞生成素,使骨髓造血增强,外周血中红细胞数量增多,这是成年男性红细胞多于女性的原因。

二、白细胞

(一)白细胞的形态、数量

白细胞是一类有核血细胞,其体积比红细胞大。白细胞可分为粒细胞、单核细胞和淋巴细胞。粒细胞又分为中性粒细胞、嗜酸粒细胞和嗜碱粒细胞。正常成年人血液中白细胞总数为$(4.0～10.0)×10^9/L$。中性粒细胞占50%～70%,嗜酸粒细胞占0.5%～5%,嗜碱粒细胞占0～1%,单核细胞占3%～8%,淋巴细胞占20%～40%(表3-1)。正常成人血液中白细胞总数为$(4.0～10.0)×10^9/L$,平均为$7.0×10^9/L$,各种白细胞的数目常保持一定的比值,称为白细胞分类计数(表3-1)。白细胞总数与年龄、运动及机能状态有关,新生儿总数为$(12.0～20.0)×10^9/L$,剧烈运动时可高达$27.0×10^9/L$,人体有炎症时白细胞总数也明显升高。

表 3-1　正常人白细胞分类计数和主要功能

名称	均值	百分比(%)	主要功能
粒细胞			
中性粒细胞	$4.5×10^9/L$	50～70	吞噬细菌与坏死细胞
嗜酸粒细胞	$0.1×10^9/L$	1～4	抑制组胺释放
嗜碱粒细胞	$0.025×10^9/L$	0～1	释放组胺与肝素
无颗粒细胞			
淋巴细胞	$1.8×10^9/L$	20～40	参与特异性免疫
单核细胞	$0.45×10^9/L$	1～7	吞噬细菌与衰老的红细胞
总数	$7.0×10^9/L$		

（二）白细胞的功能

除淋巴细胞外，所有的白细胞均具有伸出伪足做变形运动的能力，通过变形运动使白细胞得以穿过毛细血管壁，这一过程称白细胞渗出。白细胞具有趋向某些化学物质游走的特性，称趋化性。人体细胞的降解产物、抗原-抗体复合物、细菌及细菌毒素等对白细胞的游走具有趋化作用。白细胞可按照这些化学物质的浓度梯度游走到炎症部位，将异物包围并通过入胞作用吞噬异物。

1. 中性粒细胞　　血管内的中性粒细胞约有一半随血流循环，称循环池粒细胞，通常白细胞计数反映的就是这部分中性粒细胞的数量。另一半则不随血液流动而附着在小血管壁上，称边缘池粒细胞。此外，在骨髓中尚储存有 $2.5 \times 10^{12}/L$ 成熟的中性粒细胞，称储存粒细胞。当机体需要时，边缘池粒细胞和储存粒细胞可转变为循环粒细胞，使周围血液中的中性粒细胞数量大大增加。中性粒细胞具有较强的变形运动能力，使它得以很快穿过毛细血管进入组织而发挥作用。因此，中性粒细胞在血管内停留的时间仅 6～8h。循环血液中的中性粒细胞，其细胞核一般可分 3～5 叶，分叶数随其老化而增加。若血液中出现大量分叶少的中性粒细胞，称细胞核左移，常提示可能有严重感染。中性粒细胞具有非特异性细胞免疫功能，其吞噬能力虽不及单核细胞，但其数量多、变形能力强，处于机体抵抗微生物病原体尤其是化脓性细菌的第一线，在急性化脓性炎症时，其数量常明显增加。当炎症发生时，中性粒细胞受细菌或细菌毒素等趋化性物质的吸引，游走到炎症部位吞噬细菌，并利用细胞内含有的大量溶酶体酶分解细菌。当体内中性粒细胞减少至 $1 \times 10^9/L$ 时，机体对化脓性细胞的抵抗力将明显下降，极易引发感染。此外，中性粒细胞还可吞噬衰老受损的红细胞和抗原-抗体复合物。当中性粒细胞吞噬数十个细胞后本身也就死亡。死亡的白细胞基团和细菌分解产物构成脓液。

2. 单核细胞　　由骨髓进入血液的单核细胞在 2～3 天后又渗出毛细血管到达组织，发育成巨噬细胞，并使其吞噬能力大大增强。单核-巨噬细胞能合成、释放多种细胞因子，如集落刺激因子、白介素、肿瘤坏死因子、干扰素等，并在抗原信息传递、特异性免疫应答的诱导和调节中起重要作用。单核细胞内含有大量的非特异性酯酶并具有更强的吞噬能力，在某些慢性炎症时，其数量常常增加。

3. 嗜碱粒细胞　　嗜碱粒细胞的胞质内含有碱性染色颗粒，无吞噬能力，在血液中平均循环约 12h。嗜碱粒细胞能合成并释放组胺、过敏性慢反应物质、嗜酸粒细胞趋化因子和肝素等。组胺、过敏性慢反应物质可使毛细血管壁通透性增加、细支气管平滑肌收缩，引起荨麻疹、哮喘等过敏症状。因此，嗜碱粒细胞在速发型过敏反应中起重要作用。嗜酸粒细胞趋化因子能吸引嗜酸粒细胞，聚集于局部以限制嗜碱粒细胞在过敏反应中的作用。肝素具有抗凝血作用，并可作为酯酶的辅基加快脂肪的分解。

4. 嗜酸粒细胞　　变形和吞噬能力较弱，缺乏溶菌酶，故基本上无杀菌作用，其功能与过敏反应有关。嗜酸粒细胞可合成前列腺素 E，抑制嗜碱粒细胞合成和释放生物活性物质；吞噬嗜碱粒细胞所释放的活性颗粒；释放组胺酶，破坏嗜碱粒细胞所释放的组胺等活性物质，从而限制嗜碱粒细胞在速发型过敏反应中的作用。嗜酸粒细胞还可通过释放碱性蛋白和过氧化酶损伤蠕虫体，参与对蠕虫感染时的免疫反应。当机体发生速发型过敏反应、蠕虫感染时，其数量常增加。

5. 淋巴细胞　　具有后天获得性特异性免疫功能，在免疫应答反应过程中起核心作用。

其中主要在胸腺发育成熟的淋巴细胞(T 细胞)可通过产生多种淋巴因子完成细胞免疫;主要在骨髓发育成熟的淋巴细胞(B 细胞)可通过产生免疫球蛋白(抗体)完成体液免疫。此外,还有第三类淋巴细胞,又称自然杀伤细胞(NK 细胞),具有抗肿瘤、抗感染和免疫调节等作用。

(三)白细胞的生成与破坏

三种粒细胞同源于骨髓中的原始细胞。除淋巴细胞外,均在骨髓中发育成熟。淋巴细胞和单核细胞主要在脾、淋巴结、胸腺、消化管管壁内的淋巴组织中发育成熟。白细胞的生成需一定量的蛋白质、叶酸、维生素 B_{12} 和维生素 B_6 等。

各种白细胞的寿命长短不一,粒细胞在外周血液中的寿命不到一天;单核细胞在血液中的寿命为几小时到几天,但进入组织后可生存数月;T 细胞的寿命可长达一年以上,B 细胞在血液中生存一至数天。衰老白细胞大部分由肝、脾内的巨噬细胞吞噬和分解,小部分穿过消化道和呼吸道黏膜而被排出。

三、血小板

血小板由骨髓中巨核细胞脱落的细胞质碎片形成,具有生物活性的小块胞质,正常成人血小板的数量约为 $(100\sim300)\times10^9/L$。正常人血小板的数量可随季节、昼夜和部位而发生变化,如冬季高于春季、午后高于清晨、静脉高于毛细血管,其变化幅度一般在 6% ~10%。

(一)血小板的生理特性

血小板的功能与其生理特性有密切关系。

1. 黏附　血小板与非血小板表面的黏着,称血小板黏附。当血管内皮损伤暴露出内膜下胶原组织时,血浆中的某些成分首先与胶原纤维结合,再与血小板膜糖蛋白结合,形成胶原-血浆成分-血小板,使血小板黏附于血管壁。血小板在黏附过程中需要 Ca^{2+} 的参与。血小板发生黏附后即被迅速激活,产生变形、黏附、聚集和释放等反应。因此,血小板黏附这一特性是其参与生理止血过程的重要机制之一。

2. 聚集　血小板彼此黏着的现象称血小板聚集。引起血小板聚集的因素统称为致聚剂,如二磷酸腺苷(ADP)、肾上腺素、5-羟色胺、组胺、胶原、凝血酶等,其中 ADP 是引起血小板聚集的最重要物质。血小板聚集由第一时相和第二时相组成。在血管壁受损胶原纤维暴露引起血小板黏着的同时,局部组织释放的致聚剂可引起血小板第一时相聚集,但这时的聚集为可逆性聚集。第一时相发生的聚集可促使血小板释放内源性 ADP,在 Ca^{2+} 和纤维蛋白原的参与下,引起不可逆的第二时相聚集。血小板的聚集可明显促进血小板血栓的形成。某些药物如阿司匹林可抑制血小板的聚集。

3. 释放　血小板受刺激后,将储存在致密颗粒、α-颗粒或溶酶体内的物质排出的现象,称血小板的释放。血小板的生理功能与其所释放的物质有密切的关系,这些物质主要有:ADP、ATP、5-羟色胺、血小板因子、血小板源性生长因子、血栓素烷 A_2、纤维蛋白原、Ca^{2+} 等。许多生理性和病理性因素均可引起血小板的释放反应,而且血小板的黏附、聚集、释放几乎是同时发生的。

4. 收缩　血小板含有作用类似于肌原纤维中的肌纤蛋白和肌凝蛋白的收缩蛋白 A 和 M,其具有 ATP 酶的活性,在 Ca^{2+} 的参与下可发生收缩。当血凝块形成后,血凝块中的血小板伸出伪足,当伪足中的收缩蛋白发生收缩时,可使血凝块回缩,挤出血清,并使血凝块缩小变硬,有利于止血。

5.吸附 血小板能吸附血浆中的多种凝血因子,如纤维蛋白原、因子Ⅴ、因子Ⅺ、因子Ⅻ等。当血管破损时,大量血小板可黏着、聚集于血管破损处,使局部凝血因子浓度升高,有利于血小板发挥其生理止血功能。

6.修复 血小板能融入血管内皮细胞,保持血管内皮的完整,并修复受损的内皮细胞。

(二)血小板的功能

1.维持血管内皮的完整性 用放射性同位素标记血小板示踪和电子显微镜观察,发现血小板可以融入血管内皮细胞,成为血管壁的一个组成部分,表明血小板对血管内皮的修复具有重要作用。当血小板数量减少至 $50 \times 10^9 / L$ 以下时,血管内皮的完整性常受破坏,微小创伤或血管内压力稍有升高,便可使皮肤、黏膜下出现淤点,甚至出现大片的紫癜或淤斑。

2.促进生理性止血 在正常情况下,小血管破损后血液流出,经数分钟后出血自然停止,这种现象称生理性止血(图 3-8)。

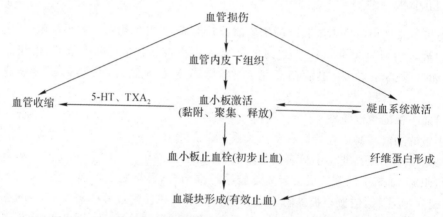

图 3-8 生理性止血过程示意图(5-HT:5-羟色胺;TXA₂:血栓烷 A₂)

其主要过程可分为:血管收缩、血小板血栓形成和血液凝固三个阶段。当小血管破损出血后,首先表现为破损的血管内皮细胞及黏附于血管内皮下胶原组织的血小板释放 5-羟色胺(5-HT)、血栓烷 A₂(TXA₂)、内皮素等缩血管物质,使受损血管局部及附近的小血管收缩,血管破口缩小或封闭,使局部血流减少;同时血管内膜下组织激活血小板,使血小板黏着、聚集于血管破损处,形成松软的止血栓堵塞破损口实现初步止血;与此同时,血浆中的血液凝固系统被激活,使血浆中纤维蛋白原转变为纤维蛋白,网罗血细胞形成血凝块。血凝块中的血小板内收缩蛋白在 Ca^{2+} 的参与下发生收缩,使血凝块回缩变硬,形成牢固的止血栓,从而达到止血目的。

当血管受损引起出血后,一方面要求机体迅速形成止血栓以避免血液的流失,另一方面又要使止血反应仅限于局部,以保持全身血管内的血液始终处于流体状态。因此,生理性止血是机体重要的保护机制之一。临床上常用小针刺破指尖或耳垂使血液自然流出,测定出血的延续时间,称出血时间,出血时间的长短可反映生理性止血功能的状态,正常为 1~4min。由于生理性止血功能与血小板的功能有密切关系,因此血小板数量减少或功能有缺陷时,出血时间常延长。

3. 参与血液凝固　若血小板不发生解体、释放反应,可使血液较长时间保持液态,若加入血小板匀浆,则血液立即发生凝固,说明血小板对于血液凝固具有重要的作用。当发生血管破损时,血小板的黏附、聚集可使局部凝血因子的浓度升高,促进血液凝固的进程;而且在血小板内还含有许多与凝血有关的因子,如血小板因子 3(PF_3)、Ca^{2+}、5-HT 等;尤其是血小板所提供的磷脂表面,为各种凝血因子的激活提供了条件,可大大提高凝血因子的激活速度。

第三节　血液凝固和纤维蛋白溶解

一、血液凝固

血液由流动的液体经一系列酶促反应转变为不能流动的胶冻状的过程称为血液凝固(blood coagulation),是生理性止血过程中的重要环节。血凝的实质是血浆中可溶性纤维蛋白原转变为不可溶性的纤维蛋白(血纤维),血纤维网罗血细胞形成血凝块。从出血到出现血凝的间隔时间为凝血时间,正常值为 2~8min,它主要反映机体的凝血功能。

(一)凝血因子

血液和组织中直接参与血液凝固的物质,均称为凝血因子(coagulation factor)。根据世界卫生组织(WHO)的统一命名,凝血因子以罗马数字 Ⅰ ~ ⅩⅢ 编号共有 12 个(表 3-2),其中Ⅵ为血清中活化的因子 Ⅴa,现已不视为独立的凝血因子。此外,前激肽释放酶、高分子激肽原、血小板磷脂(PF_3)等亦直接参与血液凝固。

表 3-2　按 WHO 命名编号的凝血因子

编号	同义名	编号	同义名
因子Ⅰ	纤维蛋白原	因子Ⅷ	抗血友病因子
因子Ⅱ	凝血酶原	因子Ⅸ	血浆凝血激酶
因子Ⅲ	组织凝血激酶	因子Ⅹ	Stuart-Prower 因子
因子Ⅳ	钙离子(Ca^{2+})	因子Ⅺ	血浆凝血激酶前质
因子Ⅴ	前加速素	因子Ⅻ	接触因子或 Hageman 因子
因子Ⅶ	前转变素	因子ⅩⅢ	纤维蛋白稳定因子

凝血因子具有如下特征:①凝血因子中除Ⅳ是 Ca^{2+} 外,其余均为蛋白质;②肝是合成凝血因子的重要器官,其中因子Ⅱ、Ⅶ、Ⅸ、Ⅹ在肝中合成且需维生素 K 的参与,又称依赖维生素 K 的凝血因子;③因子Ⅱ、Ⅸ、Ⅹ、Ⅺ、Ⅶ等均以无活性的酶原形式存在于血浆中,必须通过其他酶的水解后才能被激活,其右下标 a 表示已被激活;④因子Ⅶ以活性形式存在于血液中,但需与因子Ⅲ结合后才能发挥作用,由于因子Ⅲ存在于血浆外,故因子Ⅶ在血浆中一般不发挥作用;⑤在凝血中,因子Ⅱ、Ⅶ、Ⅸ、Ⅹ、Ⅻ和Ⅷ起酶促作用,因子Ⅲ、Ⅴ、Ⅷ和激肽原起辅助因子作用。其中因子Ⅷ和因子Ⅴ是血液凝固过程中的限速因子,可分别加强因子Ⅸa 和 Ⅹa 的活性。当遗传或基因突变而发生缺陷,人体内的因子Ⅷ或因子Ⅴ合成明显减少时,可引起血友病,导致内源性凝血途径障碍及出血性倾向的发生。

(二)凝血过程

血液凝固是一系列酶促反应,大体上可分为 3 个基本步骤(图 3-1):①凝血酶原酶复合物(凝血酶原激活物)的形成;②凝血酶的形成;③纤维蛋白的生成。根据凝血酶原酶复合物形成途径的不同,凝血过程可分为内源性凝血途径和外源性凝血途径。在凝血酶原酶复合物形成的过程中,关键是 F X 被激活为 F X a。所以,两种途径的主要区别在于 F X 被激活的途径的不同(图 3-9)。

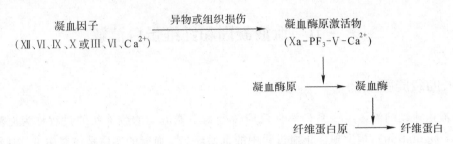

图 3-9　血液凝固的基本步骤

1.凝血酶原激活物形成　凝血酶原激活物是因子 X a 和因子 V、Ca^{2+}、PF_3 共同形成的复合物,其中根据因子 X 的激活过程的不同,可分为内源性凝血和外源性凝血两条途径。凝血酶原酶复合物可通过内源性凝血途径和外源性凝血途径生成。

(1)内源性凝血途径:完全依靠血浆内的凝血因子完成的凝血过程称为内源性凝血途径。通常因血管内皮受损后,血浆中的因子 XII(接触因子)与带负电荷的异物表面如血管内皮下的胶原组织接触后,导致 XII 因子的激活而启动。因子 XII 与带负电荷的异物表面接触而激活为 XII a 后,一方面可使因子 XI 激活为 XI a,另一方面还可激活前激肽释放酶为激肽释放酶,后者以正反馈方式进一步促进 XII a 的形成。高分子激肽原作为辅因子可促进因子 XII 和因子 XI 及前激肽释放酶的激活。从因子 XII 结合于异物表面至 IX a 形成的过程又称表面激活。XI a 形成后在 Ca^{2+} 的参与下使 IX 激活形成 IX a。IX a 形成后再与因子 VIII、PF_3 和 Ca^{2+} 结合成复合物,即可激活因子 X,使之成为 X a。X a 因子与 PF_3、Ca^{2+} 结合所形成复合物是血液凝固过程中一个极为重要的限速步骤,在有因子 VIII 存在的条件下,IX a 激活因子 X 为 X a 的速度可提高 20 万倍。

临床实践发现,先天性缺乏因子 VIII、IX 和 XI 的患者,凝血过程极为缓慢,往往微小创伤便出血不止,临床上分别称为甲型、乙型和丙型血友病,其中甲型占 75%、乙型占 20%、丙型占5%,因此,因子 VIII 又被称为抗血友病因子。

(2)外源性凝血途径:外源性凝血途径是指由来自血液之外的组织因子(即 F III)暴露于血液而启动的凝血过程。当血管损伤时,暴露出的组织因子立即与 F VII 结合,形成 F VII-组织因子复合物。此复合物在磷脂和 Ca^{2+} 存在的情况下,迅速将 F X 激活为 F X a;此外,在 Ca^{2+} 参与下,还能将 F IX 激活成 F IX a,F IX a 可与 F VIII a 结合激活 F X,使内源凝血途径与外源凝血途径联系起来,共同完成凝血过程。在生理情况下,直接与血液接触的血细胞和内皮细胞并不释放组织因子。但在病理情况下,细菌内毒素、免疫复合物、肿瘤坏死因子等均可刺激血管内皮细胞和单核细胞释放组织因子,从而启动凝血过程,引发弥漫性血管内凝血。血液凝固全过程见图 3-10。

内源性凝血途径和外源性凝血途径的区别在于:①启动方式不同,内源性凝血途径通过激

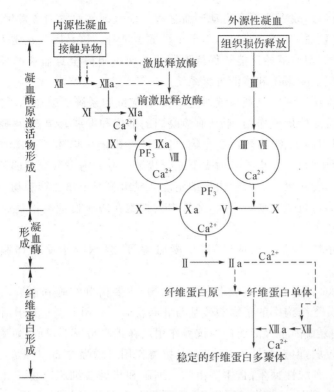

图 3-10 血液凝固过程示意图

活凝血因子Ⅻ启动,外源性凝血途径是由组织因子Ⅲ暴露于血液启动;②参与的凝血因子数量不同,内源性凝血途径参与的凝血因子数量多,且全部来自血液,外源性凝血途径参与的凝血因子少,且需要有组织因子的参与;③外源性凝血途径比内源性凝血途径的反应步骤少,速度快。

2.凝血酶形成 经过内源性或外源性途径生成的Ⅹa,在 PF_3 提供的磷脂膜上与因子Ⅴ、PF_3、Ca^{2+}结合,形成Ⅹa-PF_3-Ⅴ-Ca^{2+}复合物,即凝血酶原复合物,激活因子Ⅱ(凝血酶原)变为Ⅱa(凝血酶)。凝血酶除可催化纤维蛋白原外,还可激活多种凝血因子,如因子Ⅴ、Ⅶ、Ⅷ、Ⅺ,促使凝血过程不断加速。

3.纤维蛋白形成 凝血酶形成后可催化血浆中可溶性纤维蛋白原转变为可溶性纤维蛋白单体。同时,凝血酶可激活因子Ⅻ为Ⅻa。Ⅻa在 Ca^{2+} 的作用下,使纤维蛋白单体形成不可溶性的纤维蛋白多聚体(血纤维),并网罗血细胞形成凝胶状的血凝块。

在血液凝固的三个阶段中,Ca^{2+}起着重要作用,若去除血浆中的 Ca^{2+} 则血液凝固不能进行。在实验室工作中常用的抗凝剂草酸盐,可与血浆中游离的 Ca^{2+} 结合,形成不易电离的草酸钙沉淀,使血浆中游离的 Ca^{2+} 浓度降低。临床医疗工作中常用抗凝剂枸橼酸钠与血浆中游离的 Ca^{2+} 结合成可溶性的络合物,以降低血浆中游离的 Ca^{2+} 浓度,达到抗凝的目的。由于血液凝固是一酶促反应过程,因而适当加温可提高酶的活性,促进酶促反应,加速凝血,而低温则能使凝血延缓。此外,利用粗糙面可促进凝血因子的激活,促进血小板的聚集和释放,从而加速血液凝固。

(三)血液中的抗凝因素

生理情况下,由于血管内皮保持光滑完整,因子Ⅻ不易与异物表面接触而激活,同时因子Ⅲ难以与血液接触,故一般不会启动凝血过程。而且即使血管内皮发生损伤,并由此而发生凝血,但这一过程通常仅限于局部,不至于扩散至全身。这是因为正常人的血液中存在一些重要的抗凝物质,使血液始终能够保持流体状态而不阻碍全身血液循环。血液中的抗凝系统主要包括细胞抗凝系统和体液抗凝系统。

1.细胞抗凝系统　　细胞抗凝系统通过单核-吞噬细胞系统对凝血因子的吞噬灭活作用,血管内皮细胞的抗血栓形成作用,限制血液凝固的形成和发展。单核-吞噬细胞系统能吞噬灭活凝血因子、组织因子、凝血酶原复合物、可溶性纤维蛋白单体。正常的血管内皮作为一个屏障,可防止凝血因子、血小板与内皮下成分接触。血管内皮合成的前列腺素和氧化亚氮能抑制血小板的黏着和聚集。血管内皮细胞能合成组织因子途径抑制物、抗凝血酶Ⅲ、血栓调制素和蛋白质 S 等抗凝物质。因此,血管内皮细胞在防止血液凝固反应的蔓延中起重要的作用。

2.体液抗凝系统　　主要包括肝素、抗凝血酶Ⅲ、组织因子途径抑制物、蛋白质 C 系统等。

(1)抗凝血酶Ⅲ:是一种丝氨酸蛋白酶抑制物,主要由肝细胞和血管内皮细胞分泌。抗凝血酶Ⅲ通过其分子结构中的精氨酸残基与Ⅱa、Ⅸa、Ⅹa、Ⅺa、Ⅻa 分子活性部位的丝氨酸残基结合,使这些凝血因子灭活而产生抗凝作用。在正常情况下,抗凝血酶Ⅲ的直接抗凝作用非常缓慢而且较弱,但它与肝素结合后,其抗凝作用可增强约 2000 倍。

(2)肝素:是一种酸性糖蛋白,主要由肥大细胞和嗜碱粒细胞产生。肝素能与血浆中的一些抗凝蛋白结合增强它们的抗凝作用,特别是肝素可明显加强抗凝血酶Ⅲ的抗凝活性。肝素可刺激血管内皮细胞释放大量 TFPI 和其他抗凝物质以抑制凝血过程。肝素还可增强蛋白质 C 的活性并增强纤维蛋白溶解。因此,肝素主要通过间接作用发挥抗凝作用。

(四)影响凝血的因素

在临床实际工作中,常需要采取各种措施加速、延缓或防止血液凝固。体外延缓或阻止血液凝固的因素有 3 种:①温度:当温度降低时,很多参与凝血过程的酶的活性下降,可延缓血液凝固。②光滑的血管表面:可减少血小板的聚集和解体,因而延缓了凝血酶的形成。③Ca^{2+}:由于血液凝固的多个环节中都需要 Ca^{2+} 的参加,如向血液中加入能与钙结合形成不易解离的络合物的物质,减少血浆中的 Ca^{2+},可防止血液凝固。维生素 K 拮抗剂,如华法林可以抑制 FⅡ、FⅦ、FⅨ和 FⅩ等维生素 K 依赖性凝血因子的合成,因此在体内具有抗凝作用。肝素在体内、体外均能立即发挥抗凝作用,已广泛应用于临床防治血栓形成。

在手术中常用温热的生理盐水纱布或明胶海绵压迫伤口止血,就是利用提高局部温度,增加酶的活性,同时提供粗糙表面利于 FⅫ的激活及血小板黏附、聚集,从而加速血液凝固的过程。

二、纤维蛋白溶解与抗纤溶

纤维蛋白和血浆中纤维蛋白原被溶解液化的过程,称为纤维蛋白溶解(fibrinolysis),简称纤溶。在生理止血过程中,小血管内的血凝块常可成为血栓,填塞了这段血管。出血停止、血管损伤愈合后,在血浆纤维蛋白溶解系统(简称纤溶系统)的作用下,构成血栓的血纤维又可逐渐溶解,使血管恢复通畅。纤溶系统包括纤维蛋白溶解酶原(纤溶酶原)、纤溶酶、纤溶酶原的激活物和抑制物。纤溶可分为两个基本过程,即纤溶酶原的激活和纤维蛋白的降解。

（一）纤溶酶原的激活

纤溶酶原主要在肝、骨髓、嗜酸粒细胞和肾内合成，其激活是一个有限水解的过程，可分为内源性和外源性两条途径。内源性激活途径是通过内源性凝血系统中的有关凝血因子，如Ⅻa、激肽释放酶等激活纤溶酶原。外源性激活途径是通过来自各种组织，如由肾合成的尿激酶和血管内皮细胞所合成的组织型纤溶酶原激活物激活纤溶酶原；通过内源性激活途径可使凝血与纤溶相互配合保持平衡，通过外源性激活途径可防止血栓的形成，并在组织的修复和愈合中发挥作用。

（二）纤维蛋白的降解

纤溶酶原被激活成纤溶酶后，可作用于纤维蛋白或纤维蛋白原分子中的赖氨酸精氨酸肽键，使纤维蛋白或纤维蛋白原水解为可溶性的小肽，称为纤维蛋白降解产物（图 3-11），该产物一般不再发生凝固，其中一部分还具有抗凝作用。

（三）纤溶抑制物及其作用

血浆中还有多种对抗纤溶的物质，称为纤溶抑制物，主要有纤溶酶原激活抑制物-1 和 α_2-抗纤溶酶。前者主要由血管内皮细胞产生，通过与组织型纤溶酶原激活

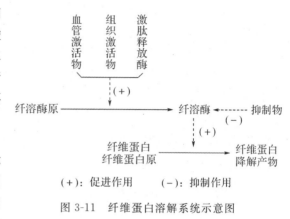

图 3-11　纤维蛋白溶解系统示意图

物和尿激酶结合而使之灭活。后者主要由肝脏产生，通过与纤溶酶结合成复合物而抑制纤溶酶的活性。其意义在于使具有止血作用的血凝块保留必需的时间，并防止纤溶过程弥散化。

血凝与纤溶是两个既对立又统一的功能系统，两者保持着动态平衡，这样既能使机体实现有效的止血，又能防止血块堵塞血管，从而维持血液的正常流动。

第四节　血型与输血原则

一、血型

广义的血型指血细胞膜上特异凝集原（抗原）的类型，狭义的血型特指红细胞膜上特异凝集原（抗原）的类型。这些血型抗原是镶嵌在细胞膜上的糖蛋白和糖脂。目前，已经确定除血细胞具有血型外，一般组织细胞也有血型。血型的概念已经扩展到各种血细胞和人体的其他组织。1901 年，奥地利病理学家与免疫学家兰茨坦纳（Karl Landsteiner）发现了第一个血型系统，即 ABO 血型系统，从此为人类揭开了血型的奥秘，并使输血成为安全度较大的临床治疗手段。现已证明，人体具有 20 几种彼此独立的血型系统，如 ABO、Rh、P、MNSs 等。本节仅介绍在临床实践中具有重要意义的 ABO 血型系统和 Rh 血型系统。

（一）ABO 血型系统

1. ABO 血型的分型　　ABO 血型是根据红细胞膜上存在的凝集原 A 与凝集原 B 的情况而将血液分为 4 型。凡红细胞只含 A 凝集原的，即称 A 型；如仅存在 B 凝集原的，称为 B

型;若 A 与 B 两种凝集原都有的称为 AB 型;这两种凝集原都没有的,则称为 O 型。不同血型的人的血清中各含有不同的凝集素,即不含有对抗其自身红细胞凝集原的凝集素。在 A 型人的血清中,只含有抗 B 凝集素;B 型人的血清中,只含有抗 A 凝集素;AB 型人的血清中没有抗 A 和抗 B 凝集素;而 O 型人的血清中则含有抗 A 和抗 B 凝集素(表 3-3)。

表 3-3　ABO 血型系统中的凝集原和凝集素

血型	红细胞膜上凝集原(抗原)	血清中凝集素(抗体)
A	A	抗 B
B	B	抗 A
AB	A 和 B	无
O	无	抗 A 和抗 B

链接>>>

ABO 血型的遗传

血型是先天遗传的。如果父母都是 O 型血,他们所生子女必定也都是 O 型血。如果父母中有一人为 A 型血、另一人为 B 型血,则他们所生子女中四种血型都能产生。据遗传学研究,A 与 B 两个血型是显性的,O 型为隐性。父母与其子女的血型遗传关系可以用下表表示:

父母血型配合	子女可能的血型	父母血型配合	子女可能的血型
O×O	O	A×B	O,A,B,AB
A×A 或 O×A	O,A	O×AB	A,B
B×B 或 O×B	O,B	A×AB、B×AB 或 AB×AB	A,B,AB

2.ABO 血型的测定　　正确测定血型是保证输血安全的基础。在一般输血中只有 ABO 系统的血型相合才能考虑输血。测定 ABO 血型的方法是:在玻片上分别滴上一滴抗 B、一滴抗 A 血清,在每一滴血清上再加一滴红细胞悬浮液,轻轻摇动,使红细胞和血清混匀,观察有无凝集现象(图 3-12)。

当凝集原与其相对应的凝集素相遇时将会发生红细胞凝集反应。所谓凝集反应,是指红细胞彼此聚集黏合在一起,形成一簇簇不规则细胞团的现象。A 型红细胞与 B 型血的血清相遇或 B 型红细胞与 A 型血的血清相遇均可发生凝集现象。通常是用已知的标准血清,分别鉴定红细胞膜上的凝集原类型:如果红细胞与抗 A 标准血清发生凝集,表明红细胞膜上具有 A 凝集原,与抗 B 标准血清发生凝集,则具有 B 凝集原,然后再根据凝集原类型确定血型。

(二)Rh 血型系统

1.Rh 血型系统的发现和在人群中的分布　　在寻找新血型物质的探索中,当把恒河猴(Rhesus monkey)的红细胞重复注射入家兔体内,引起家兔产生免疫反应,此时在家兔血清中产生抗恒河猴红细胞的抗体(凝集素)。再用含这种抗体的血清与人的红细胞混合,发现在白种人中,约有 85％的人其红细胞可被这种血清凝集,表明这些人的红细胞上具有与恒河猴同样的抗原,故称为 Rh 阳性血型;另有约 15％的人的红细胞不被这种血清凝集,称为 Rh 阴性血型,这一血型系统即称为 Rh 血型。在我国各族人中,汉族和其他大部分少数民族的人,属 Rh 阳性的约占 99％,Rh 阴性的人只占 1％左右。但是在另一些少数民族中,Rh 阴性的人较多,如塔塔尔族为 15.8％、苗族为 12.0％、布依族和乌孜别克族均占 8.7％。因此,Rh 阴性率较高的民族地区,临床工作者必须高度重视 Rh 血型系统。

2.Rh 血型的特点及意义　前述 ABO 血型时曾指出,从出生几个月之后在人血清中一直存在着 ABO 系统的凝集素,即天然抗体。但在人血清中不存在抗 Rh 的天然抗体,只有当 Rh 阴性的人,接受 Rh 阳性的血液后,通过体液性免疫才产生出抗 Rh 的抗体来。这样,第一次输血后一般不产生明显的反应,但在第二次或多次再输

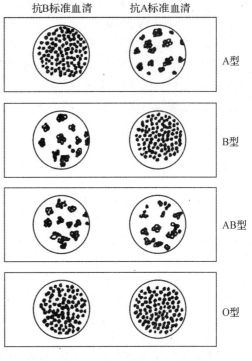

图 3-12　ABO 血型的玻片检查法

入 Rh 阳性血液时即可发生抗原-抗体反应,输入的 Rh 阳性红细胞即被凝集。因此,应避免 Rh 阴性患者再次输入 Rh 阳性血液。

Rh 血型系统与 ABO 系统比较时的另一个不同点是抗体的特征。ABO 系统的抗体一般是完全抗体 IgM;而 Rh 系统的抗体主要是不完全抗体 IgG,后者分子较小,能透过胎盘;所以,Rh 阴性的母亲第一次妊娠的胎儿为 Rh 阳性,流产或分娩时胎儿红细胞因胎盘绒毛脱落等原因进入母体,使母亲血液中产生抗体。当其第二次妊娠时,这些抗体可通过胎盘进入胎儿体内,使 Rh 阳性胎儿发生红细胞凝集反应,引发胎儿溶血。若在 Rh 阴性母亲生育第一胎后,及时输注特异性抗 D 免疫球蛋白,可预防第二次妊娠时胎儿溶血的发生。

二、输血

为了保证输血的安全和提高输血的效果,必须遵守输血的原则,即在输血中必须避免发生红细胞凝集反应。

(一)输血原则

输血的首要原则是保证供血者的红细胞不被受血者的血清所凝集。总的原则是:首先输入同型血。但在无法得到同型血而又必须输血的紧急情况下,可在满足首要原则的情况下适当输入异型血,但要做到:一要输血量少,一般＜300ml;二要慢;三要仔细观察。在密切观察中少量、缓慢输入,这样供血者血液中较少的凝集素进入受血者体内后得到稀释,不至造成受血者的红细胞被凝集。

为了保证输血安全,要求在输血前做到:首先鉴定血型,保证供血者与受血者的 ABO 血型相合。生育年龄的女性和反复输血的病人,必须鉴定 Rh 血型,保证配血相合。其次进

行交叉配血试验,排除其他可能出现的凝集反应。如果时间允许,防止不规则血型抗体出现,需要进一步做抗体检查和鉴定,如应用生物分子学技术对血液进行检验。

(二)交叉配血试验

交叉配血试验是输血前必须做的常规检查,即供血者和受血者之间的交叉凝集反应。具体做法是:把供血者的红细胞与受血者的血清混合,观察是否发生凝集,此称为主侧反应;再把受血者的红细胞与供血者的血清相混合,观察是否发生凝集,此称为次侧反应(图 3-13)。

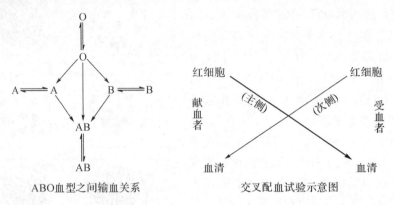

ABO血型之间输血关系　　　交叉配血试验示意图

图 3-13　血型之间关系及交叉配血试验示意图

输血已经成为治疗某些疾病、抢救伤员生命和保证一些手术得以顺利进行的重要手段。但是,由于输血发生差错,造成患者严重损害,甚至死亡的事故并不鲜见。为患者输血是一项严肃的工作,必须谨慎从事,在输血前应做交叉配血试验。目前已知,红细胞有多种血型,就 ABO 血型系统中还存在亚型,如 A 型血分为 A_1 和 A_2 两种亚型,当 A_1 型血输给 A_2 型时,也可能发生红细胞凝集反应。为了避免亚型不合带来的严重后果,保证输血的安全性和提高输血的效果,即使输同型血,也必须注意遵守输血的原则,在输血前常规进行交叉配血试验。

对于生育年龄的妇女和需要反复输血的患者,还必须使供血者与受血者的 Rh 血型相合,以避免受血者在被致敏后产生抗 Rh 的抗体。

随着医学和科学技术的进步,输血疗法已经从原来的单纯输全血,发展为输全血和成分输血。成分输血,就是把人血中的各种有效成分如红细胞、粒细胞、血小板和血浆分别制备成高纯度或高浓度的制品再输入,这样既能提高疗效,减少不良反应,又能节约血源。

第四章

血液循环

【学习目标】

　　掌握:心率、心动周期、每搏量、心输出量的概念;影响心输出量的因素;心肌的自动节律性和心脏的正常起搏点;心内兴奋传播的过程、特点及意义;心脏泵血过程;动脉血压的概念、正常值及影响因素;微循环的概念、血流通路及意义;心血管活动的神经及体液调节,颈动脉窦和主动脉弓压力感受器反射;中心静脉压的概念及意义;静脉回心血量及影响因素。

　　理解:心肌兴奋性变化的特点及意义;心指数、射血分数和心力储备的概念;第一心音与第二心音的区别;心肌收缩性的特点;影响心肌电生理特性的因素;动脉血压的形成;组织液生成与回流的动力;影响组织液生成与回流的因素;心血管的神经支配及作用;血管升压素和心房钠尿肽的生理作用;正常心电图各波段的意义;心肌工作细胞与自律细胞动作电位的分期及形成的离子基础。

　　了解:各类血管的功能特点;微循环血流量的调节;淋巴循环的生理意义;化学感受器反射、心肺感受器反射;冠脉循环、肺循环、脑循环的特点及调节。

　　循环系统主要由心脏和血管组成。血液在循环系统中按一定方向周而复始地流动的过程称为血液循环。血液循环途径如图 4-1。

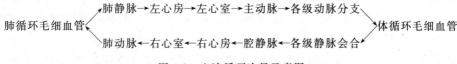

图 4-1　血液循环途径示意图

　　血液循环的主要功能是:①完成体内的物质运输,如营养物质和氧气、二氧化碳和代谢产物等,保证机体新陈代谢的正常进行;②运输体液因子(如激素等)到靶器官或有关组织,实现机体的体液调节功能;③维持内环境的相对稳定;④保证血液对机体的防御功能的实现;⑤心血管系统还有重要的内分泌功能,如分泌心房钠尿肽等。

　　血液在心血管系统中为什么能循环不息地流动? 心脏在血液循环中起什么作用? 血管功能是什么? 诸多问题,都将在本章进行讨论和解答。

第一节　心脏生理

心脏的主要功能是泵血。心脏跳动是血液循环的动力,心内和血管内瓣膜控制血液沿单一方向流动。在人的生命过程中,心脏不断地、有节律地收缩与舒张,收缩时将血液射入动脉,舒张时将血液从静脉吸入心脏,实现其泵血功能。心脏这种节律性收缩和舒张活动是在心肌生理特性的基础上产生的,而心肌的各种生理特性又与心肌细胞的生物电现象密切相关。因此,本节主要从以下三个方面来阐明心脏的生理功能:心肌细胞的生物电现象、心肌的生理特性和心脏的泵血功能。

一、心肌细胞的生物电现象

心脏活动是以心肌细胞的生物电现象为基础的。心肌细胞有两类:一类是工作细胞,是指构成心房壁和心室壁的普通心肌细胞,具有收缩能力,但没有自律性;另一类是自律细胞,构成心的特殊传导系统,是具有产生自动节律性兴奋能力的特殊分化的心肌细胞,主要包括窦房结 P 细胞和浦肯野细胞,具有自律性,但没有收缩性。

心肌细胞跨膜电位波形和离子流机制比较复杂,不同类型心肌细胞的跨膜电位也不完全相同(图 4-2)。现以心室肌细胞、窦房结 P 细胞和浦肯野细胞为例,说明心肌细胞的生物电现象。

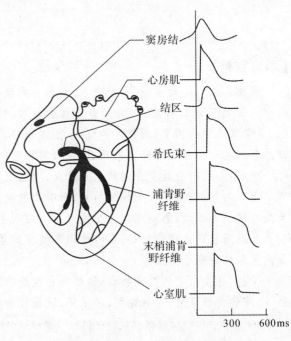

图 4-2　心脏各部分心肌细胞的跨膜电位

(一)工作细胞的跨膜电位及其形成机制

工作细胞的动作电位有显著特点。现以心室肌细胞为例加以说明。

1.静息电位　人和其他哺乳动物心室肌细胞的静息电位约为 -90mV,其产生的机制与神经纤维相类似,即在静息状态下,心肌细胞膜对 K^+ 的通透性较大,细胞内高浓度的 K^+ 向膜外扩散形成 K^+ 的平衡电位。

2.动作电位　心室肌细胞的动作电位比神经纤维的动作电位复杂,历时长,上升支和下降支不对称,全过程分为 0、1、2、3、4 五个时期(图 4-3)。

(1)去极化过程(0 期):心室肌细胞兴奋时,膜内电位由静息时的 -90mV,迅速升高到 +30mV,形成动作电位的上升支。0 期的特点是:去极化速度快;持续时间短,仅 1～2ms;去极化幅度大,约达 120mV。本期产生机制与神经细胞和骨骼肌细胞相似,是由 Na^+ 通道开放和 Na^+ 内流所引起。该钠通道可被河豚毒(TTX)选择性阻断。

(2)复极化过程:该过程形成动作电位下降支,分为四期。

1 期(快速复极初期):在 0 期后立即出现快速而短暂的复极化过程,膜内电位由 +30mV 快速下降到 0mV 左右称为 1 期,历时约 10ms。形成机制为:此期 Na^+ 内流停止,

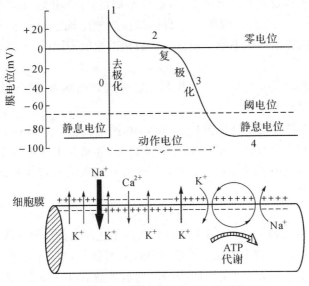

图 4-3　心室肌细胞动作电位与离子转运

K^+ 快速外流。

2 期(平台期):此期膜电位下降非常缓慢,基本上停滞于 0mV 左右,历时约 100～150ms,构成平台状,称平台期(plateau),是心室肌细胞动作电位的主要特征,也是动作电位持续时间长的原因。本期的形成机制为 Ca^{2+} 内流和 K^+ 外流同时存在。该 Ca^{2+} 通道能被阻断剂维拉帕米阻断。

3 期(快速复极末期):此期膜电位从 0mV 迅速下降到 -90mV,完成复极化过程,历时约 100～150ms。产生机制为 Ca^{2+} 内流终止,而 K^+ 迅速外流。

4 期(静息期):在 3 期后,膜电位基本上稳定于静息电位水平,故又称静息期。产生机制为膜上 Na^+ 泵被激活,将内流的 Na^+ 泵出,同时摄回外流的 K^+,并通过膜上 Na^+-Ca^{2+} 交换机制,将内流的 Ca^{2+} 排出细胞,从而恢复膜内外正常的离子分布;此外,少量 Ca^{2+} 泵也可主动排出 Ca^{2+}。

心房肌细胞的动作电位及形成机制与心室肌相似,但持续时间较短,仅历时 100～150ms(图 4-4)。

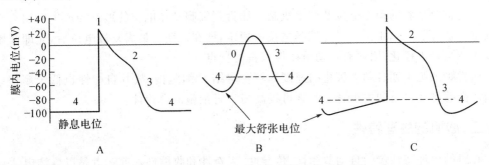

图 4-4　心房肌、窦房结和浦肯野细胞的动作电位

(二)自律细胞的生物电现象

窦房结的 P 细胞及浦肯野细胞等属于自律细胞,与心室肌细胞相比,其动作电位的最

大特点是 3 期复极末达最大复极电位之后,电位不稳定,立即开始自动去极化,即 4 期自动去极化。4 期自动去极化是自律细胞与非自律细胞生物电现象的主要区别,也是形成自动节律性的基础。不同类型自律细胞 4 期自动去极化的速度不同(图 4-4),其产生原理也有差异。

1.窦房结 P 细胞的动作电位及产生机制　窦房结 P 细胞为起搏细胞,其动作电位与心室肌和浦肯野细胞明显不同(图 4-4)。

(1)主要特点:①最大复极电位值($-60mV$)和阈电位值($-40mV$)均小于心室肌和浦肯野细胞;②0 期去极化速度慢、幅度小、无明显超射;③动作电位曲线由 0、3、4 三期组成;④4 期自动去极化速度快(约 $0.1V/s$),因此窦房结 P 细胞的自律性最高,是控制心脏活动的正常起搏点。

(2)产生机制:

0 期:Ca^{2+} 缓慢内流(图 4-5)。当 4 期自动去极化达阈电位($-40mV$)时,Ca^{2+} 通道被激活,因 Ca^{2+} 内流缓慢,故 0 期去极化速度慢、幅度小、时程长,约 7ms。

3 期:Ca^{2+} 通道失活,Ca^{2+} 内流停止;而 K^+ 通道被激活,K^+ 外流,发生复极化。

4 期自动去极化与三种离子有关。① 进行性衰减 K^+ 外流,是 4 期自动去极化的重要离子基础。② 进行性增强的内向离子流,主要是 Na^+ 内流。③ Ca^{2+} 通道激活引起的 Ca^{2+} 内流成为 4 期自动去极化后期的一个组成部分。这三种离子流均使膜电位趋于去极化,其中 K^+ 外流最重要。房结区和结希区的自律细胞 4 期生物电活动与窦房结相似。

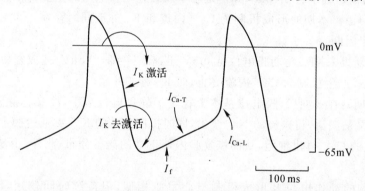

图 4-5　窦房结 P 细胞 4 期去极化和动作电位发生原理示意图

2.浦肯野细胞的动作电位及产生机制　浦肯野细胞动作电位的形态和产生机制与心室肌细胞相似(图 4-4);不同的是 4 期膜电位不稳定,即在 3 期达最大复极电位后,立即开始缓慢地 4 期自动去极化,因而有自动节律性兴奋的特点。

浦肯野细胞 4 期自动去极化的速度远较窦房结 P 细胞慢,故其自律性也低于窦房结 P 细胞。交感神经兴奋和去甲肾上腺素可提高浦肯野细胞的自律性。

二、心肌的生理特性

心肌的生理特性包括自动节律性、传导性、兴奋性和收缩性。前三者是以生物电活动为基础的,属于电生理特性;后者是以收缩蛋白质之间的功能活动为基础的,属于机械特性。心肌组织的这些生理特性共同决定着心脏的机械活动。这些特性在不同心肌表现程度可不一样,如窦房结的自律性最高,浦肯野纤维对兴奋的传导速度最快,心室肌的收缩能力最强。

(一)自动节律性

心肌细胞在没有外来刺激的情况下,具有自动产生节律性兴奋的能力或特性,称为自动节律性,简称自律性。心脏的自律性来源于心内传导系统的自律细胞,包括窦房结、房室交界、房室束及分支、浦肯野纤维;这些自律细胞的自律性高低不等,即在单位时间内能够自动发生兴奋的次数不等。自律性高的细胞所产生的兴奋,可以控制自律性低的细胞的活动。正常情况下,窦房结的自律性最高,约为 100 次/分;房室结次之,约为 50 次/分;浦肯野细胞自律性最低,约为 25 次/分。

1.心脏的正常起搏点　因正常心脏的节律性活动是受自律性最高的窦房结的控制,所以窦房结是心脏活动的正常起搏点。由窦房结所控制的心跳节律称为窦性心律(sinus rhythm)。其他部位自律组织因其自律性较低,正常情况下受窦房结节律性兴奋的控制,自身的节律性表现不出来,只起传导兴奋的作用,故称为潜在起搏点。异常情况下,当潜在起搏点的自律性异常升高、窦房结的自律性降低或兴奋传导阻滞时,潜在起搏点就可取代窦房结成为异位起搏点;由异位起搏点控制的心跳节律称为异位心律。

2.影响自律性的因素　自律细胞的 4 期自动去极化是自律性形成的基础。因此,自律性的高低与 4 期自动去极化的速度与时程有密切的关系。

(1)4 期自动去极化的速度:4 期自动去极化速度快,从最大复极电位到阈电位所需的时间短,单位时间内产生兴奋的次数增多,自律性就高;反之,则自律性降低。例如,交感神经兴奋,其末梢释放的递质去甲肾上腺素和肾上腺髓质释放的激素,均可使窦房结细胞 4 期 Na^+ 内流加速,使 4 期自动去极化速度加快,提高自律性,使心率加快。

(2)最大复极电位水平:最大复极电位的数值越大,与阈电位的距离就越远,自动去极化达阈电位的时间延长,因而自律性降低;反之自律性增高。如迷走神经兴奋时,末梢释放的递质乙酰胆碱可提高窦房结自律细胞对 K^+ 的通透性,3 期复极化 K^+ 外流增多,最大复极电位增大,自律性降低,心率变慢。

(3)阈电位水平:阈电位下移,与最大复极电位的距离变近,自动去极化达阈电位的时间缩短,则自律性增高;反之自律性下降。

(二)传导性

心肌细胞具有传导兴奋的能力或特性,称为传导性。

1.心脏兴奋的传导途径　窦房结发出兴奋后,一方面直接通过心房肌传到左、右心房,使左、右心房同时兴奋;另一方面又通过一些由心房肌细胞组成的"优势传导通路"迅速传到房室交界,再经房室束及其左、右束支、浦肯野纤维网迅速传到左、右心室。由于浦肯野纤维网的传导速度极快,所以左右心室也是同时兴奋。心脏兴奋的传导途径如图 4-6 所示。

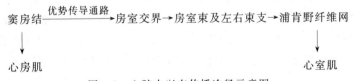

图 4-6　心脏内兴奋传播途径示意图

2.心脏兴奋传导的特点及意义　心脏各部位传导兴奋的速度不同,普通心房肌的传导速度较慢,约为 0.4m/s,"优势传导通路"的传导速度较快,约为 $1.0\sim1.2$m/s,心室肌的传导速度约为 1m/s。传导速度最快的是浦肯野纤维网,可达 4m/s;而最慢的是在房室交界,尤其是结区,只有 0.02m/s。兴奋传到房室交界后要延搁一段时间才传向心室,这一现象称为房室延搁,是心脏兴奋传导的一个重要特点。房室延搁具有重要的生理意义,它使心室的收缩只能在心房的收缩结束后进行,而不会发生房室同步收缩,这对心室的充盈和射血是十分重要的,保证了心室有充分的时间进行血液充盈。

3.影响传导性的因素　心肌的传导性受以下解剖和生理因素的影响:

(1)细胞的直径:细胞的直径小,则电流阻力大,产生的局部电流小,传播距离短,传导速度慢;反之,传导速度快。浦肯野细胞的直径最大,结区细胞的直径最小,因此前者传导速度最快,后者传导速度最慢。

(2)0 期去极化的速度和幅度:0 期去极化速度愈快,局部电流的形成也愈快;0 期去极化幅度愈大,形成的局部电流也愈强,传播距离愈远,因此兴奋的传导愈快。

(3)邻近未兴奋部位膜的兴奋性:邻近未兴奋部位膜的兴奋性高则传导速度快,兴奋性低则传导速度慢。

(三)兴奋性

心肌细胞对刺激产生兴奋的能力或特性,称为心肌细胞的兴奋性。

1.心肌兴奋性的周期性变化　在一次兴奋过程中,心室肌细胞兴奋性经历如下的周期性变化(图 4-7)。

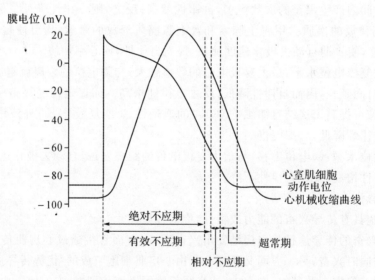

图 4-7　心室肌细胞的动作电位、机械收缩曲线与兴奋性变化的关系

(1)有效不应期:从去极化开始到复极化膜电位约 -60mV 的期间内,心肌细胞不能产生动作电位,称为有效不应期。它包括绝对不应期和局部反应期两部分。绝对不应期不论给予多么强大的刺激,都不能产生去极化,表示此期兴奋性已降低到零;局部反应期受到足够强度刺激,可引起局部去极化,产生局部兴奋,但仍不能产生动作电位,表示此期心肌兴奋性稍有恢复。

(2)相对不应期:从复极化 -60～-80mV 期间,给予阈上刺激,可产生动作电位,称为相对不应期。该期心肌细胞的兴奋性继续恢复,但仍低于正常。

(3)超常期:膜电位从复极 -80～-90mV 这段时期,给予阈下刺激也可产生动作电位,表明兴奋性高于正常,称为超常期。

超常期后,膜电位复极至静息水平,心肌细胞兴奋性也恢复正常。

2.心肌细胞兴奋性变化的特点 心室肌细胞兴奋性变化的特点是有效不应期特别长,几乎占据整个收缩期和舒张早期(图 4-8),一次心跳过程中,从收缩开始到舒张早期之间,心肌不会对另外的刺激产生反应,即不能再次产生兴奋和收缩。只有到舒张早期之后,兴奋性进入相对不应期,心肌才可能再次接受刺激发生兴奋和收缩。因此,心肌不会发生强直性收缩,而始终保持收缩与舒张交替进行,这对保证心脏射血和充盈,提高心脏泵血效率有重要意义。

3.期前收缩与代偿间歇 正常情况下,心室肌是按窦房结的兴奋节律而收缩跳动。如果在两次窦房结兴奋之间(一次窦房结兴奋有效不应期之后,下一次窦房结兴奋传来之前),心肌受到一次较强的额外刺激,便可提前产生一次兴奋和收缩,称为期前兴奋和期前收缩(premature saystole),又称早搏。期前收缩也有有效不应期,下一次正常窦房结兴奋传来时,正好落在期前收缩的有效不应期内,使心室脱落一次正常收缩,而出现一个较长时间的心室舒张期,称代偿性间歇(compensatory pause)(图 4-8)。

正常人可以因情绪激动,过度疲劳,过量烟、酒、茶等原因偶而出现早搏,因持续时间短,对血液循环影响不大。但病理情况下的"频发早搏"可造成严重的心律紊乱,甚至危及生命。

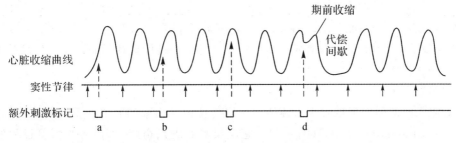

图 4-8 期前收缩和代偿性间歇

刺激 a、b、c 落在有效不应期内,不起反应;刺激 d 落在相对不应期内,引起期前收缩与代偿间歇

5.决定与影响兴奋性的因素

(1)静息电位水平:在静息电位增大时,兴奋性降低;反之兴奋性升高。

(2)阈电位水平:阈电位上移,兴奋性降低;反之兴奋性增高。

(3)Na^+ 通道的性状:Na^+ 通道有备用、激活、失活三种状态,是影响兴奋性的因素。Na^+ 通道是否处在备用状态,是决定心肌细胞兴奋性高低的关键。

(四)收缩性

心肌接受刺激后发生收缩反应的能力称为心肌的收缩性。其特点如下:

1.对细胞外液 Ca^{2+} 浓度依赖性大 因心肌细胞肌质网不发达,贮 Ca^{2+} 量少,故心肌兴奋-收缩耦联所需要的 Ca^{2+} 有赖于细胞外液中 Ca^{2+} 内流。在一定范围内,血 Ca^{2+} 浓度升高,心肌收缩力增强;反之,血 Ca^{2+} 浓度下降,心肌收缩力减弱。去除细胞外 Ca^{2+} 或因缺氧等因素使慢钙通道受抑制,则心脏可产生兴奋(动作电位),但不能发生收缩,停止在舒张状态,出现"兴奋-收缩脱耦联"现象。

2.不发生强直收缩 由于心肌细胞兴奋性变化的特点是有效不应期特别长,因而心肌不会发生强直收缩,使心脏始终保持收缩和舒张交替进行的节律性活动,有利于心脏的射血和充盈。

3."全"或"无"式收缩　心肌细胞间通过闰盘相连,因而心室肌或心房肌在功能上类似一个细胞,即功能的合胞体。当心肌受刺激后,兴奋几乎同时到达心房肌或心室肌,从而引起整个心房或心室肌细胞同步收缩。显然,这种形式的收缩力量大,有利于提高心脏泵血效率。

(五)理化因素对心肌生理特性的影响

1.温度　体温在一定范围内升高,可使心率加快;反之则心率变慢。一般体温每升高1℃,心率约增加12~18次/分。

2.酸碱度　当血液 pH 降低时,心肌收缩力减弱;当血液 pH 升高时,心肌收缩力增强而舒张不全。

3.离子　细胞外液中各种离子的浓度必须保持相对稳定,心脏才能保持活动的正常。其中以 K^+、Ca^{2+} 对心肌的影响最为重要。

(1)K^+:K^+ 对心肌细胞有抑制作用,当血 K^+ 升高时,心肌的自律性、传导性和收缩性均下降,表现为心动过缓,传导阻滞和心缩力减弱,严重时心肌的活动可停止在舒张状态。故临床上给病人补 K^+ 时,不能直接静脉推注,而应稀释后缓慢静脉滴入,以免引起心脏停搏。血 K^+ 降低时,心肌的自律性、兴奋性和收缩性均增强,但传导性减弱,易发生心律失常。

(2)Ca^{2+}:Ca^{2+} 是心肌收缩所必需的,有增强心肌收缩力的作用,当血 Ca^{2+} 浓度明显降低时,心肌收缩力减弱;反之则增强。但血钙过高易使心跳停止在收缩状态。故静脉推注钙剂时必须缓慢推注。

(六)体表心电图

将心电图机测量电极放置在人体体表一定部位记录出来的心电位变化的波形,称为心电图(electrocardiogram,ECG)(图 4-9)。它是反映心脏兴奋产生、传导和恢复过程的电位变化。心电图检查是临床常用的器械检查方法之一,对心血管疾病的诊断具有重要意义。以下简述正常心电图各波及生理意义。

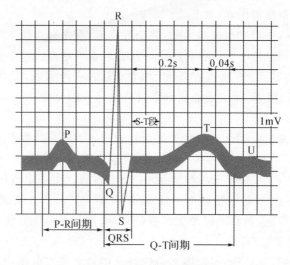

图 4-9　正常心电图模式图

1. 心电图的导联　在描记心电图时，引导电极安放的位置和连接方式，称为心电图的导联。临床常用的有 12 种，包括标准导联（Ⅰ、Ⅱ、Ⅲ）、加压单极肢体导联（aVR、aVL、aVF）、以及单极胸导联（$V_1 \sim V_6$）。

2. 正常心电图的波形及意义　心电图纸上的小方格，纵线表示电压，一般情况下每 1 小格为 0.1mV；横线表示时间，每 1 小格为 0.04s。正常心电图各波段的波幅和时程。

（1）P 波：波形圆钝光滑，历时 0.08～0.11s，波幅不超过 0.25mV。它反映左、右心房去极化过程的电变化。P 波宽度反映心房的去极化时间，当心房肥厚时，P 波持续时间和波幅可超过正常。

（2）QRS 波群：典型的 QRS 波群，历时 0.06～0.10s，反映左、右心室去极化过程。当心室肥厚或兴奋传导异常时，此波群将发生改变。

（3）T 波：T 波和 R 波的方向一致，其时程明显长于 QRS 波群，波幅一般不低于 R 波的 1/10，历时 0.05～0.25s。反映两心室复极化过程的电变化。当心肌炎、冠状动脉供血不足时，可见 T 波低平、倒置。

（4）U 波：在心电图上有时可见到一个与 T 波方向一致的 U 波，其产生原因可能与浦肯野细胞的复极化有关。U 波倒置见于高钾、冠心病、心肌损害等。

（5）S-T 段：S-T 段是从 QRS 波群终点到 T 波起点之间的线段。反映心室肌全部处于去极化状态，心肌细胞之间无电位差存在；正常时应与基线平齐，一般上移不超过 0.1mV，下移不超过 0.05mV。当心肌缺血或损伤时，可见 S-T 段将会发生向上或向下偏移。

（6）P-R（P-Q）间期：此段是指从 P 波起点到 QRS 波群起点之间的时程。反映由心房开始兴奋到引起心室开始兴奋所需时间，历时约 0.12～0.20s。P-R 间期显著延长时，表示房室传导阻滞。

（7）Q-T 间期：此段是指从 QRS 波群的起点到 T 波终点之间的时程，历时 0.36～0.44s。反映心室肌开始去极化到复极化结束所需时间。

三、心脏的泵血功能

心脏通过节律性收缩和舒张实现泵血功能。心脏收缩时，将血液射入动脉，并通过动脉系统将血液分配到全身各组织器官；心脏舒张时，则吸引静脉系统内血液回流到心脏，为下一次射血做准备。

（一）心率与心动周期

1. 心率　每分钟心脏搏动的次数称为心率（heart rate）。正常成人安静时的心率为 60～100 次/分，平均约 75 次/分；超过 100 次/分为心动过速，低于 60 次/分为心动过缓。心率有明显个体差异，受年龄、性别及其他生理因素的影响。新生儿心率可高达 130 次/分以上，两岁幼儿约为 100～120 次/分，5 岁以后逐渐变慢，至青春期接近成年人；成人中女性略快于男性；经常进行体育锻炼和体力劳动者，安静时心率较慢；同一个人，在安静或睡眠时心率较慢，运动或情绪激动时心率加快。

2. 心动周期　心房或心室每收缩和舒张一次所构成的机械活动周期称为一个心动周期（cardiac cycle）或称一次心跳。心房和心室的活动周期均包括收缩期（systole）和舒张期（diastole）。每一个心动周期，先是两心房同时收缩，然后舒张；心房开始舒张时，两心室同时收缩，继而舒张。如以心率为 75 次/分计算，则一个心动周期为 0.8s，其中心房收缩期为

0.1s,舒张期为 0.7s;心室收缩期为 0.3s,舒张期为 0.5s。从心室开始舒张到心房开始收缩之前这段时间,心房、心室都处于舒张状态,称为全心舒张期,约 0.4s。由于推动血液流动主要依靠心室的舒缩活动,故临床常把心室的收缩期和舒张期作为心的收缩期和舒张期,简称心缩期和心舒期(图 4-10)。

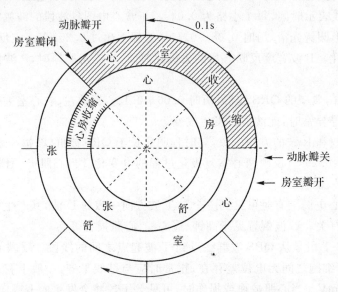

图 4-10　心动周期中心房和心室活动示意图

在正常情况下,左、右心房或左、右心室的活动几乎是同步进行,且心房和心室的舒张期均长于收缩期,这样既有利于静脉血液回流入心使心脏充盈,又使心脏得到了充分的休息,所以有利于心脏更有效地射血,从而保证心脏能持久工作不易疲劳。

心动周期的时间长短取决于心率快慢,两者呈反变关系。如心率加快,则心动周期缩短,心缩期和心舒期均缩短,但心舒期缩短更明显。因此,心率过快,对心的血液充盈和持久工作不利。

(二)心脏泵血过程和机制

血液由心室泵入动脉有赖于心室舒、缩所引起的心腔内压力变化及心瓣膜对血流方向的控制。心室的泵血过程可分收缩期射血过程和舒张充盈过程,左、右心的活动基本相同,现以左心为例介绍(图 4-11)。

1. 心缩期　心室收缩之前,心室内压低于心房压和主动脉血压,此时二尖瓣开放,主动脉瓣关闭,血液由心房注入心室,心房收缩完毕进入舒张期后,心室开始收缩,进入心缩期。

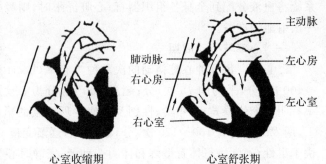

图 4-11　心动周期中心房和心室活动关系图

(1)等容收缩期:心室开始收缩后,室内压迅速增高,当超过房内压时,心室内的血液推动二尖瓣使其关闭。此时,室内压仍低于主动脉血压,主动脉瓣仍处于关闭状态。心室腔处于密闭状态,无血液进出,心室容积不变,心室肌收缩只产生张力而无缩短,故称等容收缩期,持续约 0.05s。此期心室内压急剧升高。

(2)射血期:随着左心室的继续收缩,室内压力继续上升,当超过主动脉血压时,心室血液冲开主动脉瓣而射入主动脉,进入射血期,持续约 0.25s。射血期前段,血液射入动脉的速度快,射入的血量约占心室一次射血量的 70%,心室容积明显缩小,该期称快速射血期,此期约 0.10s。射血期后段,射血速度减慢,称减慢射血期,此期约 0.15s;在减慢射血期末室内压已略低于主动脉血压,但因射入主动脉的血液具有较大的动能,依其惯性血液逆压力梯度仍可继续射入主动脉;射血量占总射血量的 30%,心室容积继续缩小至最低值。

2.心舒期　心室在收缩之后的舒张期内进行血液充盈,为下次射血储备血量。

(1)等容舒张期:心室收缩完毕后开始舒张,室内压迅速下降,当室内压低于主动脉压时,主动脉根部内血液返流,推动主动脉瓣关闭;此时室内压仍然高于房内压,二尖瓣仍处于关闭状态,心室再次形成密闭的腔,无血液进出心室,心室容积不变,故称为等容舒张期,历时约 0.06～0.08s。此期室内压急剧下降。

(2)充盈期:当室内压下降到低于房内压时,心房内血液冲开二尖瓣进入心室,心室便开始充盈。由于室内压明显降低,甚至造成负压,这时心房和肺静脉内的血液因心室的抽吸作用而快速流入心室,心室容积迅速增大,故称为快速充盈期,此期持续约 0.11s。在快速充盈期进入心室的血液量约为总充盈量的 70%,是心室充盈的主要阶段。随后,血液进入心室的速度减慢,故称为减慢充盈期,此期持续约 0.22s。在心室舒张的最后 0.1s,心房收缩,房内压升高,将心房内的血液继续压入心室,使心室进一步充盈。此期进入心室的血液约占心室总充盈量的 10%～30%。可见在心脏射血及充盈过程中,心房的作用远不及心室重要。因此发生心房纤维颤动时,心脏的射血功能影响较小。

右心室的泵血过程与左心室基本相同,但由于肺动脉血压约为主动脉血压的 1/6,因此在心动周期中右心室内压的变化幅度要比左心室内压小得多。

因此,心脏泵血机制可以概括为:心室射血的动力主要是心室肌收缩所造成的室内压升高,超过动脉压;心室充盈的主要原因是心室肌的舒张所引起的室内压降低的低压抽吸作用;而决定血流的单向流动则是瓣膜的单向开放和关闭。现将心动周期中多种变化归纳为表 4-1。

表 4-1　心动周期中心腔压力、心室容积、瓣膜开闭及血流变化

心室周期分期		压力比较	瓣膜开闭		血流方向	心室容积
		心房：心室：动脉	房室瓣	动脉瓣		
心缩期	等容收缩期(0.05s)	房内压<室内压<动脉压	关闭	关闭	血液存于心室	不变
	射血期(0.25s)	房内压<室内压>动脉压	关闭	开放	心室→动脉	减少
心舒期	等容舒张期(0.08s)	房内压<室内压<动脉压	关闭	关闭	血液存于心房	不变
	充盈期(0.42s)	房内压>室内压<动脉压	开放	关闭	心房→心室	增大

(三)心脏泵血功能的评价和影响因素

1.心脏泵血功能的评价　心脏泵血功能的好坏直接影响机体各个器官的血液供应。如泵血量太少,不能满足机体各个器官的需要,将严重影响器官功能,一些重要脏器如心、脑、

肾供血不足将产生严重后果。因此,临床常需要对心脏的泵血功能进行评价,常用的心泵功能评价指标主要有以下几种。

(1)每搏输出量和射血分数:一侧心室每收缩一次所射出的血量,称为每搏输出量(stroke volume),简称搏出量。在安静状态下,正常成人搏出量约70ml(60~80ml),且左右心室基本相等。每次搏动,心室内血液并没有全部射出,心舒期末,心室腔内的血液约125ml,称为心室舒张末期容积(enddiastolic volume)。每搏输出量占心室舒张末期容积的百分比,称为射血分数(ejection fraction),健康成人安静时为55%~65%。在心室功能减退、心室异常扩大的情况下,虽然搏出量与正常人无明显差别,但此时的射血分数已明显下降。因此,评价心脏泵血功能时,射血分数比搏出量更为客观。

(2)心输出量和心指数:一侧心室每分钟射入动脉的血量,称为每分输出量,简称心输出量。心输出量等于搏出量和心率的乘积。正常成人安静时,心率若75次/分,心输出量则为4~6L/min,平均约为5L/min。心输出量与机体代谢水平相适应,并与年龄、性别等因素有关。情绪激动或肌肉活动时可使心输出量增加,可高达25~35L/min。在相同条件下,女性的心输出量约低于男性10%;青年人心输出量大于老年人。

不同个体因其代谢水平不同,对心输出量的需求也不一样,如身材高大者心输出量大于身材矮小者。因此,单以心输出量作为评价不同个体心功能的指标是不全面的。人在安静状态下心输出量不与身高、体重呈正比,而与体表面积呈正比。以单位体表面积计算的心输出量称为心指数。我国中等身材成人的体表面积约为 $1.6~1.7m^2$,静息时心输出量以5L/min计,则心指数为 $3.0~3.5L/(min \cdot m^2)$。

(3)心脏做功:心脏要克服动脉血压所形成的阻力才能完成泵血。在不同动脉血压的条件下,心脏射出相同血量所消耗的能量或做功量是不同的。当动脉血压升高时,心脏射出与原来相同的血量,必须加强收缩,做更大的功,心肌耗氧量也增加;否则,射出的血量将减少。反之,在动脉血压降低时,心脏做同样的功,可射出更多的血液。可见,用心脏做功量比单用心输出量来衡量心泵血功能更为全面。

2.影响心输出量的因素　心输出量是搏出量和心率的乘积,凡能影响后两者的因素都能影响心输出量。而搏出量又受心室肌的前负荷、后负荷和心肌收缩力的影响。

(1)心肌前负荷(心室舒张末期充盈量):心室舒张末期充盈量是静脉回心血量和射血后心室内的剩余血量之和。在一定范围内,静脉回心血量增加,心室舒张末期充盈量增加,心肌前负荷增大,心室容积随之增大,心肌纤维初长度(即收缩前的长度)增大,心肌收缩力增强,每搏输出量增多;相反,则每搏输出量减少。如果静脉血回心速度过快、量过多,可造成心肌前负荷过大,心肌初长度过长,超过心肌最适初长度时,心肌收缩力反而减弱,导致每搏输出量减少,可引起急性心力衰竭。故临床静脉输液或输血时,其速度和量应掌握适当。

(2)心肌后负荷(动脉血压):心肌后负荷是指心肌收缩时所遇到的阻力,即动脉血压。在其他因素不变的条件下,动脉血压增大时,心肌收缩力增强,使每搏输出量保持在正常水平。如果动脉血压长期高于正常,心室肌将长期处于收缩加强状态而逐渐出现心室重构,此时搏出量可能在正常范围,但心脏做功量增加;久之,心脏将不堪重负,最终导致心力衰竭。因此,对由后负荷增大引起的心力衰竭患者,可考虑用扩张血管的药物降低动脉血压,减轻心肌后负荷,增加每搏输出量,对改善心功能是有益的。

(3)心肌收缩能力:心肌收缩力是指心肌细胞不依赖于前、后负荷的一种内在特性。人体的心肌收缩能力受神经和体液因素影响。交感神经兴奋时,心肌的收缩能力(包括收缩的强度和速度)增强,肾上腺髓质分泌的肾上腺素增多,心肌的收缩能力也增强。收缩能力愈强,搏出量愈多,心率也愈快。

(4)心率:心率40～180次/分范围内,心率加快可使心输出量增加。但如果心率太快(超过180次/分)时,因心舒期明显缩短,心室充盈量显著减少,将引起心输出量减少;心率过慢,(低于40次/分)时,虽然舒张期延长,但心室充盈已达到极限,不能再增加充盈量和搏出量,心输出量亦明显减少。由此可见,心率过快或过慢,心输出量都会减少。

(四)心力储备

健康成年人在安静状态时的心输出量约为5L/min左右,强体力劳动或剧烈运动时可增加到25～30L/min,为安静时的5～6倍,说明正常心脏的泵血功能有相当大的储备量,这种心输出量能随机体代谢的需要而增加的能力,称为心力贮备。心力贮备越大,表明心脏的泵血功能越好,越能够适应紧张激烈的运动需要。经常进行体力劳动,坚持体育锻炼,可使心力贮备提高。而心力贮备过小,安静时心输出量尚能满足机体代谢的需要,但稍进行体力活动,则心悸气短,不能胜任,说明心输出量不能满足机体代谢的需要,是为心衰的表现。

(五)心音

在每一个心动周期中,由心肌舒缩、瓣膜启闭、血流冲击心室及大动脉壁等因素引起振动而产生的声音,称为心音(heart sound)。可用听诊器在胸壁听取,也可用心音图仪描记成心音图。

正常情况下每一心动周期可产生四个心音,分别称为第一、第二、第三和第四心音。一般情况下,用听诊器只能听到第一、第二心音(表4-2),在一些健康儿童及青年人可听到第三心音,40岁以上的健康人有时可听到第四心音。

表4-2　第一心音与第二心音比较

项　目	第一心音	第二心音
特　点	音调低、音响强、持续时间长	音调高、音响弱、持续时间短
产生原因	心室收缩、房室瓣关闭	心室舒张、动脉瓣关闭
生理意义	标志心室收缩开始,反映心室收缩力量强弱,房室瓣功能状态	标志心室舒张开始,反映动脉血压高压,动脉瓣功能状态

1.第一心音　发生在心室收缩期,标志着心室收缩的开始。主要由心肌收缩、房室瓣关闭及心室射出的血液冲击主动脉壁引起的振动汇合而成。特点是音调低,持续时间较长,约为0.12～0.14s。第一心音在左胸壁第5肋间锁骨中线处(心尖处)最清晰。其强弱可反映心肌收缩的力量及房室瓣的功能状态。

2.第二心音　发生在心室舒张期,标志着心室舒张期的开始。由动脉瓣关闭及血流冲击心室和动脉根部的振动而形成。其特点是音调高,持续时间较短,约为0.08～0.10s。在主动脉瓣区及肺动脉瓣区最清晰。其强弱可反映动脉血压的高低及动脉瓣的功能状态。

听取心音可了解心率及心律、心肌收缩力、瓣膜的功能状态是否正常等。瓣膜关闭不全或狭窄时,均可使血液产生涡流而发生杂音。因此,心音听诊在某些心脏疾病的诊断中有重要意义。

第二节　血管生理

一、各类血管的功能特点

血管包括动脉、静脉和毛细血管,由于各类血管的结构和在循环系统中所处的部位不同,因而其功能特点也不相同。

1. 大动脉　主动脉、肺动脉等大动脉管壁坚厚,富含弹性纤维,心室射血时,可被动扩张,容积增大;而射血停止,动脉瓣关闭后,又可弹性回缩,推动血液继续往前流动。大动脉的这种功能称为弹性贮器作用,因此大动脉也称为弹性贮器血管。

2. 中动脉　中动脉的主要功能是将血液输送至各器官组织,故称为分配血管。

3. 小动脉及微动脉　小动脉和微动脉的管径小,血流阻力大,称为毛细血管前阻力血管。前阻力血管尤其是微动脉管壁富含平滑肌,在神经、体液因素的调节下可收缩和舒张,从而改变血流阻力,影响所在器官、组织的血流量及毛细血管内的压力。

4. 毛细血管　毛细血管管壁仅由一层内皮细胞构成,外面只有一层薄的基膜,通透性很好,是实现血液与组织细胞之间物质交换的场所,故称为交换血管。

5. 微静脉　微静脉管径小,管壁也有平滑肌,也能在神经、体液的调节下收缩和舒张,从而改变血流阻力,影响毛细血管的血压和血液回流,因此称为毛细血管后阻力血管。

6. 中静脉和大静脉　与同级的动脉比较,静脉血管管径较大,管壁较薄,数量较多,故容量较大,安静状态下,容纳了整个循环血量的 60%～70%,故称为容量血管。而且静脉血管的可扩张性较好,静脉血压稍有变化时其容积即可发生很大的变化,在一定程度上起着贮血库的作用。

二、血流量、血流阻力和血压

(一)血流量

单位时间内流过血管某一截面的血量称为血流量,通常以每分钟流过的血液毫升(或升)数来表示。血流量与血管两端的压力差成正比,与血流的阻力成反比。

血流速度与血流量成正比,与血管的总横截面积成反比。由于毛细血管的数量多,总的横截面积最大,因而其血流速度最慢,有利于血液与组织液的物质交换。

(二)血流阻力

血液在血管内流动时遇到的阻力,称为血流阻力。血流阻力主要是来自血液与血管壁的摩擦力以及血液内部的摩擦力。血流阻力与血管长度和血液粘滞性成正比,与血管半径的 4 次方成反比。由于血管的长度和血液的粘滞性一般变化不大,所以血管半径是影响血流阻力的最主要因素。在神经和体液因素的控制下,血管口径经常发生变化,机体对器官血流量的调节主要是通过控制各器官阻力血管的口径实现的。小动脉和微动脉是产生血流阻力的主要部位,因其位于循环系统的"外周",故此处的血流阻力又称为外周阻力(peripheral resistance)。

(三)血压

血压是指血管内流动的血液对单位面积血管壁的侧压力,通常以 mmHg 或 kPa 为测量单位(1mmHg≈0.133kPa)。血压是推动血液循环的直接动力,血液自大动脉向心房流动的过程中,因不断克服阻力而消耗能量,所以从主动脉到右心房,血压逐渐降低。主动脉血压约为 100mmHg;微动脉血压约为 85mmHg;毛细血管压约为 30mmHg;静脉起始部的血压约为 10mmHg;右心房压力接近于零。临床上通常所说的血压,一般是指动脉血压。

二、动脉血压与动脉脉搏

(一)动脉血压

1.动脉血压的概念　动脉血压(arterial blood pressure)是指血液对单位面积动脉血管壁的侧压力。在一个心动周期中,动脉血压呈现周期性变化,心室收缩时,动脉血压逐渐升高,升高达到的最高值称为收缩压(systolic pressure);心室舒张时,动脉血压逐渐下降,下降达到的最低值称舒张压(diastolic pressure);收缩压与舒张压之差称脉搏压(pulse pressure),简称脉压。在一个心动周期中动脉血压的平均值,称平均动脉血压(mean arterial pressure),约等于舒张压加 1/3 脉压。

2.动脉血压的正常值　通常所说的动脉血压是指主动脉血压。为了方便,一般测量与大动脉血压降落很小的上臂肱动脉血压来代表主动脉血压。其测量结果习惯上书写方法为"收缩压/舒张压",读数时也应先读收缩压,后读舒张压。正常人在安静状态下的收缩压为 100～120mmHg(13.3～16.0kPa),舒张压为 60～80mmHg(8.0～10.6kPa),脉压为 30～40mmHg(4.0～5.3kPa)。

目前我国采用国际上统一标准,收缩压≥140mmHg 和(或)舒张压≥90mmHg 称为高血压;如果收缩压<90mmHg 和(或)舒张压<60mmHg 称为低血压。

3.动脉血压的形成

(1)前提条件:在封闭的心血管系统中,有足够的血液充盈是形成动脉血压的前提条件。比如,失血导致血容量不足,血压下降甚至休克。

(2)基本因素:心脏收缩射血与外周阻力是形成动脉血压的两个基本因素。比如,心力衰竭导致心脏射血减少时,血压下降甚至休克。使用扩血管药物导致外周阻力下降时,也会导致血压下降。

(3)大动脉管壁的弹性的作用:大动脉管壁的弹性在动脉血压形成过程中起缓冲收缩压和维持舒张压的作用。心室收缩时,将血液射入大动脉,由于外周阻力的存在,约 1/3 血液流向外周,还有 2/3 血液暂留在大动脉内,扩张动脉管壁使血压升高形成收缩压;同时,大动脉管壁也被动扩张,不致使收缩压过高。心室舒张时,虽然心室停止射血,但由于被扩张的大动脉管壁弹性回缩作用,推动血液继续流向外周,使舒张期大动脉内仍保持一定的血液充盈,从而形成了舒张压,并保持血流的连续性(图 4-12)。

4.影响动脉血压的因素

(1)每搏输出量:如果其他因素不变,每搏输出量增多,心缩期射入大动脉的血液量增多,对大动脉管壁的侧压力增大,收缩压升高。由于收缩压升高使血流速度加快,流向外周血量增多,到心舒期末存留在大动脉内的血量增加不多,故舒张压升高不如收缩压升高明显,脉压增大。当每搏输出量减少时则主要使收缩压降低,脉压减小。因此,收缩压主要反映每搏输出量的多少。

(2)外周阻力:其他因素不变,外周阻力增大,心舒期中血液流向外周的速度减慢,心舒期末存留在大动脉中的血量增多,使舒张压升高;在心缩期,由于动脉血压升高使血流速度加快,有较多的血液流向外周,因此收缩压的升高不如舒张压的升高明显,故脉压减小。相反,外周阻力减小,舒张压降低比收缩压明显,脉压增大。可见,舒张压的高低主要反映外周阻力的大小。

(3)心率:若其他因素不变,心率加快时,心动周期缩短,心舒期缩短更明显,通过小动脉流出的血液较少,因而心舒期末较心缩期末存留在大动脉内的血液量多,以致舒张压升高明显,收缩压升高不明显,脉压减小。如心率减慢,舒张压降低明显,收缩压降低不明显,脉压增大。

(4)大动脉管壁的弹性:大动脉管壁的弹性因能缓冲动脉血压的变化而使收缩压不致过高,舒张压不致过低,减小脉压。老

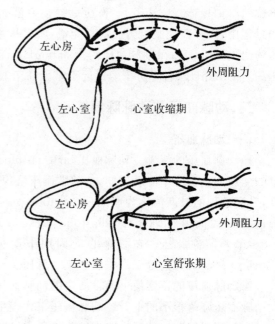

图 4-12 大动脉管壁弹性对血流和血压的作用

年人大动脉管壁由于胶原纤维增加,弹性纤维减少,使管壁弹性减弱,缓冲血压的作用减小,造成收缩压升高而舒张压降低,脉压增大。如果老年人的小动脉伴有硬化而致口径变小,使外周阻力增大,舒张压也可能升高。

(5)循环血量与血管容量:正常情况下循环血量与血管容量相适应,保持血管内有足量血液充盈,这是形成动脉血压的重要前提。如果发生大失血使循环血量明显减少,而血管容积未相应减小,则引起动脉血压急剧下降,应及时给病人输血、输液以补充循环血量。相反,细菌毒素的作用或药物过敏而使全身小动脉扩张时,血管容积增大,循环血量不变,血管充盈度降低,血压急剧下降,此时应使用血管收缩药物,使血管收缩,血管容积变小,血压回升。

5.动脉血压保持相对稳定的生理意义 动脉血压是克服外周阻力,推动血液流向各器官、组织的动力。一定高度的平均动脉血压是维持各器官特别是脑、心、肾等重要器官血流量的主要因素。如果动脉血压过低,可致各器官血流量减少,因缺血缺氧造成严重后果;动脉血压过高,则因心室肌后负荷长期过重,可致心室重构,甚至发生心力衰竭,同时,长期高血压容易损伤血管壁,造成脑出血和脑梗死等严重后果。因此,动脉血压保持相对稳定,对保证重要器官的血液供应,减轻心血管的负荷具有重要的生理意义。

(二)动脉脉搏

心动周期中,动脉管壁随心脏舒缩而产生的周期性搏动,称为动脉脉搏(arterial pulse,简称脉搏)。这是由于心室节律性收缩和舒张,引起浅表部位动脉血管的搏动。搏动发生于主动脉起始部,能沿动脉管壁向外周传播。正常情况下,用手指能扪到身体浅表部位(如桡动脉)的动脉脉搏,脉搏的频率和节律与心搏频率和节律一致,约 60~100 次/分,脉搏的强弱和紧张度能反映每搏输出量的多少,故扪诊脉搏可在一定程度上反映心血管的功能状态。

三、静脉血压和静脉回心血量

静脉是血液回心的通道,因容易扩张,容量大,对贮存血液起重要作用。而静脉血压的高低则能有效地调节回心血量和心输出量,以适应机体不同情况的需要。

(一)外周静脉压和中心静脉压

各器官或肢体的静脉血压,称为外周静脉压。腔静脉或右心房内的血压,称为中心静脉压(central venous pressure,CVP),正常范围为 $4\sim12cmH_2O(0.39\sim1.18kPa)$。中心静脉压的高低取决于心脏的射血能力和静脉回心血量。心脏射血功能良好,能及时将回心血液射入动脉,则中心静脉压较低;反之,心射血能力减弱,中心静脉压则升高。此外,若静脉回心血量增加(如输液过多、过快),中心静脉压也会升高;反之,中心静脉压则降低。故临床上测定中心静脉压有助于了解心脏功能状态,同时可作为临床控制补液速度和量的指标。中心静脉压低提示回心血量不足,则应增加和加速输液;中心静脉压高,提示回心血量过多,则应减少和减慢输液。

(二)影响静脉回心血量的因素

单位时间内由静脉回心的血量取决于外周静脉压与中心静脉压之差,凡能改变这个压力差的因素,均能影响静脉血回流。

1.循环系统平均充盈压　循环系统平均充盈压是反映血管充盈程度的指标。当循环血量增加或容量血管收缩时,循环系统平均充盈压升高,静脉回心血量增多。反之,循环血量减少或容量血管舒张时,循环系统平均充盈压降低,静脉回心血量减少。

2.心肌收缩力　心肌收缩力改变是影响静脉血回流最重要的因素。心肌收缩力增强,每搏输出量增多,心舒期室内压低,有利于静脉血回心;反之,则不利于静脉血回心。如左心衰竭,左心室收缩力减弱,则引起肺静脉回流受阻,造成肺淤血、肺水肿。若发生右心衰竭,右心室收缩力减弱,使静脉回心血量减少,患者可出现颈静脉怒张、肝肿大、下肢浮肿等体循环淤血的体征。

3.重力和体位　平卧体位,全身静脉与心基本处在同一水平,重力对静脉血压和静脉血流的影响不大。当人由卧位突然站立时,因受重力影响,心以下的静脉血管扩张充盈,所容纳的血液增多,静脉回心血量减少,心输出量减少,导致动脉血压下降和脑供血不足,便可能引起眼前发黑、头晕等症状。长期卧床的病人,其下肢静脉血管因紧张性降低而更易扩张,加之下肢肌肉收缩无力,挤压静脉的作用减弱,故容纳更多血液,造成静脉回心血量比正常人更少,心输出量减少,上述症状更明显。所以对体弱多病、长期卧床患者不能突然改变体位,以免发生意外。

4.骨骼肌的挤压作用　骨骼肌收缩时,位于肌肉内和肌肉间的静脉受挤压,促进静脉血回流;当骨骼肌舒张时,静脉瓣能阻止血液倒流,同时促进毛细血管血液流入静脉。所以,骨骼肌的节律性舒缩活动,加之静脉瓣的协助,具有"肌肉泵"的作用,从而促进静脉血回流。例如,在步行或跑步时,两下肢肌肉泵的作用就能使回心血量明显增加。但是,如果经常久立不动,肌肉持续紧张性收缩,使下肢静脉回流受阻,静脉压升高,导致下肢静脉曲张。

5.呼吸运动　吸气时胸膜腔负压增大,使胸腔内的大静脉和右心房更加扩张,由于容积增大,中心静脉压下降,促进静脉血回流;呼气时相反,使静脉血回流减少。

四、微循环

(一)微循环的概念和组成

微动脉与微静脉之间的血液循环称为微循环(microcirculation)。它是血液循环与组织细胞直接接触部分,是血液循环的基本功能单位,能实现血液与组织间的物质交换,调节局部组织血流量,对组织细胞的代谢及功能活动有很大的影响。典型的微循环由微动脉、后微动脉、毛细血管前括约肌、真毛细血管、通血毛细血管、动-静脉吻合支和微静脉等七部分组成(图 4-13)。

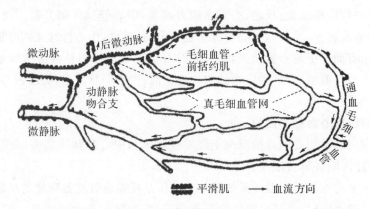

图 4-13　微循环示意图

(二)微循环的通路及功能

微循环是指微动脉与微静脉之间的血液循环,有三条通路。

1.迂回通路　迂回通路指血液经微动脉→后微动脉→毛细血管前括约肌→真毛细血管网→微静脉的通路。真毛细血管管壁薄,穿插于细胞间隙中,迂回曲折,相互交错成网,血流缓慢,血管交替开放,是血液与组织细胞进行物质交换的主要场所,故又称为营养通路。

2.直捷通路　直捷通路指血液经微动脉→后微动脉→通血毛细血管→微静脉的通路,它经常处于开放状态。该通路直接贯通于微动脉与微静脉,其血管口径较大,弯曲少,阻力小,血流速度快,流经通血毛细血管时很少进行物质交换。这条通路的主要生理意义在于使部分血液迅速通过微循环,经静脉系统回流到心,从而保证回心血量。

3.动-静脉短路　动-静脉短路指血液经微动脉→动-静脉吻合支→微静脉的通路。血液流经此通路时,不进行物质交换,故又称非营养通路。在一般情况下,这一通路经常处于关闭状态。在皮肤中,这类通路较多。当通路开放时,使皮肤血流量增加,促进皮肤散热,故其主要功能是调节体温的作用。

(三)微循环血流的调节

微循环血量取决于血管的舒缩活动,微动脉起"总闸门"作用,微静脉起"后闸门"作用,主要受交感神经和肾上腺素、去甲肾上腺素等体液因素的调节。后微动脉和毛细血管前括约肌位于真毛细血管的起始端,起"分闸门"作用,主要接受缺氧和局部代谢产物的调节。

在安静状态下,真毛细血管是轮流开放和关闭的。当组织代谢水平低时,组织中代谢产物积聚较少,后微动脉和毛细血管前括约肌收缩,使真毛细血管网关闭;一段时间后,代谢产物积聚,氧分压降低,导致局部的后微动脉和毛细血管前括约肌舒张,毛细血管开放,于是积聚的代谢产物被血流清除,后微动脉和毛细血管前括约肌又收缩,使毛细血管网再次关闭。如此周而复始。后微动脉和毛细血管前括约肌每分钟交替收缩和舒张约 5~10 次,并保持约 20% 的真毛细血管处于开放状态。当组织代谢活动加强时,代谢产物积聚,导致更多的微动脉和毛细血管前括约肌舒张,更多的真毛细血管网开放,以适应代谢活动水平的增高。

五、组织液生成和淋巴循环

(一)组织液的生成及影响因素

组织液是存在于组织间隙中的液体,是血浆经毛细血管滤出而形成的,是血液与组织细胞进行物质交换的媒介。组织液不断更新是维持内环境稳态和组织细胞正常新陈代谢的基本条件。

1.组织液的生成与回流　毛细血管壁的通透性是组织液生成的结构基础,血浆中除大分子蛋白质外,其余成分都可通过毛细血管壁滤出。组织液生成和回流的动力是有效滤过压,它取决于毛细血管血压、组织液静水压、血浆胶体渗透压和组织液胶体渗透压四个因素。其中毛细血管血压和组织液胶体渗透压是促进组织液生成的力量,而血浆胶体渗透压和组织液静水压是促进组织液回流的力量。促使组织液生成的力量与促使组织液回流的力量之差称为有效滤过压,用下式表示:

有效滤过压=(毛细血管血压+组织液胶体渗透压)-(血浆胶体渗透压+组织液静水压)

毛细血管动脉端血压平均为 30mmHg,血液流至毛细血管静脉端时,血压降低为 12mmHg,血浆胶体渗透压为 25mmHg,组织液胶体渗透压约为 15mmHg,组织液静水压约为 10mmHg。根据上式计算,毛细血管动脉端的有效滤过压为 10mmHg;而静脉端的有效滤过压为-8mmHg。所以,在毛细血管的动脉端生成组织液,静脉端大部分(90%)组织液又回流入毛细血管,剩余一小部分(10%)的组织液进入毛细淋巴管生成淋巴液,再经淋巴系统回流入血液(如图 4-14)。

2.影响组织液生成与回流的因素　正常情况下,组织液的生成与回流是处于动态平衡的。有效滤过压中各种因素的改变,以及毛细血管壁的通透性发生改变,均可破坏这种动态平衡,造成组织液生成增多或回流障碍,使组织间隙中液体过多,从而引起水肿。

(二)淋巴循环的意义

淋巴循环是血液循环的一个辅助部分。组织液一小部分回流至毛细淋巴管生成淋巴液,最后经胸导管和右淋巴导管而进入血液循环。正常成人在安静状态下,每小时约 120ml,每日约有 2~4L 淋巴液生成和回流,几乎相当于全身的血浆量。

1.调节血浆与组织液之间液体平衡　毛细淋巴管由单层内皮细胞构成,管壁无基膜层,通透性极高,所以能将多余的组织液通过淋巴循环再返回血液。

2.回收组织液中的蛋白质　毛细淋巴管壁比毛细血管壁的通透性大,由毛细血管壁逸出的微量蛋白质可随组织液透入毛细淋巴管运回血液,每天可回收蛋白质约 75~200g,这对维持血管内外胶体渗透压及水平衡具有重要生理意义。

3.运输脂肪等营养物质　食物消化以后,经小肠黏膜吸收营养物质,尤其是脂肪 80%~90% 是由小肠绒毛中的毛细淋巴管吸收的,因此小肠的淋巴液呈乳糜状。

4.防御和屏障作用　因出血而进入组织间隙中的红细胞,及侵入体内的细菌等可进入毛细淋巴管。淋巴结的淋巴窦内含有许多巨噬细胞,能清除淋巴液中的红细胞、细菌及其他

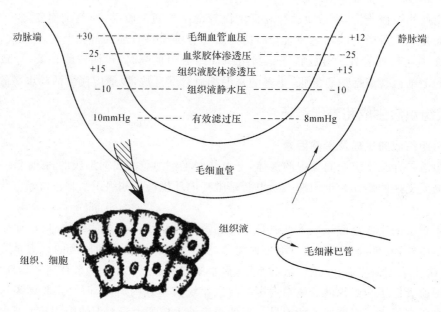

图 4-14 组织液生成与回流示意图

异物微粒。此外,淋巴结还产生淋巴细胞和浆细胞,参与免疫反应,起防御和屏障作用。

第三节 心血管活动的调节

机体在不同生理情况下,各器官组织的代谢水平不同,对血流量的需要也不同。机体通过神经和体液调节心血管活动,通过改变心输出量和外周阻力等,协调各器官组织之间的血流分配,以满足各器官组织对血流量的需要,并保持动脉血压相对稳定。

一、神经调节

心肌和血管平滑肌接受自主神经支配。机体对心血管活动的神经调节是通过心血管反射实现的。

(一)心和血管的神经支配

1.心的神经支配及其作用 心受心迷走神经和心交感神经的双重支配(图 4-15)。

(1)心交感神经及其作用:心交感神经起始于脊髓胸段($T_1 \sim T_5$)灰质侧角神经元,节后纤维释放的递质为去甲肾上腺素(NA)。当心交感神经兴奋时,释放去甲肾上腺素,与心肌细胞膜上的 β_1 受体结合,兴奋心肌,使心率加快,传导加速,心缩力增强,输出量增多,血压升高。β 受体阻断剂美托洛

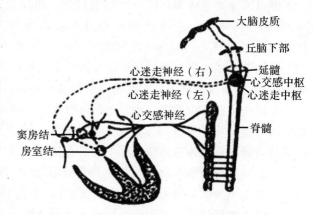

图 4-15 心的神经支配示意图

尔(倍他洛克)可阻断心交感神经对心脏的兴奋作用。

(2)心迷走神经及其作用:心迷走神经属于副交感神经,起源于延髓,节后纤维为胆碱能纤维,末梢释放的递质为乙酰胆碱(ACh)。心迷走神经兴奋时释放的乙酰胆碱,与心肌细胞膜上的 M 受体结合,抑制心肌,使心率变慢、房室传导减速、心缩力减弱、心输出量减少、血压下降。M 受体阻断剂阿托品可阻断心迷走神经对心脏的抑制作用。

2.血管的神经支配及其作用　支配血管平滑肌的神经分为交感缩血管神经和舒血管神经。

(1)交感缩血管神经及其作用:绝大多数血管只受交感缩血管神经的支配。但不同部位的血管中缩血管纤维分布的密度不同。皮肤血管中缩血管纤维分布最密,骨骼肌和内脏的血管次之,冠状血管和脑血管中分布最少;在同一器官的各段血管中,动脉中缩血管纤维的分布高于静脉,而动脉中以微动脉的密度最高,毛细血管前括约肌中分布很少。其节后纤维末梢释放的去甲肾上腺素与血管平滑肌细胞膜上 α 受体结合后使血管收缩,外周阻力增大,血压上升。α 受体阻断剂酚妥拉明可以阻断交感缩血管神经收缩血管的作用。

交感缩血管兴奋增强,血管收缩,阻力增大,血压增高;反之,血管舒张,阻力减小,血压下降。交感缩血管神经就是通过调节血管口径来调节不同器官的血流阻力和血流量,以及影响动脉血压的高低。

(2)舒血管神经及其作用:有两类舒血管神经。一类是交感舒血管神经,支配骨骼肌血管。其末梢释放乙酰胆碱,作用于血管平滑肌的 M 受体,使骨骼肌血管舒张,血流量增多,其作用是在应急状态时增加骨骼肌的血流量。另一类是副交感舒血管神经,支配脑、唾液腺、胃肠外分泌腺和外生殖器等部位的血管,作用范围局限。其兴奋时末梢释放乙酰胆碱,与血管平滑肌的 M 受体结合,使血管舒张。其作用是增加所支配的器官组织的局部血流量,对循环系统总外周阻力影响很小。

(二)心血管中枢

心血管中枢(cardiovascular center)是指中枢神经系统内与调节心血管活动有关的神经元群,分布于从脊髓到大脑皮质的各个水平。它们功能各异,可发生不同程度的联系与整合,使心血管活动协调一致,并与整体的活动相适应。

1.延髓心血管中枢　动物实验中,在延髓与脑桥之间切断脑干,动物的血压没有明显变化;但如果在延髓与脊髓之间切断时,动物的血压降低至 40mmHg,实验证明只有保留延髓和脊髓的完整心血管的活动才能维持。说明最基本的心血管中枢位于延髓,包括心交感中枢、交感缩血管中枢和心迷走中枢。它们分别通过心交感神经、交感缩血管神经和心迷走神经调节心脏和血管活动(图 4-17)。机体处于安静状态时,心迷走中枢活动占优势,在情绪激动或运动时,心交感中枢、交感缩血管中枢活动占优势。

2.延髓以上的心血管中枢　在延髓以上的脑干、下丘脑以及小脑和大脑中,也都存在与心血管活动有关的神经元。它们相互联系、统一协调,在心血管活动和机体其他功能之间起着复杂的整合功能。例如,下丘脑是非常重要的功能整合部位,在调节内脏活动、体温调节以及发怒、恐惧等情绪反应的整合中,都包含有一系列相应的心血管活动的改变。大脑皮质及边缘系统的一些结构,能调节下丘脑或延髓等其他部位的心血管神经元的活动,并与机体各种行为的变化相协调。

(三)心血管活动的反射性调节

机体通过心血管反射来调节心血管活动,从而使血压循环能适应机体所处的状态或环境的变化。

1. 颈动脉窦和主动脉弓压力感受性反射 当动脉血压升高时,可引起压力感受性反射,其反射效应是使血压下降,也称为降压反射(depressor reflex)。

(1)反射弧:存在于颈动脉窦和主动脉弓血管外膜下的感觉神经末梢,能感受血压升高对管壁的机械牵张刺激,称为动脉压力感受器。颈动脉窦的传入神经是窦神经,上行时加入舌咽神经;主动脉弓的传入神经是主动脉神经,行走于迷走神经干内。它们都进入延髓,到达孤束核,然后投射到心迷走中枢、心交感中枢和交感缩血管中枢。传出神经分别是心迷走神经、心交感神经和交感缩血管神经,效应器则为心脏和血管(图 4-16)。

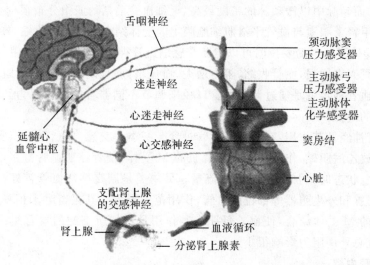

图 4-16 心血管功能神经调节的主要结构及相互关系示意图

(2)反射效应:当动脉血压升高时,颈动脉窦和主动脉弓压力感受器所受牵张刺激增强,沿窦神经和主动脉神经分别经舌咽神经、迷走神经传到延髓的冲动增多,使心迷走中枢紧张性增强而心血管交感中枢紧张性减弱,经心迷走神经传至心的冲动增多,经心交感神经传至心的冲动减少,故而心跳减慢,心肌收缩力减弱,心输出量减少;由交感缩血管神经传至血管的冲动减少,故血管舒张,外周阻力降低。因心输出量减少,外周阻力降低,使动脉血压下降至正常水平,故称为降压反射。相反,如果动脉血压降低,压力感受器所受牵张刺激减弱,沿相应传入神经传入冲动减少,使心血管交感中枢紧张性增强而心迷走中枢紧张性减弱,则引起心输出量增多,外周阻力增大,血压升高。

(3)特点:压力感受器感受血压变化的范围在 60~180mmHg,对血压在 100mmHg 的变化最敏感。当动脉血压低于 60mmHg 或高于 180mmHg 时,此反射便失去作用。压力感受器对动脉血压的突然变化比较敏感,而对缓慢持续的血压变化不敏感,故高血压病人不能通过该反射使血压降到正常水平。

(4)生理意义:压力感受性反射对动脉血压进行快速调节,使动脉血压不致发生过大的波动。生理意义在于缓冲血压的急剧变化,维持动脉血压相对恒定。

链接>>>

监测动脉血压变化的"雷达"

颈动脉窦和主动脉弓是人体内监测动脉血压变化的"雷达"。颈动脉窦、主动脉弓对血压变化非常敏感。当血压突然波动时,就能通过压力感受器反射使血压恢复或接近原来的正常水平,这对于保持血压相对稳定,特别是心、脑等重要器官的血液供给有重要作用。因此,它们是人体两个重要而灵敏的监测动脉血压的装置。

颈动脉窦压力感受器对外力同样敏感。临床上可用手指压迫颈动脉窦治疗窦性心动过速。日常生活中因无意压迫了颈动脉窦而导致血压下降、产生昏厥的事例也可见到。例如,小孩子用挂在颈部的钥匙开房门时,钥匙带子压迫颈动脉窦,引起血压下降;穿高硬领衣服转头过快等引起血压下降,导致头昏。这种昏厥就称为颈动脉窦昏厥。久病长期卧床者,突然直立时,易引起直立性低血压,久蹲后突然站立会感到头晕,这些都是压力感受器反射的调节机制削弱或不灵敏的缘故。

2.颈动脉体和主动脉体化学感受性反射 在颈总动脉分叉处和主动脉弓区域有颈动脉体和主动脉体,能感受血液中某些化学成分变化的刺激,称为化学感受器。当血液中缺氧、CO_2增多或H^+浓度增高时,它们均可刺激化学感受器,发放兴奋冲动沿窦神经和主动脉神经传入延髓,主要兴奋延髓呼吸中枢,引起呼吸加深、加快,肺通气量增多;其次,通过提高缩血管中枢紧张性,使交感缩血管神经传出冲动增多,使血管收缩,外周阻力增大,动脉血压升高。

颈动脉体和主动脉体化学感受性反射主要对呼吸具有经常性调节作用,对维持血中O_2和CO_2含量的相对稳定起着重要作用;对心血管活动的调节,只有在机体缺氧、窒息、失血、酸中毒等异常情况下才有较明显的作用。

3.心肺感受器引起的心血管反射 在心房、心室和肺循环大血管壁存在许多感受器,总称为心肺感受器。当血压升高或血容量增多时,或一些化学物质,如前列腺素、缓激肽等,使心肺感受器兴奋,引起的反射效应是心交感紧张降低、心迷走紧张增强,导致心率减慢、心输出量减少、外周阻力降低,故血压下降。此外,心肺感受器兴奋时,抑制肾交感神经活动,肾素、血管升压素的释放减少,使肾血流量增加,肾排水和排钠量增多,以调整循环血量不至于过多。反之,当循环血量减少时,则发生相反的调节效应。

二、体液调节

心血管活动的体液调节包括由血液运输到全身的激素,以及局部组织中形成的一些化学物质或代谢产物,这些体液因素作用的范围分为全身性和局部性两类。

(一)全身性体液因素

全身性体液因素是某些激素经血液循环广泛作用于心血管系统,主要有肾素-血管紧张素-醛固酮系统、肾上腺素和去甲肾上腺素等。

1.肾素-血管紧张素-醛固酮系统 因失血或肾疾病导致肾血流量减少或血Na^+降低时,刺激肾小球旁器的球旁细胞分泌肾素(renin),肾素进入血液作用于肝产生的血管紧张素原,转变成血管紧张素Ⅰ,后者经肺循环时,在血管紧张素转换酶作用下变成血管紧张素Ⅱ(angiotensin Ⅱ,Ang Ⅱ),再在血液和组织中的氨基肽酶A的作用下成为血管紧张素Ⅲ。

血管紧张素Ⅱ和Ⅲ都能使全身小动脉收缩,外周阻力增大,血压升高;还可刺激肾上腺皮质球状带合成分泌醛固酮,醛固酮作用于肾小管,起保Na^+、保水、排K^+作用,从而引起血容量增多,血压升高;血管紧张素Ⅲ的缩血管作用较血管紧张素Ⅱ弱,促进醛固酮分泌的作用却强于血管紧张素Ⅱ。

2.**肾上腺素和去甲肾上腺素**　血液中的肾上腺素(epinephrine)和去甲肾上腺素(norepinephrine,NE或noradrenaline,NA)主要由肾上腺髓质所分泌,两者对心脏和血管的作用有许多共同点,但并不完全相同。肾上腺素主要与心肌细胞膜上β_1受体结合,使心率增快,心肌收缩力增强,心输出量增多,临床常作为"强心"急救药;去甲肾上腺素主要与血管平滑肌细胞膜上α受体结合,能使除冠状动脉外的血管收缩,尤其是小动脉的强烈收缩,使外周阻力显著增大,血压明显升高,因此临床上常用去甲肾上腺素作为"升压"药。

3.**血管升压素**　血管升压素(vasopressin,VP,又称抗利尿激素)由下丘脑视上核和室旁核的神经元合成与分泌,经下丘脑-垂体束运输至神经垂体储存,在适宜刺激下释放入血。在一般情况下,血浆中血管升压素浓度升高时主要促进肾集合管上皮细胞对水的重吸收,尿量减少,血容量增加。只有当其血浆浓度明显高于正常时,才引起血压升高。血管升压素对体内细胞外液量的调节起重要作用。在禁水、失水、失血等情况下,血管升压素释放增加,不仅对保留体内液体量,而且对维持动脉血压,都起重要的作用。

4.**心房钠尿肽(心钠素)**　心房钠尿肽(atrial natriuretic peptide,ANP)是由心房肌细胞合成和分泌的一类多肽,当血容量增多和血压升高,心房壁受到牵拉时由心房肌细胞释放入血,引起下列作用:可使血管舒张,外周阻力降低,血压降低;也可使心率减慢,每搏输出量减少,故心输出量减少;还能使肾排水和排钠增多,细胞外液量减少。

(二)局部性体液因素

局部性体液因素绝大多数在局部发挥作用,是由局部组织细胞所产生的某些化学物质,对局部组织的血液循环起一定的调节作用。

1.**激肽**　常见的激肽(kinin)有缓激肽和血管舒张素,具有强烈的舒血管作用,并能增加毛细血管壁的通透性。在一些腺体器官中生成的激肽,可以使器官局部的血管舒张,以增加局部血流量。循环血液中的缓激肽和血管舒张素能引起全身性血管舒张,使外周阻力降低而出现血压降低。

2.**组胺**　在皮肤、肺和肠黏膜的肥大细胞中含有大量的组胺,当组织受到损伤或发生炎症或过敏反应时释放出来。组胺具有强烈的舒血管作用,并能增加毛细血管和微静脉管壁的通透性,导致局部组织水肿。

3.**局部代谢产物**　器官血流量主要通过局部代谢产物(如CO_2、H^+、腺苷、ATP、K^+等)的浓度进行自身调节。

4.**血管内皮所生成血管活性物质**　近年来已证实,血管内皮细胞可生成并释放多种血管活性物质,如一氧化氮、前列环素和内皮素等,引起血管平滑肌舒张或收缩。

三、社会心理因素对心血管活动的影响

循环功能常常受到社会心理因素的影响,例如,愤怒时血压升高,惊恐时心跳加速,害羞

时面部血管扩张等。许多心血管疾病也与社会心理因素有密切的关系。一些从事工作压力较大的职业人员中,由于极度紧张的气氛使高血压的发病率显著增加。有酗酒、吸烟等不良生活习惯的人群中,高血压的发病率高于无此类不良生活习惯的人群。在一些发达国家高血压的发病率高达1/4,在我国多数城乡人群的普查资料也显示较高的发病率。以上事实说明社会心理因素对心血管功能和心血管疾病的发生有着十分重要的影响。因此,应当高度重视社会心理因素的影响,积极预防心血管疾病的发生。

第四节　器官循环

由于各器官的结构和功能各异,故血流量的调节也有其本身的特点。本节主要叙述心、肺、脑的血液循环特征及其调节。

一、冠脉循环

(一)冠状血管的解剖特点

冠状动脉开口于主动脉根部,其主干行走于心脏的表面,其小分支垂直于心脏表面穿入心肌,在心内膜下层分支成网。这种分支方式使冠脉血管在心肌收缩时容易受到压迫。冠脉的毛细血管网分布极为丰富,毛细血管数和心肌纤维数的比例为1∶1。冠脉的侧支较细小,血流量很少。因此,冠状动脉突然阻塞,不易很快建立有效侧支循环,易发生心肌梗死。

(二)冠脉血流的生理特点

心肌的血液由左、右冠状动脉供应。每条冠状动脉通过毛细血管汇入心肌静脉,最后汇入右心房。冠脉血流的主要特点有:

1.血压高、血流量大　冠状动脉起始于主动脉根部,最后汇入右心房,其循环途径短,血压高,血流量大。安静时,中等体重的人冠脉血流量约为225ml/min,占心输出量的4%～5%,当剧烈运动时心肌活动加强,冠脉血流量可增加4～5倍,以适应心脏工作量大、耗氧多的需要。

2.耗氧量高,动静脉氧差大　心肌富含肌红蛋白,具有较强的摄氧能力。动脉血流经心脏后其中65%～70%(约12ml)的氧被心肌摄取,比骨骼肌摄氧率(5～6ml)大1倍多,以满足心肌对氧的需求。这种现象提示,当机体进行剧烈运动使心肌耗氧量增加时,心肌依靠从单位血液摄取氧的潜力较小,此时心肌主要依靠扩张冠脉血管来增加血液供应。

3.冠脉血流受心室舒缩的影响较大　由于冠脉分支大部分深埋在心肌中,故心肌节律性舒、缩对冠脉血流的影响较大。心室收缩时,心肌压迫冠状小血管,血流阻力增加,使冠脉血流量减少。心室舒张时,心肌对小血管的压迫解除,血流阻力下降,冠脉血流量增加。就左心室而言通常收缩期的冠脉血流量仅为舒张期的20%～30%,因此心脏的血液供应主要在心舒期。可见,冠脉血流量的多少,主要取决于舒张压的高低和心舒期的长短。如心动过速时,因心舒期缩短可导致冠脉血流量减少。右心室肌比较薄弱,收缩时对右冠脉的压迫作用较小,因此,右冠脉血流量在心动周期中的变化不大。

冠状动脉硬化时血流阻力加大,使冠脉血流量下降。心肌对缺血、缺氧十分敏感,一旦供血不足,可发生心绞痛。

(三)冠脉血流量的调节

1.心肌代谢水平　实验证明,冠脉血流量与心肌代谢水平成正比。心肌的耗氧量较大,但心肌的氧储备较小。在骨骼肌运动时,心肌代谢活动增强,对氧的需求量增加,主要通过冠脉血管舒张,增加冠脉血流量以满足心肌对氧的需求。现已证实,心肌代谢增强引起冠脉血管舒张的原因是由于心肌某些代谢产物(乳酸、腺苷、H^+、CO_2)的增加,其中腺苷是最重要的因素。当心肌代谢增强而局部组织中氧分压降低时,ATP分解产生腺苷,腺苷浓度会增加3~4倍。此外,PGE和缓激肽也能引起冠脉舒张。

2.神经调节　冠状动脉受迷走神经和交感神经支配。迷走神经的直接作用是引起冠脉舒张,但迷走神经兴奋又使心率减慢,心肌代谢率降低,可抵消迷走神经对冠状动脉直接的舒张作用。心交感神经的直接作用是使冠脉收缩,使心率加快,心肌耗氧量增加,而使冠脉舒张。在整体条件下,冠脉血流量主要由心肌本身的代谢水平调节,神经因素的影响被心肌代谢改变的作用所掩盖。

3.激素调节　肾上腺素和去甲肾上腺素可通过增强心肌的代谢活动和耗氧量使冠脉血流量增加;也可直接作用于冠脉血管 α 或 β 肾上腺素能受体,引起冠脉血管收缩或舒张。甲状腺素可通过加强心肌代谢使冠脉舒张,血流量增加。血管紧张素Ⅱ以及大剂量的血管升压素可使冠状动脉收缩,冠脉血流量减少。

二、脑循环

(一)脑循环的特点

1.脑血流量大,耗氧量大　脑组织的代谢水平高,血流量较大。在安静情况下,每100g脑的血流量为50~60ml/min,整个脑的血流量约为750ml/min,占心输出量的15%左右。脑组织的耗氧量也较大,在安静情况下,整个脑的耗氧量约占全身耗氧量的20%。

2.血流量变化小　脑位于骨性的颅腔内,故容积固定。颅腔内由脑、脑血管和脑脊液所充满,三者容积的总和也是固定的,由于脑组织不可压缩,故脑血管舒缩程度受到很大的限制,血流量的变化比其他器官小得多。

3.存在血-脑屏障和血-脑脊液屏障　在血液和脑组织之间存在限制某些物质扩散的屏障,称为血-脑屏障。甘露醇、蔗糖和许多离子不易通过,而 O_2、CO_2 等脂溶性物质、某些麻醉药物及葡萄糖和氨基酸容易通过血-脑屏障。另外,在血液和脑脊液之间也存在特殊的屏障,称为血-脑脊液屏障。这两种屏障的存在,对于保持脑组织内环境的相对稳定和防止血液中的有害物质侵入脑内,保证脑组织的正常活动具有重要的生理意义。

(二)脑血流量的调节

1.脑血管的自身调节　当平均动脉血压在 60~140mmHg 范围内变化时,脑血管可通过自身调节使脑血流量保持恒定。但当平均动脉血压降低到 60mmHg 以下时,脑血流量就会显著减少,引起脑的功能障碍。反之,当平均动脉血压超过 140mmHg 时,脑血流量显著增加,可因毛细血管血压过高引起脑水肿。

2.局部性体液调节　脑血管的舒缩活动主要受局部化学因素的影响。CO_2、H^+、K^+、腺苷等代谢产物,引起脑血管舒张,使脑血流量增多。

3.神经调节　脑血管接受少量的交感缩血管纤维和副交感舒血管纤维支配,但神经对脑血管活动的调节作用很小。

三、肺循环

(一)肺循环的生理特点

1. 血流阻力小，血压低　与体循环相比，肺循环血管及其分支短而粗，可扩张性较高，血流阻力较小，血压较低。在正常人，肺动脉的收缩压平均为 22mmHg，舒张压为 8mmHg，平均动脉血压约为 13mmHg。毛细血管平均压为 7mmHg。肺静脉和左心房内压为 1～4mmHg，平均约 2mmHg。因此，肺循环是一个低阻力血压系统。由于毛细血管压仅7mmHg，低于血浆胶体渗透压，因此在正常情况下，有效滤过压为负值，使肺泡间隙内没有组织液生成，使肺泡膜和毛细血管壁紧密相贴，有利于肺泡和血液之间的气体交换，还有利于吸收肺泡内的液体，保持肺泡内干燥，有利于肺的通气功能。

2. 血容量大，变动范围大　肺血容量占全身血量的 9％，约为 450ml。在用力呼气时，肺部血容量减少到约 200ml；而在深吸气时可增加到约 1000ml。由于肺的血容量较多，而且变化范围较大，故肺循环血管起着储血库的作用。当机体失血时，肺循环可将一部分血液转移至体循环，起代偿作用。

(二)肺循环血流量的调节

1. 神经调节　肺循环血管受交感神经和迷走神经支配。刺激交感神经对肺血管的直接作用是引起收缩和血流阻力增大；但在整体情况下，交感神经兴奋时体循环的血管收缩将一部分血液挤入肺循环，使肺血容量增加，刺激迷走神经可使肺血管舒张，血流阻力降低。

2. 肺泡气的氧分压　肺泡气的氧分压对肺血管的舒缩活动有明显的影响。当一部分肺泡因通气不足而氧分压降低时，这些肺泡周围的微动脉收缩，使局部血流阻力增大，于是血流减少，而使较多的血液流入其他通气充足的肺泡，使血液得到充分的氧合。

3. 血管活性物质对肺血管的影响　肾上腺素、去甲肾上腺素、血管紧张素Ⅱ、血栓素A_2、前列腺素等能使肺循环的微动脉收缩，而组胺、5-羟色胺能使肺部微静脉收缩，乙酰胆碱等使肺血管舒张。

第五章

呼 吸

掌握:呼吸的概念;呼吸的三个环节;肺通气的动力;胸膜腔负压的形成及生理意义;CO_2、H^+ 和 O_2 对呼吸的调节。

理解:潮气量、肺活量、时间肺活量、每分通气量和肺泡通气量等概念;气体交换的原理和影响肺换气的因素。

了解:肺容量和肺总量;气体交换的原理。

机体在新陈代谢过程中,需要不断地从空气中摄取 O_2,并排出在代谢中产生的 CO_2。机体与外环境之间的气体交换过程称为呼吸(respiration)。整个呼吸过程由四个既相互衔接又同步进行的环节组成(图 5-1):①肺通气:肺与外环境的气体交换;②肺换气:肺泡与肺毛细血管之间的气体交换;③气体运输:气体在血液中的运输;④组织换气:血液与组织细胞之间的气体交换。肺通气和肺换气又合称为外呼吸,组织换气又称为内呼吸。

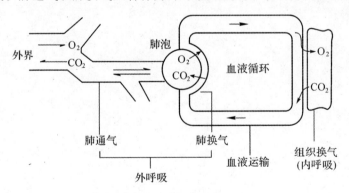

图 5-1 呼吸全过程示意图

呼吸的生理意义在于维持机体内环境中 O_2 和 CO_2 含量的相对稳定,以保证生命活动的正常进行。呼吸过程的任一环节发生障碍,均可引起组织缺 O_2 和 CO_2 蓄积,导致内环境紊乱,从而影响新陈代谢的正常进行,严重时将危及生命。

第一节　肺通气

肺通气(pulmonary ventilation)是指肺与外界环境之间的气体交换过程。气体进出肺则取决于两种力的相互作用,即推动气体流动的动力和阻止气体流动的阻力,只有动力克服阻力,才能实现肺通气。实现肺通气的结构有呼吸道、肺和胸廓等。

一、肺通气的动力

肺通气的直接动力是肺泡与外环境之间的压力差。此压力差产生于肺张缩所引起的肺内压的变化,但肺本身无主动扩张和回缩的能力,其容积的大小完全依赖于胸廓容积的改变而变化,而胸廓容积的变化又是由呼吸运动造成的。因此,呼吸运动是肺通气的原动力。

(一)呼吸运动

呼吸肌收缩和舒张引起胸廓节律性扩大与缩小称为呼吸运动,包括吸气运动和呼气运动。参与呼吸运动的肌肉称为呼吸肌。凡是使胸廓扩大,产生吸气运动的肌肉称为吸气肌,主要有膈和肋间外肌;凡是使胸廓缩小,产生呼气运动的肌肉称为呼气肌,主要有肋间内肌和腹壁肌群。此外,斜角肌、胸锁乳突肌等在用力呼吸时也参与呼吸运动,称为吸气辅助肌。

1. 呼吸运动的过程　呼吸运动包括吸气运动和呼气运动。

(1)吸气运动:当胸廓扩大时,带动肺扩张而使肺容积增大,导致肺内压下降,当肺内压低于大气压时,外界气体进入肺泡,形成吸气运动。平静呼吸时,吸气运动主要由膈肌和肋间外肌等吸气肌收缩引起。膈位于胸、腹腔之间,构成胸腔底部,呈穹隆状向上隆起。当膈收缩时,穹隆部下降,使胸腔上下径增大。肋间外肌收缩时,肋骨前端和胸骨上举,并使肋弓稍外展,胸腔前后径和左右径均增大(图 5-2)。因此,膈肌和肋间外肌收缩共同使胸腔容积增大,产生吸气。用力呼吸时,辅助吸气肌也参与收缩,使胸廓进一步扩大,以吸入更多的气体。由于胸腔呈圆锥形,下部容积比上部容积大得多,因此,膈肌稍下降,就可使胸腔和肺的容积显著增大,膈的舒缩在肺通气中起重要作用。

(2)呼气运动:当胸廓缩小时,肺回缩而使肺容积减小。导致肺内压升高,当肺内压超过大气压时,肺泡气被排出,则形成呼气运动。平静呼吸时,呼气运动主要是由膈和肋间外肌舒张所引起。膈舒张时,腹腔脏器回位,使膈穹隆上移,胸腔上下径减小,同时肋间外肌舒张,肋骨和胸骨下降,胸腔前后径和左右径均减小,形成呼气(图 5-2)。用力呼吸时,除吸气肌舒张外,还有呼气肌参与收缩,使胸廓进一步缩小,以呼出更多的气体。

2. 呼吸运动的形式　根据呼吸深度不同可分为平静呼吸和用力呼吸两种。根据呼吸参与肌肉的不同,分为腹式呼吸和胸式呼吸。

(1)平静呼吸和用力呼吸:是指人体在安静时平稳而均匀的呼吸,频率为 12～18 次/分,其主要特点是吸气是主动的,呼气是被动的。当机体活动增强(劳动或运动)时加深加快的呼吸,称用力呼吸,其主要特点是吸气和呼气都是主动的。在某些病理情况下,即使用力呼吸,仍不能满足人体需要,患者可出现鼻翼扇动等现象,同时主观上有喘不过气的感觉,临床上称为呼吸困难。

(2)腹式呼吸和胸式呼吸:膈肌的收缩和舒张可引起腹部的起伏,这种以膈肌舒缩活动为主的呼吸运动称为腹式呼吸。肋间外肌收缩和舒张时主要表现为胸部的起伏,因此,以肋

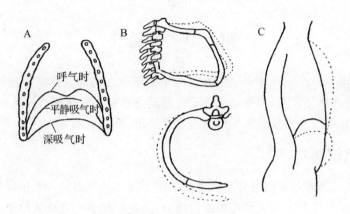

图 5-2　呼吸时膈、肋骨及胸腹运动

A:膈运动　B:肋骨运动　C:胸腹运动

实线表示呼气时的位置;虚线表示深吸气时的位置

间外肌舒缩活动为主的呼吸运动称为胸式呼吸。一般情况下,成年人的呼吸运动呈腹式和胸式混合式呼吸,只有在胸部或腹部活动受限时才会出现某种单一形式的呼吸运动。

(二)肺内压

肺泡内的压力称为肺内压(intrapulmonary pressure)。在呼吸运动过程中,肺内压随胸腔容积的变化而变化。平静吸气开始时,肺容积随着胸廓逐渐扩大而相应增加,肺内压逐渐下降,低于大气压 $1\sim2$ mmHg,空气经呼吸道进入肺泡。随着肺内气体的逐渐增多,肺内压也逐渐升高,至吸气末,肺内压升至与大气压相等,气体在肺与大气之间停止流动。平静呼气开始时,肺容积随着胸廓的逐渐缩小而相应减小,肺内压逐渐升高,高于大气压 $1\sim2$ mmHg,肺泡内气体经呼吸道排出体外。随着肺泡内气体逐渐减少,肺内压逐渐降低,至呼气末,肺内压与大气压又相等,气体在肺与大气之间又停止流动(图 5-3)。

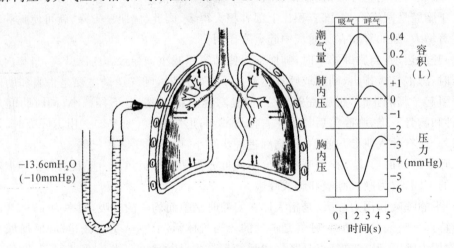

图 5-3　呼吸时肺内压胸膜腔负压及呼吸气量的变化

呼吸过程中肺内压变化的幅度,与呼吸运动的深浅、缓急和呼吸道通畅程度有关。若呼吸浅而慢,呼吸道通畅,则肺内压变化较小;若呼吸深而快,呼吸道不够通畅,则肺内压变化增大。

在呼吸运动过程中,肺内压的周期性升降,造成肺内压和大气压之间的压力差,是肺通气的直接动力。根据这一原理,在人的自然呼吸停止时,就可以用人工方法改变肺内压,建立大气压和肺内压之间的压力差,以维持肺通气,这就是人工呼吸。

(二)胸膜腔内压

胸膜腔是由脏胸膜和壁胸膜在肺门处相互移行所形成的密闭的、潜在的腔隙。正常情况下,胸膜腔内没有气体,仅有少量薄层浆液,这层浆液的润滑作用可减少呼吸运动时两层胸膜间的摩擦,同时浆液分子之间的内聚力使两层胸膜紧贴一起,不易分开,从而使肺能随胸廓的运动而运动。胸膜腔内的压力称为胸膜腔内压(intrapleural pressure),可用连接检压计的针头刺入胸膜腔内直接测量(图 5-3),也可用测定食管内压来间接了解胸膜腔内的压力。由于胸膜腔内压通常低于大气压,因此习惯上称为胸膜腔负压(视大气压为零),或简称胸内负压。

胸膜腔负压是人在出生后形成的,并随着胸廓和肺的生长发育而逐渐增大。胎儿一出生,立即进行呼吸,肺一旦扩张(第一次吸气后),就不能回复到原来的状态,即使是最强呼气时,肺泡也不可能完全被压缩,而且出生后的发育期间,胸廓的生长速度比肺快,肺的自然容积是小于胸廓容积的,因此肺总是处于被扩张状态,只是在呼气时被扩张的程度较吸气时小些而已。另一方面,肺又是弹性组织,并借呼吸道与大气相通,当它被扩张时,总存在回缩倾向。所以正常情况下,胸膜腔实际上通过胸膜脏层受到两种方向相反的力的影响,即:促使肺泡扩张的肺内压与促使肺泡缩小的肺回缩力,因此胸膜腔内承受的实际压力应为:

胸膜腔内压＝肺内压－肺回缩力

正常人不论在吸气末或呼气末,气流停止,此时肺内压等于大气压,因而,

胸膜腔内压＝大气压－肺回缩力

若将大气压视为零,则:

胸膜腔内压＝－肺回缩力

可见胸膜腔负压实际上是由肺回缩力所决定的,故其值也随呼吸过程的变化而变化。吸气时,肺扩大,回缩力增大,胸膜腔负压增大;呼气时,肺缩小,回缩力减小,胸膜腔负压也减小。呼吸愈强,胸膜腔负压的变化也愈大。

胸膜腔负压的意义:①保持肺处于扩张状态。②使肺随胸廓的运动而运动。③使腔静脉和胸导管扩张,促进血液及淋巴液的回流。当外伤或疾病等导致胸膜破裂时,胸膜腔与大气相通,空气将进入胸膜腔内,形成气胸。此时胸膜腔内压等于大气压,肺将因其自身的弹性回缩力而塌陷,不再随胸廓的运动而扩张和缩小,导致呼吸和循环功能障碍,严重时可危及生命。

综上所述,肺与外界大气之间的压力差,是实现肺通气的直接动力,而呼吸肌舒缩引起呼吸运动是肺通气的原动力。胸膜腔负压的存在,则能保证肺处于扩张状态并随胸廓的运动而张缩,是原动力转化为直接动力的关键。

二、肺通气的阻力

气体在进出肺的过程中,会遇到各种阻止其流动的力,统称为肺通气阻力。肺通气的动力必须克服通气的阻力才能完成肺通气。肺通气的阻力有弹性阻力和非弹性阻力两种,正常情况下,弹性阻力约占总通气阻力的70%,非弹性阻力约占30%。

(一)弹性阻力和顺应性

弹性阻力是指弹性物体在外力作用下变形所产生的对抗变形的力。肺和胸廓都具有弹性,因此,弹性阻力包括肺弹性阻力和胸廓弹性阻力。弹性阻力的大小通常用顺应性来表示。而顺应性是指在外力作用下,弹性组织扩张的难易程度,容易扩张者,阻力小,顺应性大;不易扩张者,阻力大,顺应性小。

1.肺弹性阻力 肺弹性阻力来自两个方面:一是肺泡表面液体层所形成的表面张力,约占肺弹性阻力的 2/3;二是肺弹性纤维的弹性回缩力,约占肺弹性阻力的 1/3。

肺泡是气体交换的场所。在肺泡的内表面覆盖着薄层液体,与肺泡内气体形成液-气界面,产生表面张力。肺泡的表面张力,是使肺泡趋向于缩小的力,即为肺泡扩张的阻力,会对呼吸带来以下负面影响:①阻碍肺泡的扩张,增加吸气的阻力。②使相通的大小肺泡内压不稳定。正常人的肺约有 3 亿个大小不等的肺泡,且彼此连通。根据 Laplace 定律,肺泡回缩压(P)与表面张力(T)成正比,而与肺泡半径(r)成反比,即 $P = 2T/r$。故小肺泡的回缩压大于大肺泡,气体将从小肺泡不断流入大肺泡,结果大肺泡膨胀甚至破裂,而小肺泡萎缩(图 5-4)。③促进肺部组织液生成,使肺泡内液体积聚。肺泡表面张力可使肺泡缩

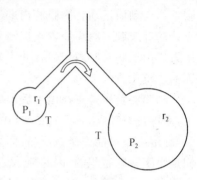

图 5-4 相连通的大小不同的肺泡内气流方向示意图

小,肺组织间隙扩大,静水压降低,肺毛细血管有效滤过压增加,促使肺毛细血管内液体渗入肺泡,严重时可形成肺水肿。但正常时这些情况并不会发生,因为肺泡内存在着肺泡表面活性物质。

肺泡表面活性物质由肺泡Ⅱ型细胞合成并分泌,它是一种复杂的脂蛋白混合物,主要成分是二棕榈酰卵磷脂,其可减少液体分子之间的相互吸引,降低肺泡表面张力,减弱表面张力。其生理意义是:①减小吸气阻力,有利于肺的扩张,使吸气省力。②调节大小肺泡内压,维持大小肺泡容积稳定。肺泡大小不同,其表面活性物质的分子密度不同,大肺泡的表面活性物质分子密度较小,分布稀疏,降低肺泡表面张力的作用较弱;而小肺泡的表面活性物质密度较大,分布密集,降低肺泡表面张力的作用较强,这样就使大小肺泡内的压力趋于稳定,防止大肺泡扩张,小肺泡塌陷。③减少肺部组织液的生成,防止肺泡内液体积聚,有利于肺泡处气体交换。

肺组织含弹性纤维,具有弹性回缩力,这也是构成肺弹性阻力的重要因素之一。当弹性纤维被破坏(如肺气肿)时,弹性阻力减小,呼气末肺内存留的气量增大,导致肺通气效率降低,严重时可出现呼吸困难。因此,不论是肺弹性阻力增大还是减小,均不利于肺通气。

2.胸廓弹性阻力 即胸廓的回位力,其方向视胸廓所处的位置而改变。当胸廓处于自然位置时,其弹性阻力为零(图 5-5a);当胸廓小于自然位置时,胸廓弹性阻力向外,是吸气的动力,呼气的阻力(图 5-5b);当胸廓大于自然位置时,其弹性阻力向内,是吸气的阻力,呼气的动力(图 5-5c)。在临床上因胸廓弹性阻力增大而使肺通气发生障碍的情况较少见,因此,临床意义相对较小。

(二)非弹性阻力

非弹性阻力包括惯性阻力、黏滞阻力和呼吸道阻力。惯性阻力是指气流在发动、变速、

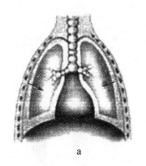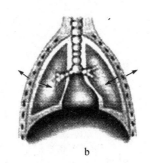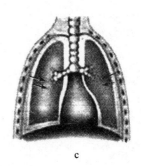

图 5-5 不同情况下肺与胸廓弹性阻力的关系

a. 平静吸气末；b. 平静呼气末；c. 深吸气时

换向时因气流惯性所遇到的阻力，平静呼吸时可忽略不计。黏滞阻力是指呼吸时组织相对位移发生摩擦形成的阻力，占非弹性阻力的 10%～20%。呼吸道阻力是指气体通过呼吸道时，气体分子间及气体分子与气道管壁之间的摩擦力，也称为气道阻力，约占非弹性阻力的 80%～90%。

影响呼吸道阻力的因素，主要有呼吸道口径、气流速度和气流形式。呼吸道阻力与气体流速呈正比关系，速度快，阻力大；流速慢，阻力小。气流形式有层流和湍流，层流阻力小，湍流阻力大。气道阻力与气道口径的 4 次方呈反比，当呼吸道管径半径减小 10%，就可使气道阻力增加 52%，因此，气道口径是影响气道阻力的主要因素。

三、肺通气功能的评价

呼吸运动是为了实现肺通气，而肺通气是呼吸的一个重要环节，因此肺通气功能测定是肺功能检测的基本内容，通常用肺容量和肺通气量作为衡量肺通气功能的指标。

(一)肺容量

肺容量(lung volume)是指肺容纳气体的量，其大小随着气体的吸入或呼出而发生变化，变化的幅度与呼吸深度有关。肺可容纳的最大气体量，称肺总量(total lung capacity, TLC)。其大小因性别、年龄、身材、锻炼情况而异，成年男子约为 5.0L，成年女子约为 3.5L。肺总量是由潮气量、补吸气量、补呼气量及残气量 4 部分组成(图 5-6)。除残气量外，其他 3 部分均可用肺量计测定。

1. 潮气量(tidal volume, TV) 是指每次呼吸时吸入或呼出的气体量。正常成人平静呼吸时约为 0.4～0.6L，平均约为 0.5L。用力呼吸时增大。

2. 补吸气量(inspiratory capacity, IC) 是指平静吸气末再尽力吸气，所能增加的吸入气体量或吸气储备量。正常成人为 1.5～2.0L。补吸气量与潮气量之和称深吸气量。

3. 补呼气量(expiratory reserve volume, ERV) 是指平静呼气末再尽力呼气，所能增加的呼出气体量或呼气储备量。正常成人为 0.9～1.2L。

4. 残气量(residual volume, RV) 是指最大呼气后肺内仍残留的气体量，正常成人约为 1.0～1.5L。平静呼气末肺内所余留的气体量称功能残气量(functional resjidual capacity, FRC)，它是补呼气量与残气量之和，正常成人约为 2.5L。功能残气量的生理意义是缓冲呼吸过程中肺泡内氧和二氧化碳分压的急剧变化，从而有利于肺换气。

5. 肺活量(vital capacity, VC) 是指在尽力深吸气后，再尽力呼气，所能呼出的最大气

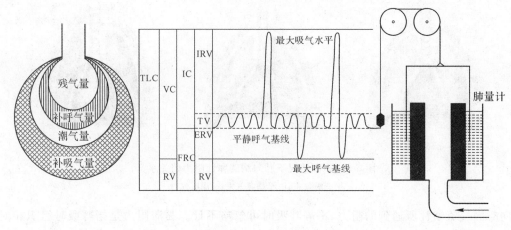

图 5-6　肺容量及其组成

体量。它是潮气量、补吸气量和补呼气量三者之和。正常成年男子平均约为 3.5L,女子约为 2.5L。

肺活量的大小能反映一次呼吸时最大通气能力,在一定程度上可作为肺通气功能的指标,但由于没有时间的限制,因此不能充分反映肺的弹性状况和气道通畅程度,于是提出用力呼气量(forced expiratory volume,FEV)也称为时间肺活量(timed vital capacity,TVC)的概念。用力呼气量是在一次最大吸气后,再用力尽快呼气时,在一定时间内所能呼出的气量。通常用第 1、2、3 秒末呼出气体量各占其肺活量的百分数表示。正常成人第 1、2、3 秒末呼出气量分别约为肺活量的 83%、96%、99%,其中第 1 秒用力呼气量最有意义。用力呼气量是衡量肺通气功能一项较理想的指标,如肺组织弹性降低或阻塞性呼吸系统疾患,肺活量可在正常范围,但用力呼气量可显著降低。

(二)肺通气量

肺容量中的指标都是测一次吸入或呼出的气量,用来衡量肺的通气功能尚欠全面,所以又提出了肺通气量的指标。肺通气量是指单位时间内吸入或呼出肺的气体总量,它分为每分通气量和肺泡通气量。

1. 每分通气量和最大通气量

(1)每分通气量(minute ventilation volume):是指每分钟内吸入或呼出肺的气体量。其值为潮气量与呼吸频率的乘积。正常成人平静呼吸时,每分通气量约为 6.0~9.0L。

(2)最大通气量(maximal voluntary ventilation):是指以最大限度地做深而快的呼吸时,每分钟吸入或呼出的气体量。其能反映单位时间内呼吸器官发挥最大潜力后,所能达到的通气量,健康成人一般可达 70.0~120.0L。测定时,一般只测 15s,将所测得值乘 4 即得每分钟最大通气量。

最大通气量与每分平静通气量之差值占最大通气量的百分数称通气储量百分比,它反映通气功能的储备能力。正常人在 93% 以上,若小于 70%,表明通气储备功能不良。

$$通气储量百分比 = \frac{最大通气量 - 每分平静通气量}{最大通气量} \times 100\%$$

2. 无效腔与肺泡通气量

(1)无效腔(dead space):是指从鼻到肺泡无气体交换功能的管腔,它包括解剖无效腔和肺泡无效腔两部分。从鼻到终末细支气管是气体进出肺的通道,在此处不能与血液进行气体交换,故称解剖无效腔(anatomical dead space)(图 5-7),其容量在正常成年人约为0.15L。此外,进入肺泡的气体,也不一定都能与肺毛细血管血液进行气体交换,未能与血液进行气体交换的这一部分肺泡容积称肺泡无效腔。解剖无效腔和肺泡无效腔合称为生理无效腔。正常人生理无效腔接近解剖无效腔。

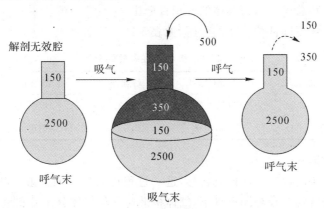

图 5-7 解剖无效腔示意图

(2)肺泡通气量(alveolar ventilation):是指每分钟吸入肺泡能与血液进行气体交换的新鲜空气量,也称为有效通气量。其计算方法为:

每分肺泡通气量=(潮气量-无效腔气量)×呼吸频率

由于解剖无效腔是个常数,所以肺泡通气量主要受潮气量和呼吸频率的影响,而潮气量和呼吸频率的变化对每分肺泡通气量与肺泡通气量的影响是不同的。由表 5-1 可知,浅而快的呼吸可降低肺泡通气量,对人体不利,适当的深而慢的呼吸,可增大肺泡通气量,从而提高肺通气效能。

表 5-1 不同呼吸形式时的气量(ml/min)

呼吸形式	每分通气量	肺泡通气量
平静呼吸	500×12=6000	(500-150)×12=4200
浅快呼吸	250×24=6000	(250-150)×24=2400
深慢呼吸	1000×6=6000	(1000-150)×6=5100

第二节 气体交换

气体的交换包括肺换气和组织换气。肺换气是肺泡与肺毛细血管血液之间的气体交换过程,组织换气是血液与组织细胞之间的气体交换过程。

一、气体交换的原理

气体交换是以扩散的方式完成的。气体分子不停地进行着无定向运动,其结果是由压力高处向压力低处发生净转移,这一过程称为扩散。扩散的动力是该气体分压差(ΔP)。单位时间内气体分子扩散的量为气体扩散速率(diffusion rate,D)。

(一)气体分压差

在混合气体中,每种气体分子所产生的压力称为该气体的分压(partial pressure,P)。混合气的总压力等于各气体分压之和。在温度恒定时,每一气体的分压取决于它自身的浓度和气体总压力,而与其他气体无关。气体分压可按下式计算:

气体分压＝总压力×该气体的容积百分比

呼吸气体和人体不同部位气体的分压,见表5-2。

表 5-2　O_2 和 CO_2 在各处的分压　　　　　　　　　[单位:mmHg(kPa)]

	海平面大气	肺泡气	动脉血	静脉血	组织
O_2	159(21.2)	104(13.9)	100(13.3)	40(5.3)	30(4.0)
CO_2	0.3(0.04)	40(5.30)	40(5.3)	46(6.1)	50(6.7)

(二)气体扩散速率

气体分子从分压高处向分压低处转移,这一过程称为气体的扩散。肺换气和组织换气就是以扩散方式进行的。在相同条件下,气体扩散速率与气体分压差和溶解度成正比,与气体分子量的平方根成反比,即:

$$D \propto \frac{分压差 \times 溶解度}{\sqrt{相对分子质量}}$$

当 O_2 和 CO_2 分压差相同时,CO_2 的扩散速率约为 O_2 的 21 倍。在肺泡与静脉血之间,O_2 的分压差约比 CO_2 分压差大 10 倍(表5-2),因此,上述几种因素综合影响的结果是:CO_2 扩散速率比 O_2 的扩散速率大 2 倍。由于 CO_2 比 O_2 容易扩散,故临床上缺 O_2 比 CO_2 潴留更为常见,呼吸困难的患者常常先出现缺 O_2。

二、气体交换过程及影响因素

(一)肺换气

1.肺换气过程如表5-2所示,肺泡气的 PO_2(104mmHg)高于静脉血的 PO_2(40mmHg),而肺泡气的 PCO_2(40mmHg)则低于静脉血的 PCO_2(46mmHg),故来自肺动脉的静脉血流经肺毛细血管时,在分压差的推动下,O_2 由肺泡扩散入血液,CO_2 则由静脉血扩散入肺泡,结果使含 O_2 较少、含 CO_2 较多的静脉血变成含 O_2 较多、含 CO_2 较少的动脉血,完成肺换气过程(图5-8)。O_2 和 CO_2 均为脂溶性物质,经呼吸膜的扩散非常迅速,约 0.3s 即可换气完成。但通常,血液流经肺毛细血管的时间约为 0.7s,可见,静脉血流经肺毛细血管时有足够的时间进行气体交换。

2.影响肺换气的因素　影响肺换气的因素除前述的气体扩散速率外,还受呼吸膜的厚度与面积以及通气/血流比值的影响。

(1)呼吸膜的面积和厚度:呼吸膜是肺泡腔与肺毛细血管腔之间的结构,它由 6 层结构组成:含有表面活性物质的液体层、肺泡上皮细胞层、肺泡上皮基膜层、肺泡与毛细血管之间的间质、毛细血管基膜层、毛细血管内皮细胞层(图5-9)。气体扩散速率与呼吸膜的厚度成反比,呼吸膜越厚,单位时间交换的气体量越少。正常呼吸膜厚度平均不到 $1\mu m$,有的部位仅约 $0.2\mu m$,气体易于扩散通过。正常成人呼吸膜面积约 $70m^2$。气体扩散速率与呼吸膜的面积成正比。平静呼吸时,用于气体交换的呼吸膜面积约为 40m² ;用力呼吸时,用于气体交换的呼吸膜面积可大大增加。在病理情况下,呼吸膜厚度增加(如肺纤维化、肺水肿等)或呼吸膜面积减小(如肺不张、肺气肿、肺叶切除等)都将导致气体扩散减少,影响肺换气。

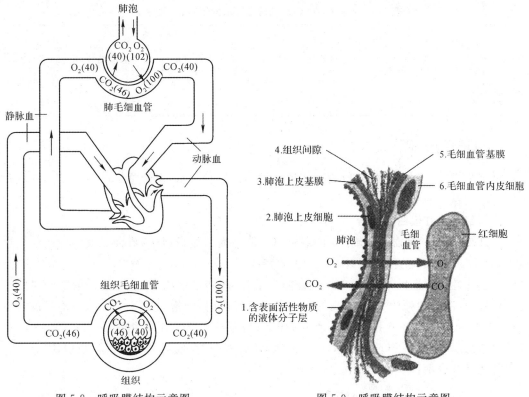

图 5-8　呼吸膜结构示意图　　　　　　图 5-9　呼吸膜结构示意图

(2)通气/血流比值(ventilation/perfusion ratio)是指每分肺泡通气量(VA)和每分钟肺血流量(Q)之间的比值(VA/Q)。正常成年人安静时,VA 约为 4.2L/min,Q 约为 5L/min,因此,VA/Q 约为 0.84。此时肺泡通气量与肺血流量比例适当,气体交换效率最高。如果 VA/Q 比值增大,表示通气过剩,血流相对不足,部分肺泡气体未能与血液气体充分交换,形成肺泡无效腔。反之,VA/Q 比值下降,则表明通气不足,血流相对过多,部分血液流经通气不良的肺泡,静脉血中的气体不能得到充分更新,形成了功能性动-静脉短路。可见,无论 VA/Q 比值增大或减小,都会降低肺换气效率。

(二)组织换气

在组织中,由于细胞代谢不断消耗 O_2,并产生 CO_2;所以 PO_2 较动脉血的 PO_2 低,PCO_2 较动脉血 PCO_2 高。当动脉血流经组织时,O_2 便顺着分压差由血液向组织细胞扩散,CO_2 则由组织细胞向血液扩散,使动脉血中的 PO_2 降低、PCO_2 升高而变成静脉血。

第三节　气体在血液中的运输

以血液为媒介,通过血液循环将 O_2 从肺运送到组织,同时将 CO_2 从组织运送到肺的过程,称为气体运输。气体运输是实现肺换气和组织换气的中间环节。O_2 和 CO_2 在血液中的运输形式有物理溶解和化学结合两种，以化学结合形式为主。物理溶解的气体量虽然很少，但是气体必须先物理溶解再化学结合；结合状态的气体，也必须先解离成溶解状态后才能逸出血液。体内物理溶解的和化学结合的气体处于动态平衡之中（表 5-3）。

表 5-3　血液 O_2 和 CO_2 的含量［mmol/L(ml/L 血液)］

	O_2			CO_2		
	物理溶解	化学结合	合计	物理溶解	化学结合	合计
动脉血	0.1(3)	8.9(200)	9.0(203)	1.1(25)	20.7(464)	21.8(489)
静脉血	0.04(1)	6.8(152)	6.8(153)	1.3(29)	22.4(500)	23.7(529)

一、氧气的运输

血浆中 O_2 的溶解度极小，以物理溶解形式存在的 O_2 约占血液总氧量的 1.5%，而以化学结合形式存在的 O_2 约占 98.5%。

（一）氧与血红蛋白的结合

血红蛋白（Hb）是血液运输 O_2 的载体，O_2 能与血红蛋白（Hb）结合形成氧合血红蛋白（HbO_2）。O_2 和 Hb 的结合有以下几个重要特征：

1. 快速性和可逆性　O_2 和 Hb 结合能力很强，既能迅速结合，也能迅速解离。是结合还是解离，取决于血液中 PO_2 的高低。当血液流经肺时，肺泡 PO_2 高，O_2 从肺泡扩散入血液，血中 PO_2 升高，O_2 与 Hb 结合，形成 HbO_2；当血液流经组织时，组织处 PO_2 低，O_2 从血液扩散入组织，血液中 PO_2 降低，HbO_2 解离，释放出 O_2 而成为去氧血红蛋白（Hb）。以上过程可用下式表示：

$$Hb+O_2 \underset{PO_2\,低(组织)}{\overset{PO_2\,高(肺)}{\rightleftharpoons}} HbO_2$$

2. 是氧合非氧化　O_2 和 Hb 结合时血红蛋白中的 Fe^{2+} 没有发生电荷的转移，故不是氧化反应，而称为氧合。

3. 具有饱和性　1 分子 Hb 可以结合 4 分子 O_2，1g Hb 可结合 1.34ml 的 O_2。通常将每升血液中 Hb 所能结合的最大 O_2 量称为 Hb 的氧容量（oxygen capacity），而 Hb 实际结合的 O_2 量称为 Hb 的氧含量（oxygen content）。Hb 氧含量与氧容量的百分比称为 Hb 的氧饱和度。通常情况下，血浆中溶解 O_2 极少，可忽略不计，因此 Hb 氧容量、Hb 氧含量、Hb 氧饱和度可分别视为血氧容量、血氧含量、血氧饱和度。氧容量受 Hb 浓度的影响，如血红蛋白的浓度为 150g/L 时，氧容量应为 150g/L×1.34ml/g＝201ml/L 血液。但实际上，氧含量并非都能达到最大值，其主要受 PO_2 的影响。正常情况下动脉血氧分压较高，氧含量约为 194ml/L 血液；静脉血氧分压较低，氧含量只有 144ml/L 血液。以此式计算，动脉血氧饱和度约为 98%，静脉血氧饱和度约为 75%。

氧合血红蛋白呈鲜红色，去氧血红蛋白呈紫蓝色。当每升血液中去氧血红蛋白含量达到 50g 以上时，在毛细血管丰富的表浅部位，如口唇、甲床可出现青紫色，称为发绀（cyanopathy）。出现发绀常表示机体缺氧，但是也有例外，如某些严重贫血患者，因其血液中血红蛋白含量大幅减少，人体虽缺 O_2，但由于去氧血红蛋白达不到 50g/L 血液，所以也不出现发绀；反之，红细胞增多的人（如高原性红细胞增多症），血液中血红蛋白含量大大增多，

人体即使不缺 O_2，由于去氧血红蛋白可超过 50g/L 血液，也可出现发绀。

此外，由于一氧化碳与血红蛋白的亲和力是 O_2 的 210 倍，因此当一氧化碳中毒时，大量形成一氧化碳血红蛋白（HbCO），使血红蛋白失去与 O_2 结合的能力，也可造成人体缺 O_2，但此时去氧血红蛋白并不增多，患者可不出现发绀，而是出现一氧化碳血红蛋白特有的樱桃红色。

（二）氧解离曲线及影响因素

1.氧解离曲线　　表示 PO_2 与血氧饱和度关系的曲线称为氧解离曲线（oxygen dissociation curve），简称氧离曲线（图 5-10），即表示在不同的 PO_2 下 Hb 和 O_2 结合成 HbO_2 的解离情况。在一定 PO_2 范围内，血氧饱和度与 PO_2 呈正相关，但并非完全的线性关系，而是呈特殊的"S"形。

（1）曲线上段：相当于 PO_2 在 60～100mmHg 之间时，此段曲线较为平坦，表示 PO_2 的变化对血氧饱和度影响不大，可认为它是反映 Hb 与 O_2 结合的部分。PO_2 等于 100mmHg 时，血氧饱和度约为 98%；当 PO_2 降至 80mmHg 时，血氧饱和度下降很少，为 96%；PO_2 降至 60mmHg 时，血氧饱和度仍可保持在 90%。氧解离曲线的这一特性使生活在高原地区的人或当呼吸系统疾病时，只要 PO_2 不低于 60mmHg，血氧饱和度

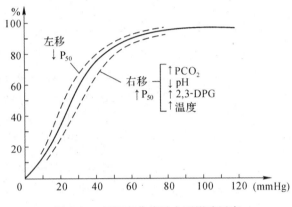

图 5-10　氧解离曲线及主要影响因素

就可维持在 90% 以上，从而保证了人体对 O_2 的需要，不致发生明显低氧血症。

（2）曲线中段：相当于 PO_2 在 40～60mmHg 之间时，此段曲线较陡，是反映 HbO_2 释放 O_2 的部分。PO_2 在 40mmHg 时相当于静脉血的 PO_2，此时氧饱和度为 75%，氧含量为 144ml/L。血液流经组织时，每 1L 血液释放 50ml O_2，以心排血量 5L 计算，能释放 250ml O_2，可满足机体安静时的耗氧量。

（3）曲线下段：相当于 PO_2 在 15～40mmHg 之间时，此段曲线陡直，也是反应 HbO_2 与 O_2 解离的部分。表示在这个范围内，PO_2 稍有下降氧饱和度就明显下降，说明有较多的氧从氧合血红蛋白中解离出来。氧离曲线的这一特点有利于对低 O_2 环境下的组织细胞供 O_2。当活动增强时，组织 O_2 耗量增多，PO_2 可降至 15mmHg，当血液流经这样的组织后，血氧饱和度降至 20% 左右，血氧含量只有 44ml/L 血液，说明每升血液能供给组织约 150ml O_2，为安静时的 3 倍。同时，氧离曲线的这一特点还提示，当动脉血 O_2 分压较低时，只要吸少量的 O_2，就可以明显提高血氧饱和度和血氧含量。这为慢性阻塞性呼吸系统疾病的低氧血症进行低流量持续吸氧治疗提供了理论依据。

2.影响氧解离曲线的因素　　氧解离曲线受许多因素的影响，主要影响因素有血液中 PCO_2、pH 值和温度。PCO_2 升高、pH 值降低、体温升高使氧离曲线右移，即血红蛋白与氧的亲和力降低，有利于氧的释放；反之，曲线左移，血红蛋白与氧的亲和力增加，氧合血红蛋白形成增多。

二、二氧化碳的运输

CO_2 的溶解度虽然比 O_2 大,但每升静脉血液中溶解的 CO_2 也只有 30ml,仅占血液中 CO_2 总量的 5%,其余 95% 是以结合形式运输的。血液中 CO_2 的结合形式有两种:一是碳酸氢盐形式,约占 CO_2 总量的 88%;一是氨基甲酸血红蛋白形式,约占 CO_2 总量的 7%。

1.碳酸氢盐形式　从组织扩散入血液的 CO_2 进入红细胞后在碳酸酐酶催化下与 H_2O 形成 H_2CO_3,进一步解离成 HCO_3^- 和 H^+,HCO_3^- 通过红细胞膜上的 HCO_3^--Cl^- 载体扩散入血液(Cl^- 同时进入红细胞),HCO_3^- 在血浆中与 Na^+ 结合形成 $NaHCO_3$,红细胞内多余的 H^+ 与 Hb 结合(图 5-11)。

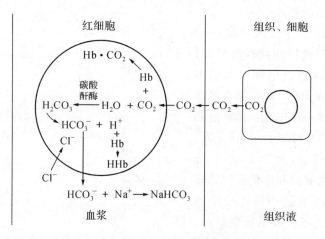

图 5-11　CO_2 以碳酸氢盐形式运输示意图

上述反应是完全可逆的。当静脉血流至肺泡时,肺泡内 CO_2 分压较低,反应向相反方向进行,释放 CO_2,扩散入肺泡,排出体外。

2.氨基甲酸血红蛋白形式　进入红细胞中的 CO_2 还有一部分与 Hb 的氨基结合,形成氨基甲酸血红蛋白($HbNHCOOH$),又称碳酸血红蛋白。

以氨基甲酸血红蛋白形式运输的 CO_2 量,虽然只占运输总量的 7%,但在肺部排出的 CO_2 总量中,却有约 18% 是从氨基甲酸血红蛋白所释放出来的,可见这种形式的运输对 CO_2 的排出有重要意义。

第四节　呼吸运动的调节

呼吸运动是一种节律性运动,当机体内、外环境变化引起代谢水平发生改变时,呼吸节律也会随之改变,从而使肺通气量与人体代谢水平相适应。呼吸节律的形成及其与人体代谢水平的适应,都是通过神经系统的调节而实现的。神经系统对呼吸的调节包括中枢神经性调节和反射性调节等。

一、呼吸中枢

呼吸中枢(respiratory center)是指中枢神经系统内与呼吸运动形成和调节有关的神经

细胞群,它们广泛分布在大脑皮质、间脑、脑桥、延髓和脊髓等部位,形成各级呼吸中枢。不同部位横切脑干或破坏脑的动物实验表明,脑的各级中枢在呼吸节律的形成和调节中发挥不同的作用。正常呼吸运动是在各级呼吸中枢之间相互协调配合下实现的。

(一)脊髓

在动物实验中观察到,若在延髓和脊髓之间横断,动物的呼吸运动立即停止,并不再恢复,这表明,虽然脊髓中有支配呼吸肌的运动神经元,但其没有产生呼吸运动的能力,而只是联系上级中枢与呼吸肌之间的中继站。

(二)低位脑干

低位脑干是指脑桥和延髓。通过动物实验观察到,在不同平面横断脑干,呼吸发生不同变化。若在中脑和脑桥之间(图 5-12a)横断脑干,保留低位脑干(延髓与脑桥)与脊髓联系,呼吸节律无明显变化;若在脑桥上、中部之间(图 5-12b)横断,呼吸变深变慢,如再切断双侧迷走神经,吸气时间大大延长;若再在脑桥和延髓之间(图 5-12c)横断,则出现一种不规则的呼吸节律,即呈喘息样呼吸。于是形成了Ⅰ级呼吸中枢的假说:延髓有产生呼吸节律的基本中枢,脑桥下部有长吸中枢,脑桥上部有呼吸调整中枢。研究证实了延髓有呼吸基本中枢和脑桥上部有呼吸调整中枢的结论,但未能证实脑桥下部存在长吸中枢。

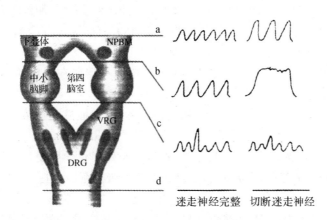

图 5-12　脑干内呼吸核团和在不同平面横断脑干后呼吸的变化(脑干背侧面)

(三)高位脑

呼吸节律虽形成于延髓,但呼吸运动还受高位脑,如大脑皮质、边缘系统、下丘脑等的影响。人在清醒时能随意改变呼吸频率及深度,如说话、唱歌、读书等发声动作都要呼吸运动的配合。还有呼吸运动条件反射的建立,如运动员进入比赛场所呼吸的增强,这些都说明大脑皮质参与呼吸运动的调节。大脑皮质控制呼吸运动的下行通路有皮质脊髓束或皮质脑干束,可直接改变呼吸肌运动神经元的活动,也可通过对脑桥和延髓呼吸中枢的作用,改变呼吸节律。

下丘脑、边缘系统是内脏活动的重要中枢,兴奋时可引起呼吸等内脏功能的变化。下丘脑、边缘系统还是心理活动的高级整合部位,因此,呼吸运动与心理活动之间也有着密切的关系。例如,人们在紧张、哭泣、叹息、发怒等心理变化过程中,呼吸频率和深度都会发生明显的变化。在临床上人们还观察到,哮喘病患者,越是恐惧、焦虑,发作就越严重,也反映出心理因素对呼吸功能的影响。

　　总之,中枢神经系统对呼吸的调控,是通过各级呼吸中枢相互协调实现的。延髓呼吸神经元能产生基本呼吸节律,是呼吸的基本中枢所在部位;脑桥呼吸调整中枢使呼吸节律更为完善;大脑皮质能随意控制呼吸运动,使呼吸调节更具有适应性。

链接>>>

经常运动对呼吸的益处

　　在运动过程中,肌肉活动要消耗大量的养料和氧气,以供应运动所需的能量,同时产生大量的二氧化碳。在这种情况下,呼吸器官就必须加倍工作,从而使得呼吸肌,包括辅助呼吸肌得到更多锻炼,呼吸肌力量加强,胸廓增大,肺弹性增加,呼吸深度加深,肺活量明显增大。所以,经常进行体育锻炼对呼吸器官的功能是大有好处的。

二、呼吸的反射性调节

(一)化学感受性反射

　　动脉血或脑脊液中 PO_2、PCO_2 和 H^+ 浓度的变化,通过化学感受器,反射性地引起呼吸运动改变,称为化学感受性反射,其对维持血液 PO_2、PCO_2 及 H^+ 水平具有十分重要的作用。

　　1.化学感受器　根据参与呼吸运动调节的化学感受器所在部位的不同,可将其分为外周化学感受器和中枢化学感受器。

　　(1)外周化学感受器:是指颈动脉体和主动脉体,它们能感受血液中 PO_2、PCO_2 和 H^+ 浓度的变化。

　　血液中 PCO_2、H^+ 浓度升高、PO_2 下降,都可刺激外周化学感受器,产生兴奋,兴奋经窦神经和主动脉神经传入延髓呼吸中枢,反射性引起呼吸加强。在呼吸调节中颈动脉体的作用大于主动脉体。

　　(2)中枢化学感受器:位于延髓腹外侧浅表部位。与外周化学感受器不同的是中枢化学感受器对脑脊液和局部细胞外液中 H^+ 浓度的改变极为敏感,而对动脉血 PO_2 的变化不敏感。

　　2.PO_2、PCO_2 和 H^+ 浓度变化对呼吸的影响

　　(1)CO_2 对呼吸的影响:CO_2 是呼吸的生理性刺激物,是调节呼吸最重要的体液因素,血液中维持一定浓度的 CO_2,是进行正常呼吸活动的必要条件。人在过度通气时可发生呼吸暂停,这是由于 CO_2 排出过多,血液中 CO_2 浓度降低,以致对呼吸中枢刺激减弱所致。适当增加吸入气中 CO_2 浓度,可使呼吸增强、肺通气量增多(图 5-13)。如当吸入气中 CO_2 含量由正常的 0.04% 增加到 1% 时,呼吸开始加深;当吸入气中 CO_2 含量增加到 4% 时,呼吸频率也增加,每分通气量增加一倍。但吸入气中 CO_2 含量超过 7% 时,肺通气量的增大已不足以将 CO_2 完全清除,血液中 PCO_2 将明显升高,可出现头昏、头痛等症状;若超过 $15\%\sim20\%$,呼吸抑制,肺通气量将显著降低,可出现惊厥、昏迷,甚至呼吸停止。CO_2 兴奋呼吸的作用,是通过刺激中枢化学感受器和外周化学感受器两条途径实现的,以前者为主。实验表明,当血液中 PCO_2 升高时,通过中枢化学感受器引起的通气增强约占总效应的 80%。由

于血液中的 CO_2 能迅速通过血-脑屏障,在碳酸酐酶作用下与 H_2O 结合成 H_2CO_3,继而解离出 H^+,中枢化学感受器对 H^+ 非常敏感,因此,血中 PCO_2 升高,是通过 H^+ 的作用使中枢化学感受器兴奋的。

(2)低 O_2 对呼吸的影响:动脉血中 PO_2 降低(低 O_2)也可以使呼吸增强、肺通气量增多(图 5-13),但当血液中 PO_2 降低到 $60mmHg$($8.0kPa$)以下时才有明显效应。实验证明,低 O_2 对呼吸的兴奋作用是通过外周化学感受器实现的。低 O_2 对呼吸中枢的直接作用是抑制的。在轻、中度低 O_2 的

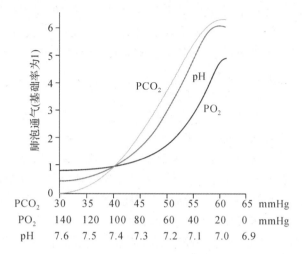

图 5-13 血液中 PO_2、PCO_2、pH 对肺泡通气量的影响

情况下,来自外周化学感受器的传入冲动,对呼吸中枢的兴奋作用,在一定程度上能抵消低 O_2 对呼吸中枢的抑制作用,使呼吸中枢兴奋,呼吸加强,肺通气量增加。但严重低 O_2,当来自外周化学感受器的兴奋作用不足以抵消低 O_2 对中枢的抑制作用时,将出现呼吸抑制。

在临床上,低 O_2 对呼吸的兴奋作用有重要意义。一些严重的慢性呼吸功能障碍患者,既有低 O_2 又有 CO_2 潴留。由于血中长期保持高浓度的 CO_2,呼吸中枢对 CO_2 刺激的敏感性已降低,此时,低 O_2 刺激外周化学感受器是维持呼吸中枢兴奋性的重要因素。对这种患者不宜快速给氧,而应采取低浓度持续给氧,以免突然解除低 O_2 刺激作用,导致呼吸抑制。

(3)H^+ 对呼吸的影响:当血液中 H^+ 浓度升高时,血浆 pH 减小,呼吸加强,肺通气量增大;反之,则 pH 增大,呼吸抑制,肺通气量减少(图 5-13)。由于 H^+ 不易通过血-脑屏障,因此,血液中 H^+ 对呼吸的影响主要是通过外周化学感受器而实现的。

综上所述,血液中的 PO_2、H^+ 浓度及 PCO_2 均对呼吸运动有调节作用,但是三者之间又是相互影响、相互作用的,在整体内往往不会是一个因素单独改变,图 5-13 显示了一种因素改变时,另外两种因素如不加控制所出现的肺通气率的变化。

(二)机械感受性反射

1.肺牵张反射 肺扩张或缩小而引起呼吸的反射性变化称肺牵张反射,又称黑-伯反射。肺牵张反射包括肺扩张引起吸气抑制和肺缩小引起吸气的两种反射。

肺牵张感受器主要分布在支气管和细支气管的平滑肌层,对牵拉刺激敏感,且适应慢。吸气时,肺扩张,当肺内气体量达到一定容积时,牵拉支气管和细支气管,使感受器兴奋,冲动经迷走神经传入延髓,通过吸气切断机制使吸气神经元抑制,结果吸气停止,转为呼气。呼气时,肺缩小,牵张感受器的放电频率降低,经迷走神经传入的冲动减少,对延髓吸气神经元的抑制解除,吸气神经元兴奋,转为吸气。可见肺牵张感受性反射,是外周感受器受刺激引起的对中枢吸气神经元的负反馈调节,其意义是阻止吸气过深、过长,促使吸气转为呼气,与脑桥呼吸调整中枢共同调节着呼吸频率与深度。

2.呼吸肌的本体感受性反射 由呼吸肌本体感受器传入冲动而引起呼吸运动变化的反射称呼吸肌本体感受性反射。此反射的感受器是肌梭,位于骨骼肌内部。当肌肉受牵张时,

肌梭受刺激而兴奋,其冲动经后根传入脊髓,反射性地引起受牵张的肌肉收缩。在平静呼吸时,这一反射活动不明显。运动或呼吸阻力增大时,肌梭受到较强的刺激,可反射性地引起呼吸肌收缩加强,其意义在于随着呼吸肌负荷的增加而相应地加强呼吸运动,这在克服气道阻力上起重要作用。

(三)防御性呼吸反射

呼吸道黏膜受刺激时引起的一些对人体有保护作用的呼吸反射,称为防御性呼吸反射,主要有咳嗽反射和喷嚏反射。

1.咳嗽反射　咳嗽反射是常见的重要的防御性反射。咳嗽反射的感受器是位于喉、气管和支气管的黏膜。传入冲动经迷走神经传入延髓,触发咳嗽反射。咳嗽时,先是一次短促的或较深的吸气,继而声门紧闭,呼气肌强烈收缩,肺内压急剧上升,然后声门突然开放,由于肺内压很高,气体便由肺内高速冲出,将呼吸道内的异物或分泌物排出。

2.喷嚏反射　喷嚏反射类似于咳嗽反射,不同的是刺激作用于鼻黏膜的感受器,传入神经是三叉神经,反射效应是腭垂下降,舌压向软腭,而不是声门关闭,呼出气主要从鼻腔喷出,以清除鼻腔中的刺激物。

第六章

消化和吸收

人体的消化系统由消化道和消化腺组成,消化道包括口腔、咽、食管、胃、小肠和大肠,主要的消化腺有唾液腺、肝、胰和散在分布于消化道壁内的腺体。消化系统的主要功能是对食物中的糖、脂肪、蛋白质等营养物质进行消化和吸收,为机体新陈代谢提供物质和能量。此外,消化系统还有重要的内分泌和免疫功能。

第一节 概　述

人体在新陈代谢过程中,必须从外界获取氧气和各种营养物质,这些营养物质主要包括蛋白质、脂肪、糖类、无机盐、维生素和水等。其中无机盐、大多数维生素和水可以直接透过消化道黏膜被吸收利用,而结构复杂的大分子物质如蛋白质、脂肪、糖类则必须在消化道内被加工分解成结构简单、易溶于水的小分子物质才能被吸收利用。

食物在消化道内被加工分解成小分子物质的过程,称为消化。食物的消化包括两种方式:①机械性消化,即通过消化道的运动,将食物磨碎,与消化液充分混合,并向消化道的远端推送,是一个物理过程;②化学性消化,即通过消化液中各种消化酶的作用,将食物中的大分子物质(主要是蛋白质、脂肪和多糖)分解为可吸收的小分子物质,是一个化学过程。在整个消化过程中,这两种消化方式相互配合、同时进行,共同完成对食物的消化分解。经过消化分解后的小分子物质透过消化道黏膜,进入血液和淋巴的过程,称为吸收。

消化和吸收是两个相辅相成、紧密联系的过程。不能被消化和吸收的食物残渣,最终形成粪便,排出体外。

一、消化道平滑肌的生理特性

(一)一般生理特性

在消化道中,除口腔、咽、食管上端和肛门外括约肌是骨骼肌外,其余部分由平滑肌组成。消化道平滑肌具有肌肉组织的共同特性,同时又具有自身的特点。

(二)兴奋性低、舒缩迟缓

消化道平滑肌收缩的潜伏期、收缩期和舒张期都比骨骼肌长,舒缩一次可达20s以上。

(三)富有伸展性

消化道平滑肌有较大的伸展性,特别是胃,进食后,大量食物暂时储存于胃内而不发生明显的压力变化,因而具有重要意义。

(四)具有紧张性

消化道平滑肌经常保持一种微弱而持续的收缩状态,即紧张性。其意义是保持消化管的位置、形态,也是消化道平滑肌产生各种运动形式的基础。

(五)节律性收缩

离体后的消化道平滑肌置于适宜的环境中,仍能进行节律性舒缩,但其节律缓慢,节律性远不如心肌规则。

(六)对电刺激不敏感

消化道平滑肌对电刺激不敏感,对温度、机械牵拉和化学刺激特别敏感。例如,温度的突然改变或机械牵拉消化道平滑肌均可引起强烈收缩;微量的乙酰胆碱能使其收缩;微量的肾上腺素使其舒张。

二、消化腺的分泌功能

消化腺如唾液腺、胃腺、胰腺、肠腺、肝细胞等都具有分泌消化液的功能,每天分泌消化液的总量达6~8L。

链接>>>

近代消化生理的奠基人——巴甫洛夫

巴甫洛夫是俄国生理学家。他的一生共进行了三方面的研究工作:早期为心血管功能的调节,中期为消化腺生理,晚期为条件反射。19世纪末,巴甫洛夫系统地研究了消化腺的分泌活动规律及其调节机制,发现了多种消化腺分泌的神经调节作用。在他的研究中,以胃液分泌的研究最为详尽。他利用慢性实验的方法(用具有神经支配的"巴氏小胃"的狗进行"假饲"实验),确定了迷走神经是胃腺的分泌神经,并指出头期胃液分泌的重要意义,证明了不同食物可引起不同性质的胃液分泌。他指出直接将食物送入胃内可引起化学刺激性胃液分泌,他还发现脂肪对胃液分泌具有抑制作用,并明确了胃液分泌的3期:头期、胃期和肠期。巴甫洛夫于19世纪末写成了《消化腺工作讲义》这本经典著作,并在1904年获得了诺贝尔生理学或医学奖。他是近代消化生理的奠基人。

第二节 口腔内的消化

消化过程由口腔开始。食物在口腔内,通过咀嚼被磨碎,并与唾液混合,形成食团,便于吞咽。唾液中的消化酶对食物有较弱的化学分解作用。食物在口腔内停留仅 $15\sim20s$,然后被吞咽入食管。

一、口腔内的化学性消化

口腔内的化学性消化由唾液完成。唾液是由腮腺、下颌下腺、舌下腺和小涎腺分泌的混合液,为无色无味的低渗液体,每天分泌量为 $1\sim1.5L$。近于弱酸性(pH 接近 7.0),唾液的成分约 90%是水,其余为无机物、有机物和一些气体分子。有机物主要为黏蛋白、唾液淀粉酶和溶菌酶等;无机物主要有钠、钾、钙、氯和硫氢酸盐等。

唾液的主要作用:①湿润和溶解食物;②清洁和保护口腔,唾液能清除口腔内的食物残渣,冲淡有害物质,唾液中的溶菌酶有杀菌作用;③消化淀粉,唾液淀粉酶(最适 pH 为 6.9)可将淀粉水解为麦芽糖;④排泄功能,排出进入人体内的有害物质(如铅等)。

二、口腔内的机械性消化

口腔的运动主要有咀嚼和吞咽。咀嚼是由咀嚼肌群收缩组成的复杂的反射动作,其作用是配合牙齿将大块食物切割并磨碎,同时经过舌的搅拌使食物与唾液混合形成食团,便于吞咽。吞咽也是一个复杂的反射活动。吞咽动作分三期。

1.第一期 由口腔到咽。是在大脑皮质控制下随意启动的,主要依靠舌的翻卷运动,将食团由舌背推至咽部。

2.第二期 由咽到食管上端。由于食团刺激咽部感受器,引起一系列反射动作,包括软腭上举,咽后壁向前突出封闭咽与鼻腔的通路;喉头上举并向前紧贴会厌,封闭咽与气管的通路,呼吸暂停,食管上括约肌舒张,食团被挤入食管。

3.第三期 沿食管下行至胃。食团进入食管后,通过食管的蠕动把食团送入胃内。蠕动是消化管平滑肌所共有的一种运动形式,它是一种向前推进的波形运动,表现为食管的肌肉由上到下顺序收缩,即食团前方为舒张波,后方为收缩波,这种舒张与收缩依次下传,食团就被推向消化道下段,经贲门入胃(图 6-1)。

吞咽反射的中枢位于延髓,在昏迷、深度麻醉和某些神经系统疾病时,吞咽反射可发生障碍,食物及上呼吸道的分泌物易误入气管,甚至引起吸入性肺炎。婴幼儿由于神经系统发育尚未成熟,吞咽反射不够灵敏,食物等易误入气管。

第三节 胃内消化

胃的主要功能是暂时储存食物,并初步消化食物。成人的胃容量为 $1\sim2L$,食物在胃内通过机械性消化和化学性消化,与胃液混合形成食糜,然后通过胃的运动被逐步推入十二指肠。

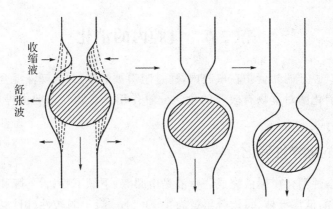

图 6-1　食管蠕动示意图

一、胃内的化学性消化

胃内的消化液主要有胃液,胃内的化学性消化由胃液完成。

(一)胃液的分泌

胃黏膜中有三种外分泌腺:①贲门腺,属于黏液腺;②泌酸腺,腺体主要有壁细胞、主细胞和颈黏液细胞,它们分别分泌盐酸、胃蛋白酶原和黏液,壁细胞还可分泌内因子;③幽门腺,含有黏液细胞和 G 细胞,前者分泌碱性黏液,后者还可以分泌促胃液素。

(二)胃液的成分及其作用

纯净的胃液是无色透明的酸性液体,pH 为 0.9～1.5,正常成人每日分泌量为 1.5～2.5L。胃液中除水外主要成分有盐酸、胃蛋白酶原、黏液和内因子。

1.**盐酸**　又称胃酸,由胃腺壁细胞分泌。胃液中的盐酸有两种形式,一种是解离状态的游离酸,另一种与蛋白质结合,称结合酸。两者酸度的总和称为总酸度,纯净胃液中主要为游离酸。正常人空腹时的盐酸排出量称为基础酸排出量,为 0～5mmol/L,在食物刺激的情况下,盐酸排出量明显增加,最大排出量可达 20～25mmol/L。

胃酸的生理作用:①激活胃蛋白酶原,使之变成有活性的胃蛋白酶,并为胃蛋白酶发挥作用提供适宜的酸性环境;②使食物中蛋白质变性而易于分解;③杀死随食物入胃的细菌;④盐酸进入小肠后可促进胰液、胆汁和小肠液的分泌;⑤盐酸所造成的酸性环境有利于小肠对铁和钙的吸收。

胃酸分泌过少或缺乏时,细菌易在胃内生长,产生腹胀、腹泻等消化不良症状;胃酸分泌过多,会对胃和十二指肠黏膜产生侵蚀作用,是诱发胃和十二指肠溃疡的原因之一。

2.**胃蛋白酶原**　由胃腺的主细胞分泌,在盐酸的作用下转化为有活性的胃蛋白酶可将食物中的蛋白质分解为䏢、胨及少量的多肽和氨基酸。胃蛋白酶发挥作用的最适 pH 为 2.0～3.5,当 pH＞5 时便失活。

3.**黏液和碳酸氢盐**　黏液是由胃腺中的黏液细胞和胃黏膜表面的上皮细胞共同分泌的,其主要成分为糖蛋白。黏液具有较高黏滞性和形成凝胶的特性,它形成厚约 $500\mu m$ 的凝胶层覆盖在胃黏膜表面。黏液对食物有润滑作用,但它的主要作用是与胃黏膜分泌的 HCO_3 一起形成黏液碳酸氢盐屏障,保护胃黏膜免受食物的机械摩擦,阻止胃黏膜细胞被高浓度的胃酸和胃蛋白酶的侵蚀(图 6-2)。

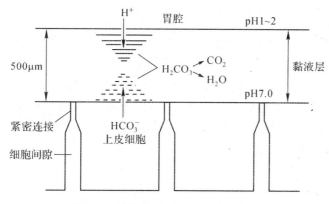

图 6-2 胃黏液-碳酸氢盐屏障示意图

4.内因子 为胃腺壁细胞分泌的一种糖蛋白,其作用是保护维生素 B_{12} 免受小肠内蛋白水解酶的破坏;另外,与回肠黏膜上皮细胞特异性受体结合,促进维生素 B_{12} 的吸收。例如,萎缩性胃炎患者,胃大部分被切除,使机体缺乏内因子,或当体内产生抗内因子的抗体时,均可发生维生素 B_{12} 吸收障碍,影响红细胞生成,导致巨幼红细胞性贫血。

(三)胃液分泌的调节

1.消化期的胃液分泌 空腹时胃液不分泌或很少分泌,进食时和进食后,胃液分泌增加。进食后的胃液分泌,一般根据感受食物刺激的部位先后分成三个时期:头期、胃期、肠期。

(1)头期胃液分泌:指食物刺激头部感受器(眼、耳、鼻、口腔、咽、食管等)所引起的胃液分泌。头期胃液分泌的机制是通过慢性实验方法——假饲实验证实的。狗事先制备胃瘘,并施行食管切断术。当狗进食时,食物从口腔进入食管,随即从食管的切口流出体外,食物并未进入胃内,故称为假饲。但假饲却能引起胃液分泌。此期胃液分泌的机制包括条件反射性和非条件反射性两种(图 6-3)。

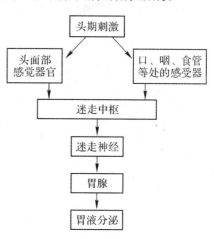

图 6-3 头期胃液分泌机制示意图

头期胃液分泌是由进食动作而引起。食物虽未进入胃,却能引起胃液大量分泌。头期胃液分泌主要接受神经调节,包括条件反射和非条件反射性分泌。前者是由食物的形象、颜色、气味、声音等刺激了眼、耳、鼻等感觉器官而引起的;后者则是在食物入口后,刺激口腔和咽等处的化学和机械感受器而引起的。头期胃液分泌的特点是分泌量多,占整个消化期分泌量的 30%,酸度和胃蛋白酶原含量都很高,因而消化力强。

(2)胃期胃液分泌:食物入胃后,对胃产生机械性和化学性刺激,继续引起胃液分泌,其主要途径:①食物机械扩张刺激胃底、胃体部的感受器,通过迷走神经反射,直接或间接通过促胃液素作用于壁细胞,引起胃液分泌;②扩张幽门部,通过壁内神经丛,作用于 G 细胞,引起促胃液素的释放;③食物的化学成分直接作用于 G 细胞,引起促胃液素的释放。胃期分泌的胃液量约占进食后总分泌量的 60%,胃液的酸度高,但是胃蛋白酶的含量比头期少。

（3）肠期胃液分泌：食糜进入十二指肠后，刺激小肠继续引起胃液的分泌，称肠期胃液分泌。在切断支配胃的外来神经后，食物对小肠的作用仍可引起胃液分泌，提示肠期胃液分泌的机制中，神经反射的作用不大，它主要通过体液调节机制，食糜作用于十二指肠黏膜，使其释放促胃液素、肠泌酸素，促进胃液分泌。肠期胃液分泌的量不大，大约占进食后胃液分泌总量的 1/10，这可能与食物在小肠内同时还产生许多对胃液起抑制性作用的调节有关。

2.胃液分泌的抑制性调节　　正常的胃液分泌过程还受到多种抑制性因素的调节。实际表现的胃液分泌，正是兴奋性和抑制性因素共同作用的结果。在消化期内，抑制胃液分泌的因素除精神、情绪因素外，主要有盐酸、脂肪和高张溶液三种。

（1）盐酸：当胃窦的 pH 降到 1.2～1.5 时，对胃酸的分泌可产生抑制作用。盐酸是胃腺活动的产物，又对胃腺活动产生抑制性作用，是胃腺分泌的一种负反馈的调节机制，它对防止胃酸过度分泌，保护胃肠黏膜具有重要的生理意义。

（2）脂肪：脂肪及其消化产物抑制胃液分泌的作用发生在脂肪进入十二指肠后，而不是在胃中。

（3）高张溶液：十二指肠内的高张溶液可通过两种途径抑制胃液分泌，一是通过肠胃反射抑制胃液分泌，二是通过刺激小肠黏膜释放一种或几种胃肠激素而抑制胃分泌。

二、胃内的机械性消化

食物在胃内的机械消化是通过胃的运动实现的。在消化间期，胃并无明显的运动，只是在进食后的消化期，胃的运动才变得明显起来。

胃运动的形式有：

（一）容受性舒张

当咀嚼和吞咽时，食物刺激口腔、咽和食管等处的感受器，反射性地引起胃底和胃体平滑肌的舒张，称为容受性舒张。容受性舒张的生理意义是完成容纳和储存食物的功能，同时保持胃内压基本不变。

（二）紧张性收缩

胃壁平滑肌经常处于一种持续微弱的收缩状态，称为紧张性收缩。它有助于保持胃的形态和位置，并形成一定的胃内压。临床上出现的胃扩张与胃下垂，与胃壁平滑肌紧张性降低有关。

（三）蠕动

食物入胃约 5min 后，胃即开始蠕动。蠕动波起始于胃的中部，逐渐向幽门方向传播，蠕动波的频率约 3 次/分，1min 左右到达幽门，因而通常一波未平，一波又起。胃蠕动的生理意义：①搅拌和磨碎食物；②使食物与胃液充分混合，以利于化学消化；③推进食糜通过幽门排入十二指肠，实现胃排空（图 6-4）。

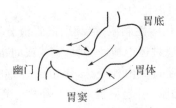
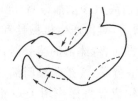
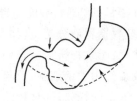

图 6-4　胃的蠕动示意图

（四）胃排空

1.胃排空 食物由胃排入十二指肠的过程称为胃排空。食物入胃后 5min 左右就开始胃排空。胃排空的速度与食物的理化性质及化学组成有关，一般流体的食物排空快，颗粒小的比大块的食物快，等渗的比非等渗液体快。三种主要营养物质中，糖类最快，蛋白质次之，脂肪类最慢。普通的混合性食物完全排空需 4～6h。

2.胃排空的控制 胃排空速率受胃和十二指肠两方面因素的控制。

（1）胃内因素促进排空：胃内促进排空的因素是食物，胃内容物扩张胃壁通过迷走反射和壁内神经丛反射使胃运动增强，胃排空加快。此外，食物中的某些化学成分，可刺激胃窦黏膜的 G 细胞释放促胃液素，也使胃运动增强，从而加速胃排空。

（2）十二指肠因素抑制排空：十二指肠壁上的感受器受到刺激（如食糜中的酸、脂肪、渗透压、机械扩张等），可反射性地抑制胃运动，延缓胃排空，这个反射称肠-胃反射。此外，大量食糜，特别是盐酸或脂肪进入十二指肠后，可引起小肠黏膜释放肠抑胃素，它的作用是抑制胃运动，延缓胃排空。随着酸性食糜在十二指肠内被中和，食物消化产物被吸收，它们对胃的抑制作用逐渐消失，胃的运动逐渐增强，又出现胃排空。这样胃排空→胃排空暂停→胃排空，如此反复，直到胃内食糜全部排入十二指肠为止。由此可见，胃排空是间断进行的，而且与上段小肠内的消化、吸收过程相适应。

（五）呕吐

呕吐（vomiting）是将胃和十二指肠内容物经口腔强力驱出体外的过程。机械的和化学的刺激作用于舌根、咽部、胃、大小肠、胆总管和泌尿道生殖器官等处的感受器，都可以引起呕吐。视觉和内耳前庭的位置觉改变时也可引起呕吐。呕吐前常出现恶心、流涎、呼吸急迫、心率加快而不规则等自主神经兴奋的症状。呕吐物中常混有胆汁和小肠液。

呕吐的中枢位于延髓，当脑水肿、脑出血等引起颅内压增高时，可直接刺激该中枢引起呕吐。呕吐是一种具有保护意义的反射活动。临床上食物中毒或服毒的病人，借助呕吐可把胃内的有毒物质排出体外。但剧烈频繁的呕吐将会影响进食和正常的消化活动，使大量消化液丢失，导致体内水、电解质和酸碱平衡紊乱。

第四节 小肠内消化

小肠内消化是整个消化过程中最重要的阶段。在这里，食糜一般停留 3～8h，通过胰液、胆汁和小肠液的化学性消化及小肠运动的机械性消化，消化过程基本完成，经过消化分解的营养物质也大部分被小肠黏膜吸收，未被消化吸收的食物残渣则进入大肠。

一、小肠内的化学性消化

小肠内完成化学性消化的消化液有胰液、胆汁和小肠液。

（一）胰液及其作用

胰液是由胰腺的腺泡细胞和小导管的管壁上皮细胞分泌，经胰腺导管排入十二指肠。胰液是一种无色的碱性液体，pH 为 7.8～8.4，每日分泌量约 1～2L。胰液中除含大量的水外，还有碳酸氢盐和多种消化酶。

1.碳酸氢盐 由胰腺小导管管壁上皮细胞分泌，主要作用是中和进入十二指肠的胃酸，使小肠黏膜免受强酸侵蚀,并为小肠内多种消化酶的活动提供适宜的 pH 环境。

2.**胰淀粉酶**　水解淀粉的效率很高,能将淀粉水解为麦芽糖、麦芽寡糖和糊精。胰淀粉酶作用的最适 pH 为 6.7~7.0。

3.**胰脂肪酶**　它可将三酰甘油分解为甘油、脂肪酸和单酰甘油。它作用的最适 pH 为 7.5~8.5。目前认为,胰脂肪酶只有在胰腺分泌的另一种小分子蛋白质——辅脂酶存在的条件下才能发挥作用。胰脂肪酶与辅脂酶在三酰甘油的表面形成一种高亲和度的复合物,牢固地附着在脂肪颗粒表面,防止胆盐把脂肪酶从脂肪表面置换下来。因此,辅脂酶的作用可比喻为附着在三酰甘油表面的"锚"。

4.**胰蛋白酶和糜蛋白酶**　这两种酶刚分泌出来时为无活性的酶原形式。当胰液进入十二指肠后,小肠液中的肠致活酶可将胰蛋白酶原激活成有活性的胰蛋白酶。此外,盐酸、组织液及胰蛋白酶本身也可将胰蛋白酶原激活;糜蛋白酶原由胰蛋白酶激活为糜蛋白酶。这两种酶作用相似,都能将蛋白质分解为胨和胨,两种酶同时作用于蛋白质,可将蛋白质分解成小分子多肽和氨基酸。

由于胰液中含有水解三种主要营养物质的消化酶,因此,胰液是消化力最强的一种消化液。如果胰腺分泌发生障碍,即使其他消化液分泌正常,也会严重影响蛋白质和脂肪的消化吸收,但对糖的消化和吸收影响不大。

(二)胆汁

胆汁是由肝细胞分泌的。在消化期,经肝管、胆总管直接排入十二指肠;在非消化期,胆汁经胆囊管进入胆囊储存,待需要时再排入十二指肠。胆汁是较黏稠且味苦液体。肝胆汁呈金黄色,弱碱性(pH7.4),胆囊胆汁被浓缩而颜色变深,又因碳酸氢盐在胆囊中被吸收而呈弱酸性(pH6.8)。正常成人每日胆汁分泌量 0.8~1.0L。

1.**胆汁的成分与作用**　胆汁的成分较复杂,除水外,主要有胆盐、胆固醇、胆色素、卵磷脂等有机成分及多种无机盐。其中胆盐是胆汁酸与甘氨酸或牛磺酸结合形成的钠盐,是胆汁中参与消化吸收的主要成分;胆固醇是肝脏脂肪代谢的产物。胆汁中的胆盐、胆固醇和卵磷脂保持一定的比例是维持胆固醇呈溶解状态的必要条件。当胆汁中的胆固醇过多,或胆盐、卵磷脂减少时,胆固醇容易沉积下来而形成结石。

胆汁中不含消化酶,但胆汁对脂肪的消化和吸收有重要作用。胆汁的主要作用:①乳化脂肪,促进脂肪的消化。胆汁中的胆盐、胆固醇和卵磷脂可作为乳化剂,降低脂肪表面张力,使脂肪乳化成微滴,增加了胰脂肪酶的作用面积,有利于脂肪的消化。②帮助脂肪的吸收。胆盐还能与脂肪酸、单酰甘油、胆固醇等结合,形成水溶性复合物,促进脂肪消化产物的吸收。③促进脂溶性维生素 A、维生素 D、维生素 E、维生素 K 的吸收。当胆石阻塞或肿瘤压迫胆管,使胆汁排出困难时,可引起脂肪消化吸收不良以及脂溶性维生素吸收障碍。

2.**胆汁分泌和排出的调节**　食物在消化道内是引起胆汁分泌和排出的自然刺激物。高蛋白膳食引起的胆汁流出最多,脂肪次之,糖类最少。胆汁分泌和排出的调节受神经和体液因素的双重调节,但以体液调节为主。进食动作及食物对胃、小肠的刺激可通过迷走神经反射引起缩胆囊素、促胰液素、胃液素的释放,引起肝胆汁分泌轻度增加、胆囊轻度收缩;缩胆囊素在引起胆囊强烈收缩的同时,可使肝胰壶腹括约肌舒张,促进大量胆囊胆汁排入十二指肠。此外,随胆汁进入小肠的胆盐,绝大部分被回肠黏膜吸收入血,通过肝门静脉回到肝,既刺激肝细胞分泌胆汁又再次参与组成胆汁分泌进入小肠,此过程称胆盐的肠-肝循环(图 6-5)。

(三)小肠液及其作用

小肠内有两种腺体,即十二指肠腺和肠腺。十二指肠腺分布于十二指肠黏膜下层中,分泌碱性液体,内含黏蛋白,因而黏稠度很高。肠腺分布于全部小肠的黏膜层内,其分泌液是小肠液的主要组成部分。

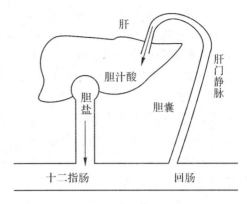

图 6-5 胆盐的肠-肝循环示意图

小肠液呈弱碱性,pH 约为 7.6,正常成人每日分泌量 1~3L。小肠液的主要作用:①保护十二指肠黏膜不受胃酸侵蚀;②稀释小肠内容物,降低其渗透压,有利于营养物质的吸收;③小肠液中的肠致活酶可激活胰蛋白酶原。

小肠液的消化酶可能只有肠致活酶一种。小肠本身对食物的消化是以一种特殊的方式进行的,即在小肠上皮的纹状缘和细胞内存在多种消化酶,如多肽酶、二肽酶、三肽酶、麦芽糖酶和蔗糖酶等,多肽可被多肽酶水解成氨基酸;麦芽糖和蔗糖在麦芽糖酶和蔗糖酶作用下水解成单糖。食物从口腔经食道至胃并通过小肠后,消化过程基本完成,现简要概括如表 6-1。

表 6-1 口腔、胃、小肠消化的比较

部位	运动形式 (机械性消化)	消化液	消化酶的作用和食物的分解 (化学性消化)
口腔	咀 嚼 吞 咽	唾 液	部分淀粉 $\xrightarrow{唾液淀粉酶}$ 麦芽糖
胃	紧张性收缩 容受性舒张 蠕 动	胃 液	部分蛋白质 $\xrightarrow{胃蛋白酶}$ 胨、胨、少量多肽与氨基酸
小肠	紧张性收缩 分节运动 蠕 动	胰 液 胆 汁 小肠液	淀粉 $\xrightarrow{胰淀粉酶}$ 麦芽糖(二糖) $\xrightarrow{二糖酶}$ 葡萄糖(单糖) 脂肪 $\xrightarrow{胆盐}$ 脂肪微滴 $\xrightarrow{胰脂肪酶}$ 甘油、脂肪酸、甘油一酯 蛋白质 $\xrightarrow[糜蛋白酶]{胰蛋白酶}$ 胨、胨、多肽 $\xrightarrow{多肽酶}$ 氨基酸

二、小肠内的机械性消化

小肠的运动有以下三种:

1.紧张性收缩 是小肠进行其他各种运动的基础。紧张性收缩增强时,有利于小肠内容物的混合与推进;紧张性收缩减弱时,肠管扩张,肠内容物混合与推进减慢。

2.分节运动 是一种以环行肌为主的节律性收缩和舒张运动。在食糜所在的一段肠管上,环行肌在许多点同时收缩,把食糜分割成许多节段,随后,原来收缩处舒张,而原来舒张处收缩,使原来的节段分为两半,相邻两半合拢形成一个新的节段(图 6-6),如此反复进行。分节运动的作用:①使食糜与消化液充分混合,有利于化学性消化;②使食糜与肠壁紧密接触,挤压肠壁,促进血液与淋巴的回流,有利于吸收。

3.蠕动　可发生在小肠的任何部位,其速度为 0.5～2.0cm/s,近端小肠的蠕动速度大于远端。小肠蠕动波很弱,通常只进行一段短距离(约数厘米)后即消失。蠕动的意义在于使经过分节运动作用后的食糜向前推进,到达一个新的节段后再开始分节运动。食糜在大肠内被推进的速度大约 1cm/min,从幽门部到回盲瓣大约需 3～5h。

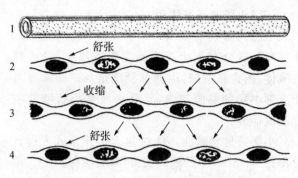

图 6-6　小肠分节运动示意图

1.肠管表面观;2、3、4.肠管纵切面表示
不同阶段食糜分割与合拢的情况

在小肠还常可见到一种行进速度快(2～25cm/s)、传播较远的蠕动,称为蠕动冲,它可将食糜从小肠的始端一直推送到末端,有时还可推送入大肠。蠕动冲可能是由于进食时吞咽动作或食糜刺激十二指肠引起的。肠蠕动时,肠内容物如水、气体等被推动而产生的声音称为肠鸣音。

第五节　大肠的功能

食物经过小肠消化和吸收后,剩余的食物残渣进入大肠。人类的大肠没有重要的消化活动,其主要功能是吸收水分和无机盐,暂时储存食物残渣,形成并排出粪便。

一、大肠液的分泌

大肠液是由大肠黏膜的柱状上皮细胞和杯状细胞分泌。其主要成分是黏液和碳酸氢盐,pH 为 8.3～8.4。大肠液的主要作用在于其中的黏液蛋白,它能保护肠黏膜和润滑粪便。

二、大肠的运动和排便

(一)大肠的运动形式

1.袋状往返运动　由环形肌不规则地自发收缩引起,空腹时最多见。

2.分节或多袋推进运动　这是一个结肠袋或一段结肠收缩,使内容物被推移到下一段的运动。

3.蠕动　大肠的蠕动较慢,有利于大肠吸收水分和贮存粪便。此外,大肠还有一种快速、推进距离很远的蠕动,称集团蠕动。常见于餐后或胃内有大量食物充盈时。这种餐后结肠运动的增强称为胃-结肠反射。

(二)排便

进入大肠的内容物中部分水分、无机盐和维生素被吸收,未被消化的食物残渣经过细菌的发酵和腐败作用形成粪便。粪便中除食物残渣外,还包括脱落的肠上皮细胞、大量细菌和肝排出的胆色素衍生物等。正常人直肠内通常没有粪便。当肠的蠕动将粪便推入直肠时,可引起排便反射。粪便进入直肠后,刺激直肠壁内的感受器,冲动经盆神经和腹下神经传到脊髓腰骶段的初级排便中枢,同时上传到大脑皮质,产生便意。大脑皮质可以控制排便活动,如果条件许可,即可发生排便反射。这时,初级排便中枢通过盆神经的传出冲动使降结肠、乙状结肠和直肠收缩,肛门内括约肌舒张,同时阴部神经传出冲动减少,肛门外括约肌舒张,使粪便排出体外。另外,排便时,腹肌和膈肌收缩,使腹内压增加,以促进排便过程。

如果条件不允许,大脑皮质发出传出冲动,抑制初级排便中枢的活动,使排便受到抑制(图 6-7)。

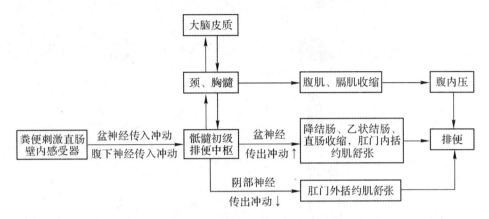

图 6-7　排便反射过程示意图

正常人的直肠对粪便的压力刺激具有一定的阈值,当达到此阈值时,便会引起便意而排便。如果经常有意地抑制排便,会使直肠对粪便的压力刺激不敏感,阈值升高,粪便在直肠内停留时间过长,水分吸收过多而变得干硬,引起排便困难,产生便秘。

排便反射受大脑皮质的意识控制,昏迷或脊髓高位损伤时,初级中枢失去了大脑皮质的意识控制,可发生排便失禁。如果排便反射的反射弧任一环节受损,则排便反射不能进行而出现大便潴留。此外,直肠黏膜由于炎症而敏感性提高,即使肠内只有少量粪便和黏液,也可引起便意及排便反射,并在便后有排便未尽的感觉,称为"里急后重",常见于肠炎或痢疾。

第六节　吸　收

一、吸收的部位和机制

消化道的不同部位对食物的吸收能力不同。口腔和食管基本不吸收;胃仅吸收酒精、少量水分及某些药物;而小肠吸收的营养物质种类多、量大,是吸收的主要部位;回肠有主动吸收胆盐和维生素 B_{12} 的独特能力;大肠吸收少量水分和无机盐。

小肠是吸收的主要部位,因为:①吸收面积大。人的小肠长约 $5\sim7m$,它的黏膜具有环形皱褶,皱褶上有大量的绒毛,肠绒毛上还有微绒毛,最终使小肠的吸收面积达到 $200m^2$ 左右。②食物在小肠内停留的时间较长,一般为 $3\sim8h$。③食物在小肠内已被消化成可吸收的小分子物质。④小肠绒毛内有丰富的毛细血管和淋巴管,为吸收提供了良好的吸收途径。(图 6-8)。

小肠内吸收的途径主要通过跨细胞和细胞旁两种途径。跨细胞途径指肠腔内的物质通过小肠绒毛上皮的顶端膜进入细胞,再通过基底侧膜进入细胞外间隙,最后进入血液或淋巴。细胞旁途径指肠腔内的物质通过小肠上皮细胞间的紧密连接进入细胞间隙,再进入血

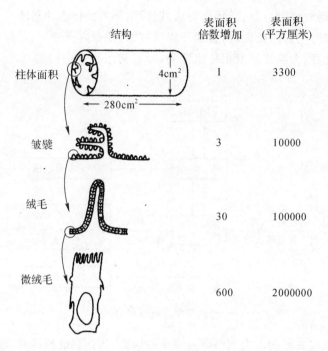

结构	表面积倍数增加	表面积(平方厘米)
柱体面积	1	3300
皱襞	3	10000
绒毛	30	100000
微绒毛	600	2000000

图 6-8　小肠表面面积的增加机制

液或淋巴。吸收的机制主要有扩散、主动转运和出胞入胞等形式。

二、主要营养物质的吸收

(一)糖的吸收

糖类必须分解成单糖后才能被吸收。肠腔内的单糖主要是葡萄糖、半乳糖,果糖很少。其吸收机制是与 Na^+ 吸收耦联进行的继发性主动转运,吸收的途径是直接进入血液。

(二)蛋白质的吸收

蛋白质的消化产物一般以氨基酸的形式被吸收。吸收机制与葡萄糖吸收相似,也属继发性主动转运过程。在小肠绒毛上皮顶端膜存在着数种转运氨基酸的运载系统,分别选择性转运中性、酸性和碱性氨基酸。另外,还存在着二肽和三肽转运系统,也属继发性主动转运,动力来自 H^+ 跨膜转运。进入细胞内的二肽和三肽被细胞内的二肽酶和三肽酶水解为氨基酸,然后再进入血液。

(三)脂类的吸收

在小肠内,脂类的消化产物脂肪酸、单酰甘油及肠道的胆固醇很快与胆汁中的胆盐形成混合微胶粒(水溶性复合物),它可通过覆盖在小肠绒毛表面的静水层到达微绒毛,之后脂肪酸、单酰甘油及胆固醇从混合微胶粒中释出进入黏膜细胞,胆盐则被留到肠腔内。中、短链脂肪酸和单酰甘油溶于水,可直接经毛细血管进入血液;长链脂肪酸和单酰甘油在小肠黏膜上皮细胞内重新合成为三酰甘油,并与细胞中的载脂蛋白形成乳糜微粒,乳糜微粒经毛细淋巴管进入血液(图 6-9)。因膳食中的动、植物油含长链脂肪酸较多,所以脂肪的吸收以淋巴途径为主。

(四)水、无机盐的吸收

1.水的吸收　小肠吸收水的能力是巨大的。成年人每日摄入 1～2L 水,每日分泌的消

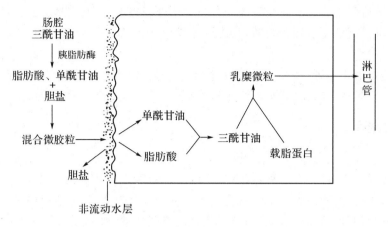

图 6-9　脂肪吸收示意图

化液为 6～8L,因此胃肠道每日吸收的水约为 8L,每日随粪便排出的水仅有 0.1～0.2L。水的吸收主要通过渗透作用而被动吸收,特别是 NaCl 的主动吸收而产生的渗透压梯度是水吸收的动力。

2.无机盐的吸收　成人每日摄入的无机盐只有在溶解状态才能被吸收。其中钠 97%～99% 在小肠吸收回血液。结肠也可吸收钠。钠的吸收是通过 Na^+ 泵主动转运的,其为葡萄糖和氨基酸的吸收提供动力。反之,葡萄糖和氨基酸的存在也促进 Na^+ 的吸收。铁和钙主要在小肠上段吸收,属主动过程,两者在酸性环境中溶解度大、吸收快。食物中的铁绝大部分为三价铁,不易被吸收,须还原为亚铁才能被吸收,维生素 C 能将三价铁还原为亚铁而促进铁的吸收。维生素 D 可促进小肠对钙的吸收。

(五)维生素的吸收

维生素分为脂溶性维生素和水溶性维生素两类。大部分维生素在小肠上段被吸收。只有维生素 B_{12} 在回肠被吸收。水溶性维生素主要通过依赖于 Na^+ 的同向转运体被吸收,但维生素 B_{12} 必须与内因子结合形成水溶性复合物才能在回肠被吸收。脂溶性维生素 A、D、E、K 的吸收机制与脂肪吸收相似。

第七节　消化器官活动的调节

一、神经调节

消化道除口腔、咽、食管上段以及肛门外括约肌属骨骼肌受躯体运动神经的支配之外,其余的平滑肌都受交感和副交感神经的双重支配。

(一)外来神经系统

1.副交感神经　副交感神经主要来自迷走神经和盆神经。副交感神经兴奋时,节后纤维末梢释放乙酰胆碱,通过激活 M 受体,引起消化道平滑肌收缩,胃肠道运动增强,腺体分泌增加,胃肠括约肌舒张。阿托品可与乙酰胆碱竞争 M 受体,是 M 受体阻断剂,故临床上使用阿托品可解除胃肠平滑肌痉挛所致的腹痛。

2.交感神经　交感神经起源于脊髓的第 5 胸节至第 2 腰节,在腹腔神经节和肠系膜神经节换元后,节后纤维分布到胃肠各部分。当交感神经兴奋时,其末梢释放去甲肾上腺素作用于胃肠道,可引起消化道运动减弱,腺体分泌减少,血流量减少,消化道括约肌收缩。

　　(二)内在神经系统

　　内在神经指消化道管壁的壁内神经存在于胃肠壁内,分为黏膜下和肌间神经丛两部分。这些神经丛含有运动神经元、感觉神经元以及中间神经元,可以完成局部反射。

二、体液调节

　　消化道黏膜内散在分布着 40 多种内分泌细胞,可合成和分泌多种胃肠激素,迄今已发现和鉴定的胃肠激素多达 20 多种,其中对消化器官功能影响较大的主要有促胃液素、促胰液素、缩胆囊素等。胃肠激素对消化器官的作用主要有三方面:①调节消化液的分泌和消化道的运动;②调节其他激素的释放(如抑胃肽有促进胰岛素分泌的作用);③营养作用,指一些胃肠激素具有促进消化道组织的代谢和生长的作用。三种主要胃肠激素的分泌部位、主要生理作用及释放的刺激物见表 6-2。

表 6-2　主要胃肠激素的分布、作用及释放的刺激物

激素名称	在消化管的分布部位	细胞	主要生理作用	引起激素释放的刺激物
促胃液素	胃窦、十二指肠	G 细胞	促进胃酸和胃蛋白酶分泌,使胃窦和幽门括约肌收缩,延缓胃排空,促进胃肠运动和胃肠上皮生长	蛋白质分解产物、迷走神经递质、扩张胃
缩胆囊素	十二指肠、空肠	I 细胞	刺激胰液分泌和胆囊收缩,增强小肠和结肠运动,抑制胃排空,增强幽门括约肌收缩,松弛 Oddi 括约肌,因此可促使胆汁的大量排放,促进胰外分泌部的生长	蛋白质分解产物、脂肪酸
促胰液素	十二指肠、空肠	S 细胞	刺激胰液及胆汁中的 HCO_3^- 分泌,抑制胃酸分泌和胃肠运动,收缩幽门括约肌,抑制胃排空,促进胰外分泌部的生长	盐酸和脂肪酸
抑胃肽	十二指肠、空肠	K 细胞	刺激胰岛素分泌,抑制胃酸和胃蛋白酶分泌,抑制胃排空	葡萄糖、脂肪酸、氨基酸

三、局部因素的调节

　　1.组胺　　胃体和胃底的黏膜内含有大量的组胺,胃黏膜内的组胺是由固有膜中的肥大细胞产生。正常情况下,胃黏膜恒定地释放少量组胺,通过局部弥散到达邻近的壁细胞,与壁细胞上的组胺Ⅱ型受体(H_2受体)结合,促进胃酸分泌。组胺不仅刺激胃酸的作用很强,而且它还可以提高壁细胞对促胃液素和乙酰胆碱的敏感性。

　　2.前列腺素　　在胃的黏膜和肌层中,存在大量的前列腺素,是由局部组织产生和释放的,迷走神经兴奋和促胃液素都可引起前列腺素分泌增加。

四、社会、心理因素对消化功能的调节

　　社会、心理因素对消化功能有着密切的关系。不良的心理刺激不仅影响胃肠的运动,也

影响消化腺的分泌。如情绪压抑时,胃肠运动和消化腺的分泌抑制,结果食欲降低,甚至会引起消化不良。实验研究发现:在愤怒和焦虑时,胃黏膜充血,胃肠蠕动加快,胃酸分泌大大增加,可以诱发和加重胃肠溃疡,有时还发生胃肠痉挛,引起腹痛。人在过分悲伤、失望和恐怖时,消化液分泌抑制,可出现厌食、恶心,甚至呕吐。精神性呕吐就是心理因素对胃肠功能影响的结果。另外,忧虑、沮丧的情绪可使十二指肠-结肠反射受到抑制,因而缺少集团蠕动,常常引起便秘。

　　长期不良的心理因素不仅影响正常的消化功能,甚至可以导致消化系统的某些疾病,如胃黏膜出血或溃疡等。人们长期生活在精神紧张、愤怒、焦虑和悲伤等情况下,会使胃酸分泌功能紊乱,减弱胃黏膜的屏障功能,同时使体内促肾上腺皮质激素和糖皮质激素分泌增多,后者促进胃酸分泌,加重或诱发胃溃疡。临床上一些消化系统疾病的发生和发展往往出现在心理情绪变化之后,如有些患者的病情已经好转或痊愈,但因不良的心理刺激又可使病情恶化;相反,精神乐观、情绪稳定可使消化器官活动旺盛,从而促进食欲,有益健康。近代心身医学的研究认为,社会、心理因素对消化功能的影响主要是通过神经系统、内分泌系统和免疫系统作用实现的。

链接>>>

幽门螺杆菌感染可导致消化性溃疡

　　1982年,澳大利亚学者巴里·马歇尔和罗宾·沃伦发现了幽门螺杆菌(Helicobacter pylori,Hp),并证明该细菌感染胃部会导致胃炎、胃溃疡和十二指肠溃疡。这一研究成果打破了当时流行的医学教条,并最终于20多年后帮助两位科学家赢取了2005年诺贝尔生理学或医学奖。

　　大量研究表明,超过90％的十二指肠溃疡和80％左右的胃溃疡,都是由幽门螺杆菌感染所导致的。目前,消化科医生已经可以通过内窥镜检查和呼气试验等诊断幽门螺杆菌感染。抗生素的治疗方法已被证明能够根治胃溃疡等疾病。马歇尔和沃伦的发现,革命性地改变了世人对胃病的认识,大幅度提高了胃溃疡等患者获得彻底治愈的机会,为改善人类生活质量作出了贡献。

第七章

能量代谢和体温

【学习目标】
　　掌握：影响能量代谢的主要因素；基础代谢和基础代谢率的概念；体温及其正常变动。
　　理解：机体能量代谢的来源和去路；人体的产热器官；人体的散热方式。
　　了解：食物的热价、氧热价、呼吸商的概念；能量代谢的测定方法；体温调节机制。

　　新陈代谢是生命的基本特征之一，它包括物质代谢和能量代谢两个方面。在新陈代谢过程中，机体一方面从外界摄取营养物质合成自身的成分，同时储存能量；另一方面分解体内自身物质，释放能量，维持其生命活动。通常将生物体内物质代谢过程中伴随发生的能量释放、转移、储存和利用的过程，称为能量代谢（energy metabolism）。

第一节　能量代谢

　　能量是人体进行各种生命活动所必需的，但我们不能直接利用太阳能、电能等形式的能量，只能利用食物中蕴藏的化学能。人体对能量的摄取和利用是通过新陈代谢来实现的。新陈代谢是生物体不断自我更新的过程，也就是说机体要不断地从外界环境中摄取营养物质。经消化道的消化吸收，并经体内各种酶的作用转化为机体自身的物质，以提供建造自身结构的原料和能量（合成代谢）；同时，机体还不断地将自身的物质分解为代谢产物排出体外，并释放出能量供给各种生命活动的需要（分解代谢）。

一、能量代谢过程

（一）能量的来源

　　体内的能量主要来源于三大营养物质，即糖类、脂肪和蛋白质。这些物质在分解代谢的过程中，碳和氢分别被氧化为二氧化碳和水，在碳氢键断裂时将能量释放出来。在一般情况下，糖类是主要供能物质，它大约提供人体所需能量的70%，其余的能量由脂肪提供，它们是体内能量物质储存的主要形式，只有在糖类和脂肪供能不足时，蛋白质才会以糖异生的方式为生命提供能源。

(二)能量的转移和利用

物质分解代谢释放的能量,约有 50% 以上迅速转化为热能,其余不足 50% 转移到三磷腺苷(ATP)的高能磷酸键中储存。组织细胞在生命活动中,不能直接利用物质分解释放的能量,只能利用 ATP 中储存的能量。因此,ATP 既是机体重要的储能物质,又是直接供能物质。除了 ATP 外,还有另一种含有高能磷酸键的储能化合物——磷酸肌酸(CP)。机体内 CP 储量比 ATP 多,特别是肌肉组织。但是 CP 不能直接给细胞提供能量,当体内物质分解生成的能量多,形成的 ATP 浓度高时,ATP 将高能磷酸键转移给肌酸,生成 CP 而将能量储存起来,当细胞耗能增加,ATP 被消耗而减少时,CP 又将储存的能量转移给二磷腺苷(ADP),生成新的 ATP。机体组织细胞利用 ATP 提供的能量完成各种功能活动,可以概括为:①合成细胞的各种组织成分、生物活性物质等,通过合成代谢将 ATP 提供的部分能量储存起来;②供给生物"泵"转运物质,腺体分泌,肌肉收缩等所需要的能量。

综上所述.机体的能量来源于体内物质的分解氧化。其释放的能量一部分迅速转化为热能,一部分经 ATP 供给组织细胞以完成各种功能活动。体内能量的释放、转移、储存和利用情况见图 7-1 所示。

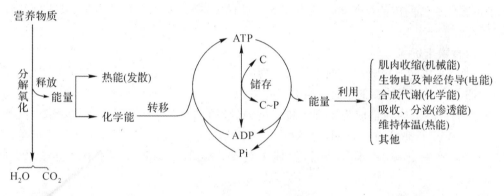

图 7-1　能量的释放、转移、储存和利用示意图
C.肌酸;C~P.磷酸肌酸;Pi.无机磷酸

二、影响能量代谢的因素

1.肌肉活动　肌肉活动是影响能量代谢的最重要因素。人在运动或劳动时,肌肉需要补充能量,这些能量需要通过氧化分解营养物质来获取,劳动强度越大,物质分解代谢就越强,伴随的能量代谢也增强,机体的产热量增多。如人静卧休息时,平均产热量为 2.73 kJ/(m² · min),洗衣物时为 9.89 kJ/(m² · min),扫地时为 11.36 kJ/(m² · min),踢足球时为 24.96 kJ/(m² · min)。可见,肌肉活动强度加大时,机体能量代谢明显增强。

2.精神活动　人在平静思考问题时,能量代谢受到的影响并不大,产热量增加一般不超过 4%。但在精神处于紧张、烦恼、恐惧等强烈情绪激动时,能量代谢率可显著增加。究其原因,一方面是由于中枢神经系统紧张性增强,产热量增加;另一方面是由于交感神经兴奋,引起肾上腺素、去甲肾上腺素、甲状腺素分泌增加,可使代谢增加。

3.食物的特殊动力效应　人进食之后 1h 左右开始,延续 7~8h 左右,在这段时间内,同在安静状态下所产生的热量比进食前有所增加。食物的这种刺激机体产生额外热量的作用,叫做食物的特殊动力效应。蛋白质的食物特殊动力效应最为显著,可达30%;糖和脂肪约为4%～6%;混合性食物为10%左右。目前认为,食物特殊动力效应可能与肝脏对消化吸收后的营养物质进行加工处理有关。

4.环境温度　安静时,人在20～30℃的环境中能量代谢最为稳定。当环境温度低于20℃时,代谢率即开始增加,在10℃以下,代谢率明显增加,这主要是由于寒冷刺激反射性地引起寒战以及肌肉紧张度增强所致。当环境温度超过30℃时,代谢率也会增加,这可能是因为体内酶促化学反应速度加快所致。

三、能量代谢的测定

测定能量代谢在营养学、劳动卫生、预防医学和临床医学等方面都具有重要意义。机体的一切功能活动所消耗的能量,最终以热的形式散发到体外;肌肉收缩所做的外功也可折算为热量。因此,测定机体某一时间内所散发的总热量,即可反映机体在该时间内能量代谢强度。直接测定机体的产热量是非常复杂的,所以在实际工作中多用间接测定法。间接测定法的原理是根据体内物质氧化与耗氧量之间以及食物的消耗量与热能释放量之间的定量关系,来推算单位时间内的产热量。因而在推算过程中,必须明确食物的卡价、氧热价和呼吸商等概念。

(一)食物卡价

1g食物氧化时所释放出来的热量叫食物的卡价或热价。它是计算食物的含热量、测定能量代谢和合理调配饮食的依据。食物在体外燃烧时所释放的热量,称为物理卡价;食物在体内氧化时所释放的热量成为生理卡价。糖类、脂肪的物理卡价和生理卡价相等,糖类为17.2kJ(4.1kcal),脂肪为39.7kJ(9.5kcal)。蛋白质在体内氧化不全,有一部分热量蕴藏在尿素等代谢产物内随尿排出,故其生理卡价为18.0kJ(4.3kcal),较物理卡价23.4kJ(5.6kcal)低。

(二)食物的氧热价

某食物氧化时,每消耗1L氧所产生的热量,称为该食物的氧热价,它是通过耗氧量间接推算能量代谢的依据。糖的氧热价为20.9kJ(5.0kcal),脂肪为19.6kJ(4.7kcal),蛋白质为18.8kJ(4.5kcal)。

(三)呼吸商

营养物质在体内氧化时,在同一时间内二氧化碳的产生量和耗氧量的比值(CO_2/O_2),称为呼吸商。由于不同营养物质碳、氢、氧的含量不同,其在体内氧化时的耗氧量和二氧化碳产生量也不同,故呼吸商各异。葡萄糖的呼吸商为1.0,脂肪的呼吸商为0.7,蛋白质的呼吸商为0.8。测定呼吸商可以估计机体在某一段时间内氧化营养物质的种类和它们大致的比例。如果呼吸商接近1.0,反映机体氧化的营养物质中糖的比例高;若呼吸商接近0.7,表示体内主要以脂肪氧化供能。一般膳食的人,呼吸商为0.82左右。

(四)能量代谢的简易测算

简易测算是利用非蛋白呼吸商来计算能量代谢。所谓非蛋白呼吸商,指不包括蛋白质在内的糖和脂肪混合氧化时的呼吸商。因为人体内蛋白质氧化甚少,其所产生的热量可忽略不计,糖和脂肪以不同比例混合时的非蛋白呼吸商和氧热价如表7-1所示。由于一般混合饮食的非蛋白呼吸商为0.82,因此只要先测出一定时间内的耗氧量,再乘以呼吸商为

0.82 时的氧热价(20.195kJ),就得出了测定时的产热量。机体在单位时间内的产热量称为能量代谢率,它与体表面积基本成正比。所以临床上都以单位时间内每平方米体表面积的产热量作为衡量能量代谢率的标准,其表示方法:kJ/(m² · h)或 kJ/(m² · min)。

表 7-1　非蛋白呼吸商和氧热价

呼吸商	糖类(%)	脂肪(%)	氧热价[kJ(kcal)]
0.70	0	100.0	19.655(4.696)
0.75	15.6	84.4	19.835(4.739)
0.80	33.4	66.6	20.095(4.801)
0.82	40.3	59.7	20.195(4.825)
0.85	50.7	49.3	20.350(4.865)
0.90	67.5	32.5	20.609(4.924)
0.95	84.0	16.0	20.865(4.985)
1.00	100.0	0	21.183(5.060)

四、基础代谢

由于能量代谢受多种因素的影响,人体在不同功能状态和环境条件下,测得的能量代谢值各不相同,无法作为判断能量代谢是否正常的依据。因此,临床上要在规定的基础状态下测定人体的能量代谢值,以作为衡量能量代谢的标准。

所谓基础状态,是指去除了影响能量代谢基本因素时机体所处的状态,即:①清晨、清醒、空腹,餐后 12h 以上,前次进餐为清淡饮食,以排除食物特殊动力效应的影响;②室温保持在 20~25℃,以排除环境温度的影响;③测定前避免剧烈运动,休息 30min 左右,测定时平卧、放松全身肌肉,以排除肌肉活动的影响;④要求受试者消除紧张、焦虑、恐惧等,排除精神紧张的影响;⑤受试者体温正常。

(一)基础代谢与基础代谢率的概念

基础代谢指基础状态下的能量代谢。单位时间内的基础代谢称为基础代谢率(BMR)。

(二)基础代谢率的测定

基础代谢率的单位是 kJ/(m² · h),即在基础状态下,每平方米体表面积每小时的产热量,所以只要测出受试 1h 的产热量和体表面积即可计算出基础代谢率。

产热量(kJ/h)=耗氧量(L/h)×氧热价(混合膳食 20.19kJ/L)

人的体表面积大小,可按身高和体重两项数据用下列公式推算,也可根据图 7-2 直接查出来。

体表面积(m²)= 0.0061×身高(cm)+0.0128×体重(kg)-0.1529

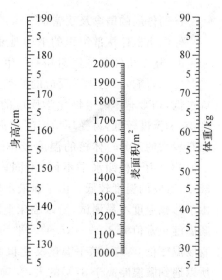

图 7-2　体表面积测算图

基础代谢率[kJ/(m² · h)]＝产热量(kJ/h)/体表面积(m²)

(三)基础代谢率的正常值和临床意义

基础代谢率与年龄、性别均有关系。我国正常人基础代谢率的平均值如表7-2所示。

表7-2　我国正常人基础代谢率的平均值[kJ/(m² · h)]

性别	11～15岁	16～17岁	18～19岁	20～30岁	31～40岁	41～50岁	＞50岁
男	194.5	193.3	156.1	157.7	158.6	154.0	149.0
女	172.4	181.6	154.0	146.4	145.9	142.3	138.5

临床测量基础代谢率的数值,与表7-2所列正常均值比较,相差在±10％～±15％以内都属于正常范围,但超过±20％时,则为异常。在各种疾病中,甲状腺功能改变对基础代谢率的影响最为显著,如甲状腺功能亢进时,BMR比正常值高出25％～80％;甲状腺功能低下时,BMR比正常标准值低20％～40％。因此,测定BMR已成为临床上诊断甲状腺疾病的重要辅助方法之一。此外,发热时BMR升高,一般说体温每升高1℃,BMR将升高13％,其他一些疾病、药物也可使BMR发生改变。

第二节　体　温

人体各部位的温度并不相同,体壳部分(主要指皮肤)的温度称为体表温度(shell temperature),机体深部(主要指脏器如心、肺、腹腔器官、脑)的温度称为体核温度(core temperature)。体表温度不稳定,易受环境影响,体核温度相对稳定而均匀。生理学所说的体温(body temperature)是指人体深部的平均温度,即体核温度。人和高等动物的体温是维持相对稳定的,故称恒温动物。体温的相对恒定,是机体进行新陈代谢和生命活动的必要条件。

一、体温及其生理变动

(一)体温的概念及正常值

体温指机体深部组织的平均温度,也叫体核温度。人和大多数哺乳动物的体温是相对稳定的,这是机体新陈代谢和一切生命活动正常进行的必要条件,因为细胞的化学反应速度受温度的影响,参与化学反应的酶类必须在适宜的温度条件下才能充分发挥作用,温度过高或过低,均影响体内生物化学反应的正常进行,甚至危及生命。体表温度指身体表层的温度,它的温度较低,易受环境温度和机体散热的影响,波动幅度较大,且不同部位的体表温度也有较大的差异。体核的温度较体表温度高,也相对稳定,各部之间的差异也小,不超过±0.6℃。由于代谢水平不同,不同内脏器官的温度也略有差别,肝、脑的温度较高,可达38℃,直肠的温度较低。由于血液不断循环传递热量,深部各个器官的温度经常趋于一致。由于体核温度不易测试,所以临床上通常用腋窝温度、口腔温度和直肠温度来代表体温。直肠温度正常值为36.9～37.9℃,平均为37.4℃,比较接近机体的深部温度;口腔温度一般比直肠温度低0.3℃,腋下温度又比口腔温度低0.4℃。应当指出,腋温是可以超过37℃的,所以遇到腋温略高于37℃的人,在确认是否有低热的问题上要持审慎态度。在测量腋窝温度时,应令被测者上臂紧贴胸廓,使腋窝紧闭形成人工体腔,而且测量时间不应少于10min。

另外,在实验研究中,也常测量鼓膜和食管的温度来作为脑和体核温度的指标。

(二)体温正常生理变动

1.昼夜变化　正常人的体温呈现明显的周期性昼夜变化,清晨2~5时最低,午后2~5时最高,波动幅度一般不超过1℃,体温的这种周期性昼夜变化称为昼夜节律或日节律。许多人认为它与下丘脑的生物钟功能有关,不过,这种昼夜节律是与外界传入信息特别是地球自转有关。

2.性别　成年女性的体温一般比男性高0.3℃,这可能与女性皮下脂肪较多,散热较少有关。女性的体温又随月经周期呈现节律性波动(图7-3)。

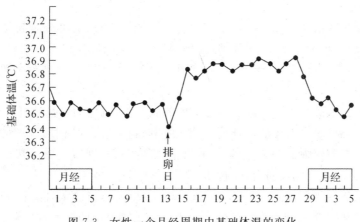

图7-3　女性一个月经周期中基础体温的变化

月经期的平均体温最低,随后轻度升高,排卵日降到最低点.排卵后又有所升高(0.2~0.5℃)。排卵后的体温升高一般认为是由于黄体分泌黄体酮的生热效应。

3.年龄　体温与机体的代谢水平有着极其密切的关系,因此儿童、青少年的体温较高,随着年龄的增长体温逐渐下降,老年人的体温低于青壮年人。值得一提的是,新生儿体温不规则,他们的体温调节机制发育不完善,体温调节能力差,体温易受环境温度变化的影响,所以新生儿应注意体温的护理,夏天要注意散热,冬天要注意保暖。老年人代谢率降低,活动少,器官功能也降低,对外界温度变化代偿能力差,因此应注意保暖。

4.情绪和肌肉活动　情绪紧张时,肌肉张力增加和激素的作用,使产热量增多,体温升高,个别可升高2℃左右。体力活动时,产热量增加,如长时间运动而散热不及时,体温可以升高到40℃左右。

二、机体的产热和散热

人是恒温动物。其体温之所以相对稳定,是因为在体温调节机制控制下,产热和散热之间达到动态平衡的结果。

(一)产热

体内物质代谢释放能量,绝大部分最终都转化成了热能,这些热量是维持体温的热量来源。人体产热的基本方式大致可包括:基础代谢产热、食物特殊动力效应产热、骨骼肌运动产热等。在这些产热过程中,安静状态下,机体的产热器官主要是内脏,以肝脏为主;而运动时的产热器官主要是骨骼肌(表7-3)。

表 7-3　几种组织、器官的产热百分比

组织、器官	占体重的百分比（%）	产热量	
		安静状态	劳动或运动
脑	2.5	16	1
内脏	34.0	56	8
肌肉、皮肤	56.0	18	90
其他	7.5	10	1

（二）散热

人体的主要散热部位是皮肤。由于我国所处的地理环境，大部分时间外界气温是低于体表温度的，所以人体的热量，大多能够通过辐射、传导、对流、蒸发等方式向外界发散，一小部分则随呼吸道、尿、粪便等排泄物散发到外界。以下为人体几种主要的散热方式：

1. 辐射散热　辐射散热（thermal radiation）是在将人体视为热源的情况下，体热以热射线的形式向外界散发的一种方式。在常温和安静状态下，机体的热量约有 60% 通过辐射方式散发。辐射散热的多少与皮肤与环境间的温差和机体的有效辐射面积有关，皮肤和环境间的温差越大或有效辐射面积越大，辐射散热量就越多。热射线也能从其他物体向机体辐射，故环境温度高于体表温度时，机体将从周围环境中吸收热量。

2. 传导和对流　传导散热（thermal conduction）指人体将热量直接传给与它接触的较冷物体的一种散热方式。散热效率取决于皮肤与接触物表面的温差、物体的导热率和接触面积等。金属的导热率一般都很高，而空气的导热率则较低，衣着使接触皮肤的静止空气层变温暖，形成一隔热层而起到隔热保暖作用。水的热容量大，导热率比空气高，衣服被浸湿后，传导散热将大大增加。因此，临床上用冰帽或冰袋使高热患者降温。

对流散热（thermal convection）是通过空气或液体流动来交换热量的一种方式。严格地讲，对流是传导的一种特殊形式，它散发热量的多少受风速的影响很大，在体表温度与环境温度之间温差不变的情况下，风速越大，对流散热越多；风速越小，对流散热越少。所以冬天刮风时，人就感到特别冷。穿衣尤其是紧身内衣可减少空气对流，使散热减少，具有保暖作用。

以辐射、传导和对流方式散热的情况只有在体表温度高于外界温度的前提下才能进行。一旦外界气温等于或高于体表温度，辐射、传导和对流散热就会停止，人体不但不能运用上述方式散热，反而还会从周围环境吸热，这时，蒸发就成为机体散热的唯一方式。

3. 蒸发　蒸发散热（evaporation）是利用水分从体表汽化时吸收体热的一种散热方式。体表每蒸发 1g 水，可吸收并散发体热 2.43kJ，因此，体表水分的蒸发是一种很有效的散热途径。临床上，高热患者采用酒精擦浴，通过酒精蒸发散热，可起到降温作用。蒸发散热受空气湿度影响很大，空气湿度大，阻碍水分蒸发，因此，在高温高湿的环境中，不仅辐射、传导、对流散热停止，蒸发散热也很困难，可造成体热淤积，发生中暑。

蒸发散热有两种形式。①不感蒸发：是指机体中的水分直接渗透出皮肤和呼吸道黏膜表面在没有形成明显水滴之前被蒸发的一种散热形式，与汗腺活动无关。人体的不感蒸发量一般为每天 1000ml 左右，其中通过皮肤蒸发的水约为 600～800ml。当环境温度升高，人体活动增加或发热时，不感蒸发可以增加；当环境温度降低或病人休克时，不感蒸发可以减少。因此给病人补液时应根据情况,补充由不感蒸发丧失的液体量。②发汗(sweating):又称可感蒸发,是指通过汗腺主动分泌汗液在皮肤表面形成明显液滴而蒸发散热的过程。发汗受环境温度、劳动或运动强度、空气湿度及风速大小等因素的影响,与机体的体温调节密切相关。人在安静状态下,当环境温度达30℃左右时便开始发汗。如果空气湿度大,而且着衣较多时,气温达25℃便可发汗。劳动或运动时,气温虽在20℃以下,也可出汗。在高温、空气湿度大、风速小时,汗液蒸发困难,体热不能有效发散,而造成体热蓄积体内,体温升高,引起中暑。另外,大面积烧伤,汗腺分泌障碍也不能进行蒸发散热。所以,在炎热环境中要特别对这些病人进行防暑护理。

汗液中水分约占99%,固体成分则不足1%,固体成分主要是氯化钠,还有少量的尿素和氯化钾等。当大量出汗或出汗速度过快,机体除丢失大量水分外,还丢失大量的氯化钠,因此,应该注意及时补充水分和氯化钠,防止电解质紊乱。

三、体温的调节

人类体温的相对恒定,有赖于生理性和行为性体温调节功能。生理性体温调节是人在下丘脑体温调节中枢的控制下,随机体内外环境温热性刺激信息的变动,通过增减皮肤的血流量、发汗、寒战等生理反应,调节产热和散热过程,使体温保持恒定。行为性体温调节是机体通过增减衣物和改变姿势等行为来维持体温稳定的方式。行为性体温调节是以生理性体温调节为基础的,是对生理性体温调节的补充。生理性体温调节由复杂的反射活动完成,下面分别描述这一调节过程。

(一)温度感受器

温度感受器是感受机体各个部位温度变化的特殊结构。按它感受的刺激不同可分为冷觉感受器和热觉感受器两种;按照分布的位置又分为外周温度感受器和中枢温度感受器。

1.外周温度感受器　实验研究发现,在人和动物的皮肤、黏膜和腹腔等部位广泛存在着温度感受器,包括冷觉感受器和热觉感受器,它们的传入冲动在一定范围内灵敏地反映温度的改变,对机体外周部位的温度起监测作用,其传入冲动到达中枢后,除产生温度感觉外,还能引起体温调节反应。

2.中枢温度感受器　指分布于脊髓、延髓、脑干网状结构以及下丘脑等处的与体温调节有关的温度敏感神经元。对于下丘脑前部区域的局部加热或冷却可分别引起散热和产热增加,用电生理的实验方法也证实了这里存在对冷、热敏感的神经元,称它们为温度敏感性神经元。下丘脑的视前区-下丘脑前部(称PO/AH区)中某些温度敏感神经元还能对下丘脑以外部位传入的温度变化信息发生反应,这表明来自中枢和外周温度感受器的信息都汇聚于这些神经元。此外,致热原、单胺类物质以及多种多肽类物质都可直接作用于这些神经元,引起体温的变化。

(二)体温调定点学说

正常人的体温稳定在37℃左右,目前,多用调定点学说来解释(图7-4)。该学说认为,人体体温的调节,类似于恒温器的调节,PO/AH热敏神经元可能起着调定点的作用。调定点是控制体温恒定的平衡点,调定点数值的设定,有人认为可能取决于温度敏感神经元的兴奋性高低,即神经元电生理特性学说。也有人认为与 Na^+/Ca^{2+} 比值有关,即 Na^+/Ca^{2+} 比值学说。调定点设定的阈值一般为37℃,并以此为标准来调节产热和散热的平衡。当体温升高到 37℃以上时,PO/AH 中的热敏神经元兴奋并发放冲动,通过下丘脑使散热加强,产热减弱,从而使体温不会过高;当体温低于 37℃时,冷敏神经元活动增强,使产热加强,散热减弱,以使体温回升。神经元电生理特性学说认为,发热是由于细菌等致热原作用于 PO/AH,热敏神经元兴奋性降低,使调定点上移(如 39℃),此时 37℃的体温低于调定点温度,即为冷刺激,引起冷敏神经元兴奋,使散热减少,产热增加,故发热前先出现畏寒、战栗等产热反应。待体温升高到新的调定点水平(39℃)后,人体在较高水平上保持产热与散热的平衡,寒战也就消失。如果致热原被清除,调定点回降至 37℃,此时 39℃的体温即为热刺激,导致热敏神经元兴奋,散热过程增强,出现皮肤血管扩张、出汗等退热的临床表现,体温随之回降至 37℃,并在此水平上维持产热和散热的动态平衡。

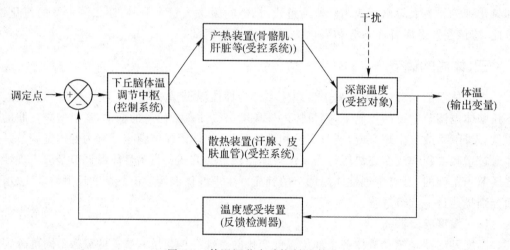

图 7-4　体温调节自动控制示意图

(三)体温调节的效应器和调节反应

当环境温度发生变化时,下丘脑体温中枢控制信号经传出途径到达所支配的效应器,改变人体散热和产热水平,以维持体温相对稳定。这些效应器主要有骨骼肌、皮肤血管、汗腺和某些内分泌腺等。

1.散热调节反应　在炎热的环境中,人体主要通过以下几种方式增加散热:

(1)血管调节反应:此时,交感神经紧张性低,皮肤血管舒张,动-静脉吻合支大量开放,使皮肤的血流量增加,皮肤温度升高而增加皮肤的散热量;在寒冷的环境中则出现相反的变化。

(2)发汗:当机体的深部温度升高至临界温度(37℃)以上时,由发汗引起的蒸发散热急剧增加。体温每升高 1℃,可引起发汗散热量的增加相当于机体基础产热率的 10 倍。

(3)减少产热量:在热环境中,机体的代谢产热将明显受到抑制。

2.产热调节反应　在寒冷的环境中,机体增加产热以维持体温的稳定。

(1)寒战:下丘脑体温调节中枢发出神经冲动下传到脊髓运动神经元,引起全身骨骼肌张力增强,当超过某一临界水平时,即可发生寒战。在强烈寒战时,产热量可升高达到正常的 4～5 倍。

(2)交感神经兴奋:交感神经兴奋或血中肾上腺素和去甲肾上腺素增加可立即使细胞代谢增强,增加机体的产热量。

　　(3)甲状腺激素分泌增多:机体受到寒冷刺激时,下丘脑释放促甲状腺激素释放激素增多,经垂体门脉使腺垂体分泌促甲状腺激素增加,促甲状腺激素促使甲状腺分泌甲状腺激素,甲状腺激素引起全身细胞代谢率增加,使机体的产热量增加。但是,这种代谢性产热增加需要在寒冷环境中生活数周才有明显的表现。

链接＞＞＞

发热开始时,病人为何出现寒战?

　　根据调定点学说,机体发热可能是由于细菌毒素等致热原使热敏神经元的兴奋性降低,对温度的感受阈值升高,即调定点上移所致。如果调定点由37℃升至39℃,则体温在39℃以下时,血液温度低于调定点而使冷敏神经元兴奋,热敏神经元抑制,致使产热增强,散热减少,病人表现恶寒、战栗、无汗等。当体温升高至39℃(新的调定点)时,才能兴奋热敏神经元,在此水平上保持产热与散热平衡,使体温维持在39℃左右。阿司匹林等退热药的作用就在于阻断致热原,使调定点恢复正常水平。

第八章

尿的生成和排出

【学习目标】

掌握:排泄、肾小球滤过率、有效滤过压、肾糖阈等概念;尿液生成的基本过程;抗利尿激素以及醛固酮对尿生成的调节。

理解:肾血流量的自身调节;尿量与尿的理化性质;尿输送、贮存和排放过程。

了解:尿浓缩和稀释的机理。

第一节 概 述

一、肾脏的功能

人体将新陈代谢过程中产生的代谢产物及进入机体的异物和过剩物质等,经血液循环,由排泄器官排出体外的过程称为排泄。人体的排泄器官有肾、肺、皮肤、消化道等,其中最重要的是肾脏。肾脏的主要功能有:

1. 排泄功能 人体在泌尿过程中,通过尿的生成和排放完成机体主要排泄功能,体内大量的水、盐、尿素、某些药物、毒物和色素等都是由肾排出。

2. 内分泌功能 肾脏可合成和分泌肾素(renin),参与动脉血压的调节;合成和释放促红细胞生成素,调节骨髓红细胞的生成;肾脏的 1α-羟化酶可使 25-羟维生素 D_3 转化为 1,25-二羟胆骨化醇,以调节钙的吸收和血钙水平;肾脏还生成激肽、前列腺素,参与局部或全身血管活动的调节。

3. 维持机体内环境稳态 肾脏可随机体的不同状况改变尿的质和量来调节水、电解质的平衡,调节体液渗透压、体液量、电解质浓度及酸碱平衡,从而维持机体内环境稳态。

二、尿量与尿的理化性质

(一)尿量

正常成人 24h 的尿量约 $1\sim2L$,平均为 1.5L,尿量的多少与摄入水量及其他途径排水量有关。如果 24h 的尿量持续超过 2.5L,称为多尿,长期多尿可引起脱水、电解质紊乱;在

0.1L～0.5L 范围内,称少尿;少于 0.1L 称无尿。少尿或无尿时,代谢产物不能全部排出而在体内蓄积,会引起尿毒症。

(二)尿的化学成分

尿中主要成分是水,占 95%～97%,固体物占 3%～5%。固体物包括有机物和无机物,有机物中主要是蛋白质代谢产生的含氮化合物如尿素、肌酐和尿酸等;无机物主要是电解质如 Cl^-、Na^+、K^+、SO_4^{2-}、$H_2PO_4^-$ 等。正常尿中虽含微量葡萄糖和蛋白质,但用一般方法不能查出。

(三)尿的物理性质

新鲜尿液呈淡黄色、透明,尿少而浓缩时变深;某些疾病或服用某些药物时,尿的颜色可发生相应的变化。尿的比重一般在 1.015～1.025 之间。尿的渗透压一般高于血浆。但大量饮水时,尿量会增多,尿液稀释,尿的比重和渗透压都可暂时低于血浆;当尿液浓缩、尿溶质含量增多时,尿比重和渗透压均增高,故尿渗透压和尿比重的变化能反映肾的浓缩和稀释功能。正常尿一般为酸性,其 pH 值介于 5.0～7.0 之间,主要受食物性质的影响,摄入富有动物性蛋白质的膳食,由于蛋白质分解产生的硫酸盐、磷酸盐随尿排出,尿常呈酸性;多吃蔬菜、水果,由于植物中的有机酸在体内氧化,酸性产物少,而碱排出相对较多,则尿可呈中性或碱性。

第二节　尿生成过程

尿的生成是由肾单位与集合管共同完成的。每个肾约有 100 万个以上的肾单位,肾单位的组成及相互间结构关系如下:

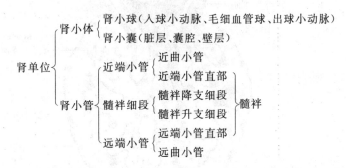

肾单位可分为皮质肾单位和近髓肾单位两类(图 8-1)。皮质肾单位的肾小球位于肾皮质的外 2/3,其数量多,约占肾单位总数的 85%～90%,主要参与尿生成的滤过与重吸收;近髓肾单位的肾小球位于肾皮质的内 1/3,约占肾单位总数的 15%,主要参与尿液的浓缩和稀释过程。集合管在尿液的生成过程中,特别是在尿液浓缩和稀释过程中起着重要的作用。

肾血管与肾小管共同形成的一个复杂组织结构为球旁复合体(又称近球小体),包括球旁细胞和致密斑等部分(图 8-2)。球旁细胞是入球小动脉管壁上的平滑肌细胞分化而来的上皮样细胞,能分泌肾素。致密斑是远曲小管邻近肾小体一侧的立方状细胞变成高柱状细胞,排列紧密而成的椭圆形结构,它能感受肾小管液中 Na^+ 含量的变化,并将信息传递至球旁细胞,调节肾素的分泌。

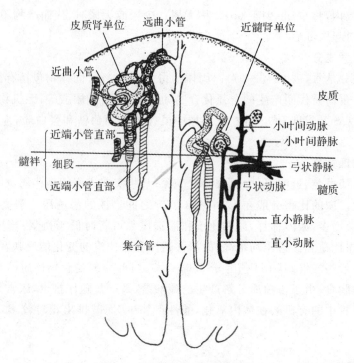

图 8-1　肾单位与肾血管模式图

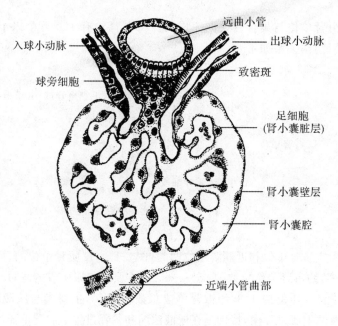

图 8-2　肾小体和球旁复合体模式图

　　尿的生成过程包括三个基本环节:①肾小球的滤过功能;②肾小管和集合管的重吸收;③肾小管和集合管的分泌(图 8-3)。

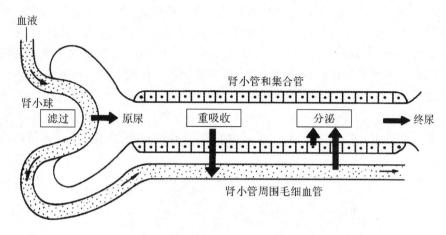

图 8-3　尿生成基本过程

一、肾小球的滤过功能

肾小球滤过(glomerular filtration)是指血液流经肾小球毛细血管时,除血浆蛋白外,血浆中的水和小分子溶质经滤过膜进入肾小囊腔形成原尿的过程。用微穿刺方法获取肾小囊腔中的超滤液并进行分析的结果显示,超滤液中除大分子的血浆蛋白质甚少外,其他成分及其浓度、酸碱度及渗透压基本上与血浆相同(表 8-1),由此证明囊内液确是血浆的超滤液而不是分泌物。

表 8-1　血浆、超滤液和终尿的成分比较及每天的滤过量和排出量

成分	血浆 (g/L)	超滤液 (g/L)	终尿 (g/L)	尿中浓缩 倍数	滤过总量 (g/d)	排出量 (g/d)	重吸收率 (%)
蛋白质	80	0.3	0	—	微量	0	100(几乎)
葡萄糖	1.0	1.0	0	—	180.0	0	100(几乎)
Na^+	3.3	3.3	3.5	1.1	594	5.3	99
K^+	0.2	0.2	1.5	7.5	36.0	2.3	94
Cl^-	3.7	3.7	6.0	1.6	666.0	9.0	99
碳酸根	1.5	1.5	0.07	0.05	270.0	0.1	99
磷酸根	0.03	0.03	1.2	40.0	5.4	1.8	67
尿素	0.3	0.3	20.0	67.0	54.0	30.0	45
尿酸	0.02	0.02	0.5	25.0	3.6	0.75	79
肌酐	0.01	0.01	1.5	150.0	1.8	2.25	0
氨	0.001	0.001	0.4	400.0	0.18	0.6	0
水	900	980	960	1.1	180L	1.5L	99

(一)滤过膜及其通透性

1.滤过膜的通透性　滤过膜是指肾小球毛细血管内的血液与肾小囊中超滤液之间的隔

膜,由肾小球毛细血管内皮、基膜和肾小囊脏层的裂孔膜构成(图8-4)。肾小球滤过膜的通透性与溶质分子量的大小和其带电性质有关。在滤过膜上存在着大小不等的孔道,形成滤过的机械屏障,一般认为分子量超过 70000 的物质,如球蛋白、纤维蛋白原等不能滤过;而水、无机盐、低分子有机物如葡萄糖、维生素、氨基酸和尿素等不管对身体有用还是无用均可无选择地滤过,有些物质分子量虽小,但由于与血浆蛋白结合,也不能通过滤过膜。此外,滤过膜表面覆盖有带负电荷的涎蛋白,形成滤过的电学屏障,可阻止血浆中刚能通过滤过膜但又带负电荷的大分子物质如白蛋白(分子量为 69000)通过,故超滤液中几乎无蛋白质。

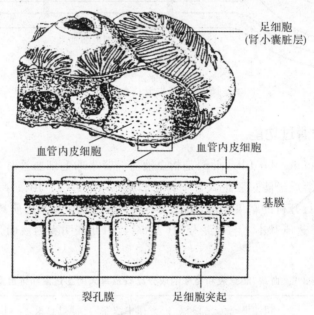

图 8-4　肾小球滤过膜示意图

2.滤过膜的面积　正常两肾所有的肾小球均有超滤液滤过。由于两肾有 200 万个以上的肾单位,故滤过面积很大(约 1.5m² 以上)且相对稳定,这有利于肾小球的滤过功能。

(二)滤过的动力——有效滤过压

滤过膜两侧的压力差称有效滤过压(图8-5),是肾小球滤过的动力。它与组织液生成原理相似,因滤过膜对蛋白质几乎不通透,囊内液中蛋白质浓度极低,其胶体渗透压可忽略不计,故肾小球有效率过压由三种力量相互作用而产生。促进肾小球滤过的力量是肾小球毛细血管压,阻止肾小球滤过的力量是血浆胶体渗透压和肾小囊内压。因此,有效滤过压＝肾小球毛细血管压－(血浆胶体渗透压＋肾小囊内压)。

用微穿刺法在大鼠肾小球测得数值如表 8-2

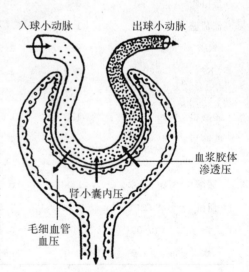

图 8-5　有效滤过压示意图
(小黑点表示胶体颗粒)

所示。将上述数据代入公式,则肾小球毛细血管入球端的有效滤过压为 10mmHg,肾小球毛细血管出球端的有效滤过压为 0,说明肾小球毛细血管不同部位的有效滤过压是不相同的,越靠近入球小动脉,有效滤过压越大,滤液生成越多,在出球端有效滤过压为零,滤过停止,这种现象称为滤过平衡。因此,尽管平时两肾所有的肾单位都在活动,但并非肾小球毛细血管全程均有滤过,滤过仅发生在入球端毛细血管,而出球端毛细血管实际上是肾小球滤过面积的储备。

表 8-2 肾小球有效滤过压各组压力量数值(mmHg)

部 位	毛细血管压	血浆胶体渗透压	肾小囊内压	有效滤过压
入球端	45	25	10	10
出球端	45	35	10	0

(三)肾小球滤过率

单位时间内(每分钟)两侧肾生成的超滤液量,称为肾小球滤过率(glomerular filtration),是衡量肾功能的重要指标之一。正常成人肾小球滤过率约为 125ml/min。肾小球滤过率与肾血浆流量的比值称为滤过分数。经测算,肾血浆流量为 660ml/min,故滤过分数为 $125/660 \times 100\% \approx 19\%$,这表明当血液流经肾脏时,约有 19% 的血浆经滤过进入肾小囊腔,形成超滤液。

(四)影响肾小球滤过的因素

与肾小球滤过作用有关的因素包括有效滤过压、滤过膜的面积及其通透性、肾血浆流量。其中任何一个因素发生改变,都会对肾小球的滤过产生不同程度的影响。

1.有效滤过压的改变 肾小球有效滤过压＝肾小球毛细血管压－(血浆胶体渗透压＋囊内压),是肾小球滤过的动力。凡能影响肾小球毛细血管压、血浆胶体渗透压、肾小囊内压的因素,都可改变有效滤过压,从而影响肾小球滤过率而改变尿量。

(1)肾小球毛细血管压:当动脉血压在 80～180mmHg 范围内时,肾脏通过自身调节,肾小球毛细血管压保持稳定。只有当平均动脉压下降到 80mmHg 以下时,超出了肾血流量的自身调节范围,或剧烈运动、强烈的伤害性刺激等情况下,使交感-肾上腺髓质系统剧烈兴奋时,肾小球毛细血管压下降,有效滤过压降低,引起滤过率降低,出现少尿或无尿。

(2)血浆胶体渗透压:生理状态下,血浆胶体渗透压比较稳定。若因某些疾病使血浆蛋白的浓度明显降低,或由静脉输入大量生理盐水使血浆蛋白被稀释,均可导致血浆胶体渗透压降低,有效滤过压升高,肾小球滤过率增加,尿量增多。

(3)肾小囊内压:生理状态下,肾小囊内压都比较稳定。当肾小管或输尿管堵塞时(如磺胺药结晶或尿路结石、肿瘤等)可导致肾小囊内压升高,有效滤过压降低,尿量减少。

2.滤过膜的改变 正常情况下,滤过膜的通透性和面积比较稳定,只有在病理情况下滤过膜的机械-电学屏障受到破坏,尿的质和量会受到影响。例如,急性肾小球肾炎时,由于肾小球血管内皮增生肿胀,部分毛细血管腔狭窄或闭塞,可使滤过面积减少,引起少尿甚至无尿。另外,当肾小球受到炎症或缺氧损害时,滤过膜的通透性增大,原先不能滤过的大分子蛋白质甚至红细胞也被滤出,形成蛋白尿和血尿。

3.肾血浆流量 如前所述,正常成人肾的血浆流量为 660ml/min,当人体进行剧烈运动或大出血、剧烈疼痛、严重缺氧等时,可使肾的血管收缩,肾血流量和肾小球血浆流量明显减少,肾小球毛细血管生成滤液有效长度缩短,滤过率明显减少,尿量减少。

正常成人按肾小球滤过率 125ml/min 计算,每昼夜生成的超滤液量可达 180L,而终尿量仅 1.5L,约占超滤液量的 1％;再从表 8-1 看终尿的成分与超滤液有很大差异,如原尿中有葡萄糖终尿中没有,这与肾小管和集合管的重吸收功能有关。

二、肾小管和集合管的重吸收

超滤液进入肾小管后称小管液。当小管液流经肾小管和集合管时,其中绝大多数成分经管壁上皮细胞,重新进入周围毛细血管血液中,此过程称为肾小管和集合管的重吸收(reabsorption)。

(一)重吸收方式

1. 主动重吸收　是指肾小管上皮细胞通过本身耗能逆电-化学梯度将小管液中某些物转运到血液中,如葡萄糖、氨基酸、维生素、K^+、Na^+ 等是主动重吸收。

2. 被动重吸收　是指小管液中某些物质顺电-化学梯度被重吸收,不耗能,如水、尿素和大部分 Cl^- 等则是被动重吸收。

(二)重吸收特点

肾小管各段和集合管重吸收能力不一样,近曲小管重吸收能力最强,全部营养物质(如葡萄糖、氨基酸、维生素)、65％～70％的水和大部分无机盐均在此段被重吸收;髓袢和远端小管主要是重吸收水和 Na^+、Cl^-;少量 Na^+、Cl^- 和 10％～20％的水、尿素则可在集合管重吸收。由此可见:①肾小管、集合管对物质的重吸收具有选择性,一般来说对机体有用的物质全部或大部分被重吸收,如葡萄糖、氨基酸、维生素全部重吸收;Na^+、Cl^- 和水等大部分被重吸收;对机体无用的代谢终产物如尿素、尿酸、肌酸、氨、肌酐等很少或不被重吸收;②肾小管对物质的重吸收有一定限度,如原尿中葡萄糖含量过多,超出重吸收的限度,肾小管不能将它全部重吸收,终尿中会排出葡萄糖。

(三)几种重要物质的重吸收

1. Na^+ 和 Cl^- 的重吸收　滤液中 Na^+ 和 Cl^- 在流经肾小管与集合管时 99％以上被重吸收,其中 70％在近端小管经 Na^+ 泵主动重吸收,Cl^- 和水随之被动重吸收。由于 Na^+ 重吸收大部分是通过与多种溶质耦联转运的,所以 Na^+ 重吸收的变化对这些溶质的重吸收将产生重要的影响。比如,Na^+ 在近端小管重吸收时可促进葡萄糖和氨基酸的重吸收。在髓袢升支粗段,Na^+ 和 Cl^- 均为主动重吸收。远曲小管和集合管对 Na^+ 的主动重吸收与 H^+、K^+ 分泌有关,是在醛固酮的调节下进行的。在髓袢降支细段对 Na^+ 不易通透,难以重吸收,而在髓袢升支细段对 Na^+ 有较大通透性而被重吸收。当 Na^+ 和 Cl^- 的重吸收受到药物的抑制或醛固酮的作用减弱,使 Na^+ 的重吸收减少时,都可产生利尿效应。

2. K^+ 重吸收　原尿中的 K^+ 90％左右被重吸收,其重吸收主要部位在近端小管,近端小管 K^+ 的重吸收是 K^+ 的逆浓度差和电位差而进行的主动转运。终尿中的 K^+ 主要来自远曲小管和集合管的分泌。

3. 葡萄糖的重吸收　原尿葡萄糖浓度与血浆相同。正常情况下,葡萄糖在近端小管全部重吸收,故终尿中几乎不含葡萄糖。葡萄糖的重吸收是以载体为媒介,借助于 Na^+ 的主动重吸收而继发主动转运的。肾小管对葡萄糖的重吸收有一定限度,当血糖浓度超过一定浓度时,肾小管液中的葡萄糖就不能全部被重吸收,一部分糖将会随尿排出而出现糖尿。因此,不出现葡萄糖的最高血糖浓度,称为肾糖阈(renal threshold for glucose)。正常肾糖阈为 160～180mg/100ml(8.88～9.99mmol/L)。

4.蛋白质和氨基酸的重吸收　肾小球滤过的微量血浆蛋白质在近端小管经吞饮方式被重吸收。氨基酸也在近端小管被重吸收,其机理与葡萄糖的重吸收相似,为继发性主动转运。

5.水的重吸收　滤液中 99％的水被重吸收。水的重吸收是在渗透压差作用下而被动重吸收的。除髓袢升支对水几乎不通透外,其余各段都能重吸收水。其中在近端小管和髓袢降支伴随着溶质重吸收,为等渗性重吸收,这部分重吸收量占 75％～80％,称为必需重吸收,与机体水平衡的调节无关。在远曲小管和集合管对水的重吸收,受血管升压素(抗利尿激素)的调节,属于调节性重吸收。当机体缺水时,血管升压素分泌增多,水的重吸收量增多,尿液被浓缩;水过剩时,血管升压素分泌减少,水的重吸收减少,尿液被稀释。正常人 24h 尿量 1.5L,占滤液量的 1％,若调节性重吸收略有改变,即使只减少 1％,尿量也将成倍增加。因此,远曲小管和集合管对水的重吸收在机体水平衡的调节中具有重要作用。

三、肾小管和集合管的分泌

肾小管和集合管的分泌,是指小管上皮细胞将本身代谢产生的物质或血液中某些物质排入小管液的过程。小管上皮细胞分泌的重要物质有 H^+、K^+、NH_3(图 8-6),以调节体内电解质平衡和酸碱平衡。此外,还可分泌体内代谢产物(如肌酐、对氨基马尿酸)及某些药物(如青霉素、大部分的利尿药)、某些染料(如酚红)等。

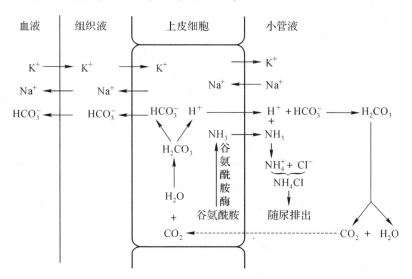

图 8-6　H^+、K^+、NH_3 的分泌与 H^+-Na^+ 交换、K^+-Na^+ 交换示意图

(一)H^+ 的分泌

肾小管各段和集合管均能分泌 H^+,其中近端小管分泌量最大,H^+ 来源于小管上皮细胞代谢产生的 CO_2 或血液和小管液中的 CO_2。肾小管上皮细胞内 CO_2 与 H_2O 在碳酸酐酶作用下生成 H_2CO_3,H_2CO_3 又解离出 H^+ 及 HCO_3^-。H^+ 可通过 H^+-Na^+ 交换分泌到小管液中,随尿排出体外,HCO_3^- 则与 Na^+ 一起转运回血形成 $NaHCO_3$。由此可知,每分泌 1 个

H^+ 入小管液,同时可重吸收 1 个 Na^+ 和 HCO_3^- 入血,起着排酸保碱的作用,对维持酸碱平衡具有重要意义;同时也可说明,近端小管重吸收 HCO_3^- 是以 CO_2 形式进行的。

肾小管和集合管上皮细胞的碳酸酐酶活性受 pH 值的影响,当 pH 值降低时,其活性增加,生成更多的 H^+,有利于肾脏排 H^+ 保碱。

(二)NH_3 的分泌

远曲小管和集合管上皮细胞在代谢过程中不断生成 NH_3(主要由谷氨酰胺脱氨产生),NH_3 是脂溶性物质,容易透过细胞膜向 H^+ 浓度高的小管腔扩散。NH_3 与小管液中的 H^+ 结合生成 NH_4^+,后者与强酸盐($NaCl$ 等)的负离子结合生成酸性铵盐(NH_4Cl),以铵盐形式随尿排出,而被替换出的正离子(如 Na^+)可通过 H^+-Na^+ 交换与 HCO_3^- 一起重吸收回血。H^+ 与 NH_3 结合可降低小管液中 H^+ 浓度,促进 H^+ 的分泌,因此,NH_3 的分泌不仅促进 H^+ 的分泌而排酸,也能增加 $NaHCO_3$ 的重吸收。因而 NH_3 的分泌对排酸保碱,维持酸碱平衡同样起着重要作用。

(三)K^+ 的分泌

超滤液中的 K^+ 绝大部分被近曲小管重吸收,尿中 K^+ 基本由远曲小管和集合管所分泌。K^+ 的分泌与 Na^+ 的主动重吸收密切相关,Na^+ 在 Na^+ 泵的作用下主动重吸收,造成管腔内为负的电梯度,使 K^+ 被动扩散入管腔完成 K^+-Na^+ 交换。H^+-Na^+ 交换与 K^+-Na^+ 交换同时进行,两者之间存在着竞争性抑制。当酸中毒时,小管上皮细胞内碳酸酐酶活性增强,H^+ 生成增多,H^+-Na^+ 交换增多,K^+-Na^+ 交换减少,K^+ 分泌减少,可出现血钾升高。相反,高血钾症时,可导致酸中毒。

体内的 K^+ 主要由肾排泄。正常情况下,机体摄入的 K^+ 和排出的 K^+ 保持动态平衡,即多进多排,少进少排,但当食物中缺 K^+ 或其他原因引起 K^+ 不足时,尿中仍排 K^+,即不进也排,这种情况下,势必造成血钾浓度降低,应注意适量补钾,因为血钾过高或过低,都会对人体的功能,尤其是对神经和心脏的兴奋产生不利的影响。

四、尿液的浓缩和稀释

尿液的浓缩和稀释是根据尿的渗透压与血浆渗透压相比较而定的。远曲小管和集合管通过对水的调节性重吸收,能大幅度改变尿的渗透压,对尿液进行浓缩或稀释。当体内缺水(如失水或禁水)时尿的渗透压将明显高于血浆渗透压,称为高渗尿,表示尿被浓缩;在饮水过多时尿的渗透压将低于血浆渗透压,称为低渗尿,表示尿被稀释。尿液的渗透压与血浆渗透压相等或相近,称等渗尿。如果不论机体缺水或水过剩都是等渗尿,表明肾脏的浓缩和稀释功能严重减退。肾脏通过排泄浓缩尿或稀释尿来维持体液的正常渗透压,对维持机体的水平衡起重要作用。

由肾小球滤出的超滤液经过近端小管的等渗性重吸收后,小管液的渗透压仍然是等渗的,可见尿液的浓缩和稀释是在髓袢、远曲小管和集合管中进行。实验证明,肾髓质组织间液渗透压高于血浆,并且从外髓部至内髓部存在着很大的渗透压梯度(高渗梯度),即愈朝向内髓深部,渗透压愈高,肾乳头部渗透压可高达血浆渗透压的 4 倍。正常情况下,进入远曲小管和集合管的小管液为低渗或等渗,在血管升压素的作用下,远曲小管和集合管对水的通透性增大,小管液在流经肾髓质的途中,因水分被髓质高渗不断吸出管外,管内溶质浓度不断增高而形成高渗的浓缩尿,当血管升压素减少时,该段小管对水不通透,水不易吸收,同时

由于 Na^+ 仍不断被主动重吸收,则可使尿液渗透压下降,形成稀释尿。因此,肾髓质高渗梯度的存在,是促进远曲小管和集合管重吸收水分,使尿液得以浓缩的生理学基础;血管升压素的存在,是尿液浓缩的基本条件。正常情况下,血管升压素的释放是决定尿液浓缩程度的关键因素,如血管升压素完全缺乏,或肾小管和集合管缺乏血管升压素受体时,可出现尿崩症,每天可排出高达 20L 的低渗尿。

肾髓质高渗梯度的形成和保持,与肾小管和肾直小血管解剖和功能特点有关。构成髓质间隙渗透压的溶质主要来源于重吸收的 Na^+、Cl^- 和尿素。故凡影响这几种物质重吸收的因素,或肾髓质有病变时,都能影响肾髓质高渗梯度的形成和保持,从而改变尿量。

链接>>>

肾移植

　　器官移植是现代临床医学发展最快的一门学科,也就是把一个有病的失去功能而且治不好的器官用手术方法切除后,换上一个好的器官来代替它。

　　最早做器官移植的脏器是肾脏,肾移植自 1954 年在孪生子间第一次获得了成功后,全世界数以千计的慢性肾炎、多囊肾或因外伤而失去双肾等肾脏病人施行过这个手术。现在做的肾移植一般都是同种异体移植。在肾移植中遇到的最大问题就是从别人身上移植来的肾会被自身免疫系统认为"外来者"而对移植入体内的外来肾不接受,即发生免疫排斥反应,从而带来许多严重问题,导致手术失败、甚至造成病人死亡。经医学家们不断努力探索,这方面已取得了很大进展,现已研制出免疫抑制药物,如环孢素(CSA)和 FK506 等都可以有效地抑制免疫排斥反应,使手术死亡率大幅度降低。

第三节　尿生成的调节

尿的生成包括肾小球滤过作用和肾小管、集合管的重吸收及分泌作用。因此,凡是可以影响这三个过程的因素都能影响尿的生成。

一、自身调节

(一)小管液中溶质的浓度

小管液中溶质的浓度是影响重吸收的重要因素。小管液中溶质浓度升高是对抗肾小管重吸收水的力量。如小管液中溶质浓度升高,渗透压也随之升高,阻碍水的重吸收,尿量增多,这种利尿方式称为渗透性利尿(osmotic diuresis)。糖尿病患者由于血糖升高超过肾糖阈值,肾小管不能全部将其吸收,造成肾小管液中葡萄糖的浓度过高,小管液渗透压升高引起渗透性利尿而导致尿量明显增多。临床给病人应用可以经肾小球滤过但不被肾小管重吸收的药物,如甘露醇等,就是通过渗透性利尿来增加尿量。

(二)球-管平衡

近端小管的重吸收量与肾小球滤过率之间存在着比较稳定的关系,即重吸收量始终占滤过率的 65%~70%,这种现象称为球-管平衡,其生理意义在于使尿中排出的 Na^+ 和水不会随肾小球滤过率的增减而发生大幅度变动,从而保持尿量和尿钠的相对稳定。球-管平衡在某些情况下可能被打乱,如在渗透性利尿时,近端小管重吸收率减少,而肾小球滤过率不受影响,重吸收率小于 65%～70%,排出的尿量明显增多。

二、神经调节

实验证明,肾交感神经不仅支配肾脏血管,还支配肾小管上皮细胞和近球小体。肾交感神经兴奋可通过下列方式使尿生成减少:①引起肾血管收缩而减少肾血流量,使肾小球滤过率下降;②刺激近球小体的近球细胞释放肾素,导致血液循环中血管紧张素和醛固酮浓度增加,从而增加肾小管对 NaCl 和水的重吸收;③直接刺激近端小管和髓袢对 NaCl 和水的重吸收。抑制肾交感神经活动则有相反的作用。

三、体液调节

(一)抗利尿激素

抗利尿激素(antidiuretic hormone,ADH)又称血管升压素,由下丘脑视上核和室旁核的神经元合成,经下丘脑-垂体束运送到神经垂体储存,需要时释放入血。抗利尿激素的生理作用主要是提高远曲小管和集合管上皮细胞对水的通透性,从而增加水的重吸收,使尿液浓缩,尿量减少(抗利尿)。

1.血浆晶体渗透压的改变　　当人体缺水时(如大量出汗、呕吐、腹泻等),血浆晶体渗透压升高,对下丘脑渗透压感受器刺激增强,则血管升压素分泌增多,使肾对水的重吸收明显增强,而尿液浓缩,尿量减少。相反,大量饮清水后,血液被稀释,血浆晶体渗透压降低,对下丘脑渗透压感受器刺激减小,血管升压素分泌减少,肾对水的重吸收减少,尿液稀释,尿量增多,以排出体内多余的水分。饮入大量清水后引起尿量增多的现象称水利尿。如饮用生理盐水,则排尿量不会出现饮清水后那样的变化。

2.循环血量的改变　　血量过多时,左心房被扩张刺激心血管内容量感受器,经迷走神经传入中枢,反射性抑制血管升压素的释放,从而使尿量增多,排出过剩水分。血量减少时,容量感受器所受牵张刺激减弱,抑制血管升压素释放的作用解除,血管升压素的释放增多,尿量减少,有利于血量恢复。

因此,血浆晶体渗透压升高和循环血量减少是引起血管升压素释放的有效刺激。此外,恶心、疼痛、情绪紧张也可引起血管升压素合成和释放增多,使尿量减少;而弱的寒冷刺激和心房钠尿肽、乙醇则抑制其释放,故饮酒后尿量可增加。下丘脑或下丘脑垂体束病变时,引起血管升压素合成或释放障碍,尿量显著增加,可出现尿崩症。

(二)醛固酮

醛固酮是由肾上腺皮质球状带所分泌的一种类固醇激素,其主要作用是促进远曲小管和集合管主动重吸收 Na^+,同时排出 K^+,所以有保 Na^+ 排 K^+ 作用,随着 Na^+ 被重吸收,Cl^- 和水也被重吸收,因而使血 Na^+ 增高,血 K^+ 降低,尿量减少,血容量增多。醛固酮的分泌受肾素-血管紧张素-醛固酮系统及血 K^+、血 Na^+ 浓度的调节(图 8-7)。

1.肾素-血管紧张素-醛固酮系统　　肾素是由肾脏球旁细胞分泌的一种蛋白水解酶,能使血浆中的血管紧张素原(主要在肝脏产生)水解,生成血管紧张素 I(十肽),血管紧张素 I 在血管紧张素转换酶作用下生成血管紧张素 II(八肽),血管紧张素 II 又通过血管紧张素酶

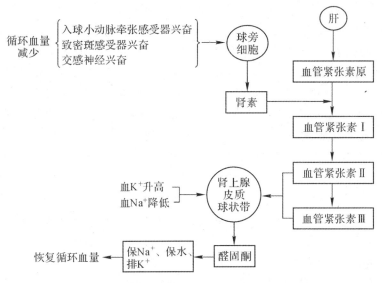

图 8-7 肾素-血管紧张素-醛固酮系统与调节示意图

A(氨基肽酶)进一步水解为血管紧张素Ⅲ(七肽)。血管紧张素Ⅱ、Ⅲ都可刺激肾上腺皮质分泌醛固酮,尤其是后者。但血管紧张素Ⅱ的活性最强,除刺激醛固酮合成和分泌外,还可间接刺激近端小管重吸收 NaCl 和血管升压素的释放来影响尿的生成。因此,肾素、血管紧张素、醛固酮之间构成了相互关联的功能系统,称为肾素-血管紧张素-醛固酮系统,该系统活动增强,醛固酮分泌增多。而这个系统的活动水平主要取决于肾素的分泌量。肾素的分泌与入球小动脉处的球旁细胞和远曲小管的致密斑有关。当动脉血压下降,循环血量减少时,肾内入球小动脉压力下降,血流量减少,球旁细胞兴奋,肾素分泌增多。当流经致密斑处的小管液 Na^+ 含量降低时,致密斑感受器兴奋,也促进肾素的分泌。

2.血 K^+、血 Na^+ 浓度　血 K^+ 浓度升高或血 Na^+ 浓度降低,可直接刺激肾上腺皮质球状带分泌醛固酮,以促进肾脏保 Na^+ 排 K^+,维持血 K^+、Na^+ 浓度的稳定。反之,血 K^+ 浓度降低,血 Na^+ 浓度升高,醛固酮分泌减少。实验证明,血 K^+ 浓度改变对醛固酮分泌的调节更为敏感。

(三)心房钠尿肽

心房钠尿肽是心房肌细胞分泌的一种多肽类激素。循环血量增多或摄入钠过多时,刺激其释放,主要作用于肾,抑制 Na^+ 重吸收,具有较强的排 Na^+、排水利尿作用,使血容量减少,血压降低。血容量增加或 Na^+ 摄入量增多时,均可刺激心房钠尿肽的分泌,有助于维持水电解质平衡。

第四节　尿的输送、贮存和排放

尿的生成是个连续不断的过程,而排尿是间歇性的。

一、尿的输送和贮存

由肾单位生成的尿液进入肾盂后,在压力差和肾盂的收缩作用下被送入输尿管,输尿管近肾盂处的平滑肌有自动节律性,其兴奋沿输尿管下传,所到之处平滑肌收缩,形成蠕动波,推送尿液进入膀胱,膀胱有贮尿和排尿的功能。

当膀胱内无尿时,膀胱内压为零,贮尿量在 20～30ml 时,其压力升至 5～10cmH$_2$O,贮尿量未超过 300ml 时,膀胱内压变化不明显,当贮尿量增至 400～500ml 时,膀胱内压迅速上升,可达 15cmH$_2$O,在此基础上尿量稍增加就会引起膀胱内压迅速升高,并伴有排尿欲望,当贮尿量增至 700ml 时,内压可高达 35cmH$_2$O,逼尿肌则产生节律性收缩,随之出现紧迫的排尿欲望,但尚能由意识控制,若膀胱内尿量继续增多,使膀胱内压高达 70cmH$_2$O 以上,则出现明显的疼痛,并难以控制而排尿。

二、尿的排放

尿的生成是个连续不断的过程。生成的尿液,经过输尿管被送入膀胱。因膀胱排尿是间歇性的,故尿液暂时贮存在膀胱内,当尿液达到一定量时,通过排尿反射,尿液经尿道排出体外。

(一)膀胱和尿道的神经支配及其作用

支配膀胱和尿道的神经有盆神经、腹下神经、阴部神经。

1.盆神经　盆神经起自骶髓 2～4 节侧角,属副交感神经,它兴奋时引起膀胱逼尿肌收缩、尿道内括约肌舒张,促进排尿活动。另外,盆神经有传导膀胱充盈感觉的作用。

2.腹下神经　腹下神经起自脊髓胸 11～腰 2 侧角,属交感神经,兴奋时引起膀胱逼尿肌舒张、尿道内括约肌收缩,抑制排尿活动。在排尿活动中,腹下神经所起作用较弱。另外,它有传导膀胱痛觉的作用。

3.阴部神经　阴部神经起自骶髓 2～4 节前角,属躯体神经,受意识控制。它兴奋时,引起尿道外括约肌收缩。尿道外括约肌舒张是阴部神经抑制的结果。另外,阴部神经有传导尿道感觉的作用。

(二)排尿反射

排尿反射是自主神经和躯体运动神经共同完成的。正常情况下,当膀胱内尿量达 0.4～0.5L,即膀胱内压超过 0.98kPa 时,刺激膀胱壁上的牵张感受器,冲动沿盆神经传入骶髓的排尿反射初级中枢,冲动经骶髓的排尿反射初级中枢上行到达大脑皮层排尿反射高级中枢,并产生尿意。若环境允许,排尿反射高级中枢发出的冲动将加强初级中枢的兴奋,使盆神经传出冲动增多,引起膀胱逼尿肌收缩、尿道内括约肌舒张,尿液进入后尿道,刺激后尿道感受器,可进一步反射性地加强排尿反射初级中枢的活动,并抑制阴部神经反射性使尿道外括约肌松弛,尿液被排出。排尿反射是一种正反馈。若环境不允许,排尿反射高级中枢将抑制排尿反射初级中枢活动,通过腹下神经和阴部神经传出冲动增多,以抑制排尿。

在一定范围内,排尿可受意识控制,大脑皮层对排尿反射的初级排尿中枢有兴奋或抑制的作用,以控制排尿反射活动。小儿因大脑皮层尚未发育完善,对排尿反射初级中枢的控制能力较弱,故排尿次数多,易发生遗尿。

排尿或贮尿的任何一个环节发生障碍,都可导致排尿异常。临床上常见的排尿异常有尿频、尿潴留和尿失禁。膀胱有炎症或受机械性刺激(如膀胱结石)时,排尿次数过多但每次排尿量少,称为尿频。由于骶部脊髓损伤使排尿反射初级中枢的活动发生障碍,使膀胱中尿液充盈过多而不能排出的情况,称为尿潴留。尿流受阻时也能造成尿潴留。脊髓受损导致初级排尿中枢与大脑皮质失去功能联系时,排尿便失去了意识控制,出现尿失禁。

第九章

感觉功能

【学习目标】

掌握：感受器的概念；近视、远视、散光、视力的成因及矫正方法；气传导的途径。

理解：感受器的一般生理特性；视网膜两种感光换能系统。

了解：眼折光成像的原理；骨传导、听阈及前庭器官的功能；嗅觉、味觉、皮肤感觉。

第一节 概 述

感觉（sensation）是客观事物在人脑中的主观反映。机体内、外环境中的各种刺激首先作用于感受器或感觉器官，通过感受器的换能作用，将各种刺激所包含的能量转换为相应的神经冲动，沿一定的神经传入通路到达大脑皮质的特定部位，经过中枢神经系统的整合，从而产生相应的感觉。可见，感觉是通过特定的感受器或感觉器官、传入神经和大脑皮质的共同活动而产生的。

一、感受器、感觉器官的定义和分类

感受器（receptor）是指体内专门感受机体内、外环境变化的结构或装置。有些感受装置很简单，如痛觉和部分牵张感受器的感受装置都是游离神经末梢；有的感受装置是结构和功能上都高度分化了的感受细胞，如视网膜的视杆细胞和视锥细胞，耳蜗中的毛细胞等。感觉器官（sense organ）是由这些感受细胞连同其附属结构构成的特殊感受装置。机体最重要的感觉器官有眼、耳和前庭。

根据感受器分布部位的不同，可分为内感受器和外感受器。内感受器感受机体内部的环境变化，而外感受器则感受外界的环境变化。感受器还可根据它们所接受的刺激性质的不同而分为光感受器、机械感受器、温度感受器、化学感受器和伤害性感受器等。

二、感受器的一般生理特性

（一）感受器的适宜刺激

一种感受器通常只对某种特定形式的刺激最敏感，这种形式的刺激就是该感受器的适

宜刺激。如波长 380～760nm 的电磁波是眼视网膜光感受细胞的适宜刺激。适宜刺激需要一定的刺激强度才能引起感觉;引起某种特定感觉所需的最小刺激强度称感受阈,如听阈。非适宜刺激一般不引起反应。

(二)感受器的换能作用

各种感受器功能上的共同点是将不同形式的刺激能量转化为传入神经的动作电位,这种能量转换称为感受器的换能作用。刺激能量作用于感受器引起的直接电变化不是动作电位,而是感受器电位(receptor potential)。感受器电位属于局部反应,当它达到一定水平时便可触发传入神经纤维产生动作电位。

(三)感受器的编码功能

感受器在把外界刺激转换为神经动作电位时,不仅发生了能量的转换,而且把刺激所包含的环境变化的信息也转移到了动作电位的序列之中,这种现象称为感受器的编码功能。如耳蜗感受声波刺激,不但能将声能转换为神经冲动,还能把音量、音色、音调等信息蕴涵在各序列中。

(四)感受器的适应现象

当某一恒定强度的刺激持续作用于感受器时,其传入神经上的动作电位频率会逐渐下降甚至停止的现象,称为感受器的适应现象。通常分为快适应感受器和慢适应感受器两类。快适应感受器如皮肤触觉感受器和嗅觉感受器,嗅觉的快适应是众所周知的。快适应后的感受器仍然保持对同一刺激变化的敏感性,这一特性决定了快适应感受器主要用于探索新异的环境变化。慢适应感受器如肌梭、颈动脉窦压力感受器、颈动脉体对缺氧的感受、肺牵张感受器等。其适应也表现为传入冲动频率的下降,但之后能长久地维持在某一水平。但是适应并不等于疲劳,在对某一强度刺激产生适应后如再增加刺激强度,又可以引起传入冲动的增加。

第二节　视觉器官的功能

人的视觉器官是眼,视觉感受器是存在于视网膜上的视锥细胞和视杆细胞,它们的适宜刺激是波长为 380～760nm 的电磁波(可见光)。视觉功能是通过视觉器官、视神经和视觉中枢的共同活动来完成的,它可以使人对外界产生形态与色彩等方面的感觉。在人脑从外界获得的所有信息中,绝大部分来自于视觉,所以视觉对人是一种极其重要的感觉。

眼的结构很复杂,与视觉功能有直接关系的结构可分为折光系统和感光系统(图 9-1)。

折光系统的功能是将外界射入眼内的光线经过折射后,能在视网膜上形成清晰的物像;感光系统的功能是将光刺激转变成生物电变化,然后产生神经冲动,由视神经传入中枢。

一、眼的折光系统及其调节

(一)眼的折光系统与简化眼

眼的折光系统是由多个折射率和曲率半径不相同的折光体构成的复合透镜,包括角膜、房水、晶状体和玻璃体。该系统最主要的折射发生在角膜。由于晶状体的折光率较大且可以调节,因此它是眼的最重要的一个折光体。

眼的成像原理与凸透镜相似,但眼的折射成像要比单一的凸透镜复杂。为了实际应有

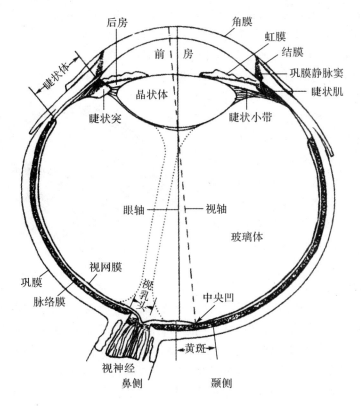

图 9-1　右眼的水平切面示意图

上的方便,通常用简化眼(reduced schematic eye)的模型来描述。简化眼是由一个前后径为20mm 的单球面折光体构成,折射率为 1.33,与水的折射率相同;光线只在由空气进入球形界面时折射一次,此球面的曲率半径为 5mm,即节点在球形界面后方 5mm 的位置,第二焦点正相当于视网膜的位置。这个模型和正常安静时的人眼一样,正好能使平行光线聚焦在视网膜上,形成一个清晰的物像(图 9-2)。

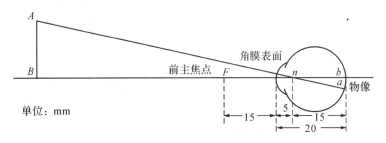

图 9-2　简化眼示意图

n 为节点,*AnB* 和 *anb* 是两个相似的三角形;如果物距为已知,就可由物体大小算出物像大小,也可算出两个三角形对顶角(视角)的大小

(二)眼的调节

当眼在看远处物体(6m 以外)时,进入眼内的光线可认为是平行光线,对正常眼来说,不需作任何调节即可在视网膜上形成清晰的像。通常将人眼不作任何调节时所能看清的物体的最远距离称为远点。当眼看近物(6m 以内)时,进入眼内的光线呈不同程度的辐射状,

光线通过眼的折光系统成像在视网膜之后，由于光线到达视网膜时尚未聚焦，因而只能产生一个模糊的物像。但是，正常眼在看近物时也非常清楚，这是因为眼在看近物时已进行了调节的缘故。眼的调节主要是靠改变晶状体的折光力来实现的。另外，瞳孔的调节及双眼会聚对于在视网膜上形成清晰的像也起重要的作用。

1. 晶状体的调节　晶状体是一个富有弹性的双凸透镜形的透明体，其周边由悬韧带将其与睫状体相连。当眼看远物时，睫状肌处于松弛状态，这时悬韧带保持一定的紧张度，晶状体受悬韧带的牵引，其形状相对扁平；当看近物时，可反射性地引起睫状肌收缩，导致悬韧带松弛。晶状体靠其自身的弹性变凸，使其前表面的曲率增加，折光能力增强，从而使物像前移而成像于视网膜上（图 9-3）。

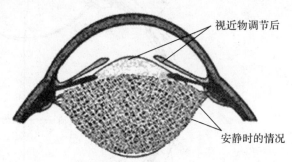

图 9-3　晶状体的调节

晶状体变凸是靠自身弹性实现的。目标越近，调节时所需变凸的程度越大。故晶状体弹性的大小反映最大调节能力。最大调节能力常用近点来表示。近点是晶状体最大程度变凸后所能看清的物体的最近距离。近点（或晶状体弹性）随年龄变化：儿童为 8.6cm，20 岁时为 10.4cm，60 岁时达 83cm。由于年龄的增长造成晶状体的弹性以及看近物时调节能力减弱，称为老视，矫正的方法是，看近物时可配戴适当的凸透镜。

2. 瞳孔的调节　正常人瞳孔直径的变化范围为 1.5～8.0mm，主要作用是调节眼的进光量。视近物时，可反射性地引起瞳孔缩小，这一反射活动称瞳孔近反射（pupillary near reflex）或瞳孔调节反射。通过此反射减少进光量，并减小眼折光系统成像的色像差和球面像差，保证成像的清晰。

当眼受到强光照射时，反射性地引起瞳孔缩小，当眼受到弱光照射时瞳孔又散大，这种现象称为瞳孔对光反射（pupillary light reflex）。其过程是：强光刺激引起的视神经冲动到达中脑顶盖前区，在此区内整合后的信息传至双侧动眼神经核，再沿着动眼神经的副交感纤维传出，使瞳孔括约肌收缩，引起瞳孔缩小。正常情况下，强光刺激一侧眼，双侧瞳孔同时缩小，因此也称互感性对光反射。瞳孔对光反射的中枢在中脑，故临床上常用于脑内病变的定位，麻醉深度和病危程度的判定。

3. 双眼会聚　当双眼注视一个由远移近的物体时，两眼视轴向鼻侧会聚的现象，称为双眼会聚。眼球会聚是由于两眼球内直肌反射性收缩所致，也称为辐辏反射。其意义在于看近物时可使物体的成像落在两眼视网膜的对称点上，避免复视而产生单一的清晰视觉。

（三）眼的折光异常

正常眼不需调节就能将平行光线聚焦在视网膜上，称为正视眼。不经调节不能将平行光线聚焦在视网膜上的眼是非正视眼，包括近视、远视和散光，为眼折光能力或眼球形态异常所致（图 9-4）。

1. 近视　按形成原因分轴性近视（眼球前后径过长所致）和屈光性近视（折光能力过强所致）两种。不经调节，平行光线聚焦于视网膜前方。纠正近视可用凹透镜。

2. 远视　轴性远视由眼球前后径过短所致，屈光性远视由折光能力太弱所致。不经调节,平行光线聚焦于视网膜后方。纠正远视可用凸透镜。

3.散光 折光面的各个方位的曲率半径不同而不呈正球面,对平行光线的聚焦不能形成一个点,导致物像变形模糊。病变常在主要折光面即角膜。纠正散光用柱状透镜。

二、眼的感光系统的功能

(一)视网膜的结构特点

视网膜由外向内主要分以下四层(图 9-5):①色素细胞层,由非神经组织的单层柱状色素上皮细胞构成;对感光细胞具有营养和保护作用。②感光细胞层,感光细胞包括视杆细胞(rod)和视锥细胞(cone)两种,它们都含有特殊的感光色素。③双极细胞层,双极细胞的一极与感光细胞终足联系,另一极与内侧的神经节细胞联系。④神经节细胞层,其轴突组成视神经,穿透视网膜,由眼的后极出眼球,在视网膜表面形成视神经乳头,此范围无感光细胞,不能感受光刺激产生视觉,在生理学上称为盲点。

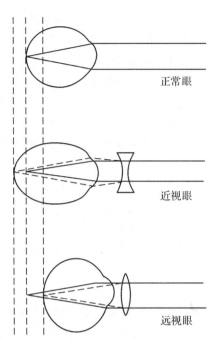

正常眼

近视眼

远视眼

实线为矫正前 虚线为矫正后

图 9-4 眼的折光异常及其矫正

(二)视网膜的两种感光换能系统

在人和大多数脊椎动物的视网膜中存在两种感光换能系统,即视杆系统和视锥系统。视杆系统又称晚光觉或暗视觉系统,它们对光的敏感度较高,能在昏暗环境中感受弱光刺激而引起暗视觉,但无色觉,对被视物细节的分辨能力较差。视锥系统又称昼光觉或明视觉系统,它们对光的敏感性较差,只有在强光条件下才能被激活,但视物时可辨别颜色,且对被视物体的细节具有较高的分辨能力。

(三)视网膜的光化学反应

感光细胞之所以能够感受光的刺激产生兴奋,是由于它们含有感光色素的缘故。感光色素在光的作用下分解,分解时所释放的能量使感光细胞发生电变化,进而使视神经兴奋,产生神经冲动。

1.视杆细胞的光化学反应 视杆细胞的感光物质是视紫红质(rhodopsin),视紫红质是由视黄醛和视蛋白组成的结合蛋白质。

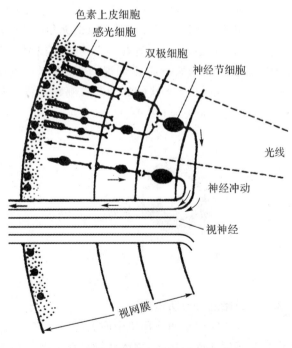

色素上皮细胞
感光细胞
双极细胞
神经节细胞
光线
神经冲动
视神经
视网膜

图 9-5 视网膜的结构模式图

在暗处,视紫红质分子的视黄醛与视蛋白紧密结合在一起,光照时,视黄醛发生构象改变,与视蛋白分离。视紫红质在光的作用下分解,而在暗处又可重新合成。

视紫红质在分解和再合成的过程中,有一部分视黄醛被消耗,必须靠血液循环中的维生素 A 来补充,以维持足够量的视紫红质的再生。如果血液中的维生素 A 不足,将影响视紫红质的合成及其光化学反应的正常进行,影响对暗光的感觉,从而引起夜盲症。

2.视锥细胞与色觉　　正常人视网膜有三种视锥细胞,分别含三种不同的视锥色素。视锥色素也是由视蛋白结合 11-顺式视黄醛构成,但三种视蛋白各不相同,与构成视紫红质的视蛋白也不同。

视锥系统的功能特点之一是引起色觉。人眼在可见光波长范围内可分辨 150 种颜色。视网膜对颜色的感受机制,目前多以"三原色学说"进行解释。该学说认为,视网膜的三种视锥细胞分别含有对红(波长 560nm)、绿(波长 530nm)和蓝(波长 430nm)三种波长的光特别敏感的感光色素,不同色光作用于视网膜时,使三种不同的视锥细胞以一定的比例产生不同程度的兴奋,经处理后转换为不同组合的神经冲动,再由视神经传到中枢,产生不同的色觉。

色觉异常有色盲(color blindness)与色弱(color weakness)。色盲是一种或以上的原色色觉缺失,最常见的是红色盲,其次是红绿色盲,全色盲少见。色盲绝大多数是先天遗传的。色弱是一种或几种原色色觉的减弱,多是后天造成的。

三、与视觉有关的其他现象

(一)视敏度

视敏度(visual acuity)也称视力,是指眼对物体细微结构的分辨能力,即眼分辨物体上两点间最小距离的能力。视力的好坏通常用视角的大小来衡量。视角(visual angle)是指从物体的两端点各引直线到眼节点的夹角。视角大小直接关系视网膜像的大小。受试者能分辨的视角越小,其视力越好。当物体在视网膜上的视角为 1 分角(1/60 度)时,物像能被眼辨认,此时认为眼具有正常视力,按国际标准视力表表示为 1.0,按对数视力表表示为5.0。这时视网膜上形成物像的两点刚好间隔一个未被兴奋的视锥细胞,冲动传入中枢后便产生两点分开的感觉(图 9-6)。

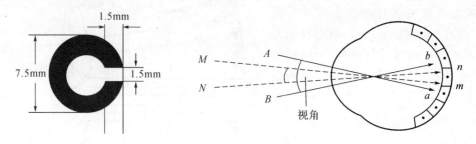

图 9-6　视力与视角示意图

(二)暗适应与明适应

当人长时间在明亮环境中而突然进入暗处时,最初看不见任何东西,经过一定时间后,视觉敏感度才逐渐增高,能逐渐看见在暗处的物体,这种现象称为暗适应。在亮处时,由于受到强光的照射,视杆细胞中的视紫红质大量分解,使视紫红质的存量少,到暗处后不足以引起暗光的感受;而视锥细胞由于只感受强光,所以最初看不见任何东西,经过 30s 内视杆系统的视紫红质合成,使视紫红质的含量得到补充,敏感度达最大并维持,于是视力逐渐恢复。当人长时间在暗处而突然进入明亮处时,最初感到一片耀眼的光亮,也不能看清物体,稍待片刻后才能恢复视觉,这种现象称为明适应。明适应的进程很快,通常在几秒钟内即可完成。其机制是视杆细胞在暗处蓄积了大量的视紫红质,进入亮处遇到强光时迅速分解,因而产生耀眼的光感。只有在较多的视紫红质迅速分解之后,对光相对不敏感的视锥细胞才能在亮处感光而恢复视觉。

(三)视野

视野是单眼凝视前方一点时视觉所及的空间范围。视野可以用视野计测绘成视野图;在视野图上,某一方位上的界限以其与视轴的夹角来表示。各种颜色的视野大小不同,从大到小依次是:白色、黄蓝色、红色、绿色(图9-7)。

视野大小可反映感光细胞在视网膜上的分布,也受面部结构特征的影响。

(四)双眼视觉

两眼同时看一物体时所产生的视觉称为双眼视觉。来自双侧视网膜的信息在视觉传导通路上重新组织(如视神经的交叉)并在中枢内整合后形成单一视觉形象。双眼视觉扩大视野,弥补盲点缺陷,并形成立体视觉。常见的双眼视觉异常是复视,多是眼外肌活动失调造成的斜视的结果。

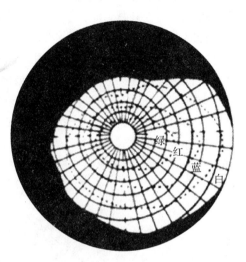

图 9-7 人右眼的颜色视野

链接>>>

近视的原因与预防

据统计,我国人口中有 25% 近视,近视的原因有遗传和环境两大因素。近视眼的发生和发展与近距离用眼的关系非常密切。长时间的近距离阅读、书写使得眼外肌对眼球施加一定的压力,眼球的前后轴就可能变长。每增长 1 毫米近视就达 -3.00 屈光度(也就是普通说的 300 度)。预防近视的发生应注意以下几点:注意用眼卫生,养成良好的阅读、书写习惯,坚持做眼保健操等;注意合理营养,增强体制,饮食中注意摄取富含维生素 A、B_2、C、E 的食物。多吃肝脏、牛奶、蛋黄、绿叶蔬菜、胡萝卜等食物,限制高动物脂肪的摄入;定期检查视力,建立视力档案,如发现视力低于 1.0 时应及早矫治。

第三节 位、听觉器官的功能

听觉(hearing)的外周感受器官是耳,它由外耳、中耳和内耳的耳蜗组成。耳的适宜刺激是空气振动的疏密波,频率范围 20~20000Hz,强度范围 0.0002~1000dyn/cm^2。由声源振动引起空气产生的疏密波,通过外耳和中耳组成的传音系统传递到内耳,经内耳的换能作用将声波的机械能转变为听神经纤维上的神经冲动,传送到大脑皮质的听觉中枢,产生听觉。

一、外耳和中耳的功能

(一)外耳的功能

外耳由耳廓和外耳道组成。耳廓的形状有利于收集声波,起采音作用;耳廓还可帮助判断声源的方向。外耳道是声波传入内耳的通路,并对声波产生共振作用。

(二)中耳的功能

中耳由鼓膜、听骨链、鼓室和咽鼓管等结构组成。中耳的主要功能是将空气中的声波振动能量高效地传递到内耳淋巴,其中鼓膜和听骨链在声音传递过程中起重要作用。

鼓膜面积 $50\sim90\text{mm}^2$,厚度 0.1mm,呈浅漏斗状,封闭外耳道底,作为声音由气体向固体传递的振动膜。鼓膜随空气振动时有较好的频率响应和失真较小。

听骨链是由锤骨(malleus)、砧骨(incus)、镫骨(stapes)连结成的(图 9-8)。

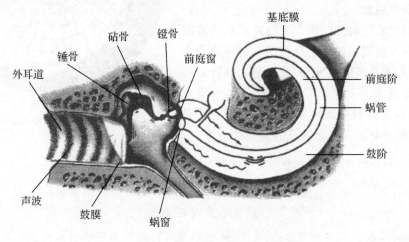

图 9-8　中耳和耳蜗关系示意图

声波由鼓膜经听骨链到达卵圆窗膜时,其振动的压强增大,而振幅减小,既提高了传音的效率,又可避免声波对内耳和卵圆窗膜造成损伤。

咽鼓管是连接鼓室和鼻咽部的通道,其鼻咽部的开口常处于闭合状态,在吞咽、打哈欠时开放。咽鼓管的主要功能是调节鼓室内的压力,使之与外界大气压保持平衡,这对于维持鼓膜的正常位置、形状和振动性能有重要意义。

(三)声波传入内耳的途径

1. 气传导　外耳道空气的振动(声音)依次经鼓膜、听骨链、卵圆窗,传到耳蜗内淋巴,这种传导途径称为气传导。正常情况下,这一气传导途径效率最高。同时,鼓膜振动还可不经听骨链,而直接传到鼓室内空气,再传到圆窗和耳蜗内淋巴。这一旁路效率很差,正常时不起重要作用。

2. 骨传导　声波直接引起颅骨的振动,再引起颞骨骨质中的耳蜗内淋巴的振动,这个传导途径称为骨传导。骨传导的敏感性比气传导低得多,因此在引起正常听觉中的作用甚微。

但当鼓膜或中耳病变引起传音性耳聋时,气传导明显受损,而骨传导却不受影响,甚至相对增强。当耳蜗病变引起感音性耳聋时,气传导和骨传导将同样受损。因此,临床上可通过检查患者气传导和骨传导受损的情况来判断听觉异常的产生部位和原因。

二、内耳(耳蜗)的功能

内耳又称迷路,由耳蜗和前庭器官组成。耳蜗的主要作用是把传递到耳蜗的机械振动转变为听神经纤维的神经冲动。

(一)耳蜗的结构(图 9-9)

耳蜗是声音感受器,包埋在颞骨岩部内,由一条骨质管盘旋 2.5～2.75 周而成。横断面上,骨质管内膜性结构形成三个膜性腔,即前庭阶、蜗管和鼓阶。前庭阶在耳蜗底部与卵圆窗膜相接,内充外淋巴;鼓阶在耳蜗底部与圆窗膜相接,也充满外淋巴,后者在耳蜗顶部与前庭阶中的外淋巴相交通。蜗管是一个充满内淋巴的盲管。基底膜上有声音感受器螺旋器,也称柯蒂器。螺旋器由内、外毛细胞及支持细胞等组成。每一个毛细胞的顶部表面都有上百条排列整齐的纤毛,称为听毛,毛细胞的顶部与内淋巴接触,其底部则与外淋巴相接触。毛细胞的底部有丰富的听神经末梢。盖膜在内侧连耳蜗轴,外侧则游离在内淋巴中。

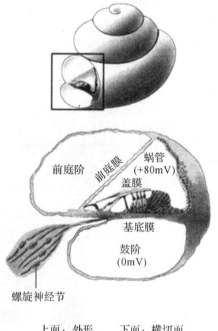

图 9-9 耳蜗模式图

上面:外形　下面:横切面

(二)耳蜗的感音换能作用

不论声波是从卵圆窗还是蜗窗传入内耳,都可通过外、内淋巴的振动引起基底膜振动,使毛细胞与盖膜之间相对位置不断发生变化,毛细胞听毛随之弯曲变形而兴奋,将声波振动的机械能转变为耳蜗的微音器电位。当微音器电位总和达到阈电位时,便触发与其相连的蜗神经产生动作电位。该冲动沿耳蜗神经传入大脑颞叶,引起听觉。

(三)耳蜗对声音的初步分析

目前普遍采用行波学说进行解释。行波学说认为,基底膜的振动是以行波的方式进行的,即内淋巴的振动首先在靠近卵圆窗处引起基底膜的振动,此波动再以行波的形式沿基底膜向耳蜗的顶部方向传播。不同频率的声音引起的行波都从基底膜的底部,即靠近卵圆窗膜处开始,但频率不同时,行波传播的远近和最大行波的部位有所不同,振动频率越低,行波传播越远,最大行波振幅出现的部位就越靠近基底膜顶部,在行波最大振幅出现后,行波很快消失,不再传播;相反,高频率声音引起的基底膜振动,只局限于卵圆窗附近。

三、前庭器官的功能

前庭器官包括半规管、椭圆囊和球囊。它们是人体头部空间位置和运动状态的感受器,在调节肌肉的紧张性、维持机体姿势和平衡中起到重要作用。

(一)椭圆囊和球囊的功能

椭圆囊和球囊都是膜质的小囊,两囊内各有一囊斑。毛细胞位于囊斑上,毛细胞的纤毛埋植于耳石膜中。椭圆囊和球囊囊斑的适宜刺激是直线变速运动和头部位置的改变。当机体作直线变速运动或头部的位置改变时,由于惯性及重力作用,毛细胞与耳石膜发生位移,毛细胞受牵拉刺激而兴奋,其神经冲动经前庭神经传入中枢,产生直线变速运动的感觉或头部空间位置的感觉,同时通过姿势反射引起躯干和四肢不同肌肉的紧张度发生改变,从而使机体在各种姿势和运动情况下保持身体的平衡。

(二)半规管的功能

人两侧内耳中各有三条相互垂直的半规管,分别代表三个空间平面。每条半规管一端都有膨大的壶腹,内有壶腹嵴,其中有感受性毛细胞。毛细胞在壶腹嵴的顶部,其纤毛朝向管腔并包埋在胶质性终帽中,其底部与前庭神经末梢相联系。当人体做旋转变速运动时,由于惯性作用,相应的半规管内的淋巴液超前或滞后与半规管的运动,刺激毛细胞兴奋,其神经冲动经前庭神经传入中枢,产生旋转感觉,并引起姿势反射,以维持身体平衡。大脑根据两侧三对半规管传入信息的差别来判断旋转方向和旋转的状态。

(三)前庭反应和眼震颤

来自前庭器官的传入冲动,除与运动觉和位置觉的引起有关外,还引起各种姿势调节的反射、眼震颤和植物性功能的改变,这些现象统称为前庭反应。包括前庭器官的姿势反射和前庭自主神经反应。

前庭反应中最特殊的是躯体旋转运动时出现的眼球的往返运动,称为眼震颤(图9-10)。

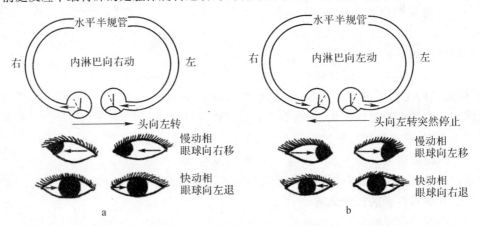

图 9-10　水平方向眼震颤示意图
a.旋转开始时的眼震颤运动　b.旋转突然停住后的眼震颤运动

眼震颤主要由半规管的刺激引起,而且眼震颤的方向也由于受刺激半规管的不同而不同。两侧的水平半规管引起水平方向的眼震颤。上半规管引起垂直方向的眼震颤。后半规管引起旋转性眼震颤。

临床和特殊从业人员常进行眼震颤试验以判断前庭功能是否正常。在同样条件下眼震颤时间过长或过短,说明前庭功能有过敏或减弱,前庭器官受到过强或过长刺激,或刺激未过量而前庭功能过敏时,常会引起恶心、呕吐、眩晕、皮肤苍白等现象,即为前庭自主神经反应,具体表现为晕船、晕车和航空病。

链接>>>

听觉功能障碍

听觉功能障碍可因病损部位不同而分为三种类型。

1.传音性耳聋　由鼓膜或听骨链功能障碍引起气传导明显受损,骨传导影响不大。

2.感音性耳聋　由耳蜗病变、螺旋器和蜗神经受损引起,气传导、骨传导均明显受损。

3.中枢性耳聋　由各级听觉中枢或听觉传导通路的病变所引起。

在以上三种类型的听觉功能障碍中,最常见的是传音性耳聋。因此,应注意避免中耳疾患、外力损伤、环境噪声等对鼓膜和听骨链的损害。

第十章

神经系统

【学习目标】

　　掌握：神经纤维传导兴奋的特征；突触传递的过程和特征；特异投射系统和非特异投射系统的概念和功能；内脏痛的特点；牵涉痛、脊休克、牵张反射、去大脑僵直的概念；自主神经的递质、受体、功能和意义。

　　理解：神经元与神经纤维的一般功能；中枢抑制；脊休克的产生和恢复；大脑皮层运动区和感觉区的特点；脊髓、脑干、基底神经节对躯体运动的调节；自主神经的功能特征；条件反射的形成和两个信号系统。

　　了解：神经纤维的分类、营养作用和轴浆运输；中枢抑制；脊髓的感觉传导功能；基底神经节的功能；各级中枢在内脏活动调节中的作用；大脑皮层的语言功能；学习与记忆；睡眠与觉醒；脑电图的基本波形。

　　人体各器官、系统的功能活动都是在神经系统（nervous system）的直接或间接控制下完成的。神经系统是人体内占主导作用的调节系统，在它的调控下机体各器官、系统相互影响、相互联系和相互协调，使机体很好地适应内、外环境的变化，以保证机体内环境的相对稳定和与周围环境的协调统一，从而维持正常生命活动。

第一节　神经元活动的一般规律

　　神经系统分为神经元和神经胶质细胞。神经元即神经细胞，是神经系统的结构与功能单位，神经元之间形成复杂的神经网络，完成神经系统的各种功能性活动。神经胶质细胞对神经元起支持、保护和营养功能。

一、神经元和神经纤维

（一）神经元

　　神经元的形态和大小不一，一个典型的神经元分为胞体和突起两部分（图10-1）。突起由胞体发出，又分为树突和轴突，树突有多个，但轴突只有一条，轴突由胞体的轴丘发出，轴突开始的一段没有髓鞘包裹，称为始段，轴突的末端有许多分支，每个分支末端的膨大部分称为突触小体,它与另一个神经元或效应器相接触而形成突触。神经元的轴突或有些长的树突统称为轴索,轴索包有髓鞘或神经膜成为神经纤维,神经纤维又分为有髓神经纤维和无髓神经纤维两种。

神经元的主要功能是接受和整合信息并且传递和输出信息。胞体或树突膜上有受体,是接受信息部位;轴突始段部分是整合信息并产生动作电位的部位;轴突是传导神经冲动的部位;轴突末梢(神经末梢)的突触小体是释放神经递质输出信息的部位。

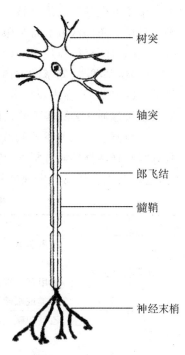

树突

轴突

郎飞结

髓鞘

神经末梢

图 10-1　神经元结构模式图

(二)神经纤维的功能

神经纤维的主要功能是传导兴奋,即传导动作电位。生理学上把沿神经纤维传导的动作电位称为神经冲动(nerve impulse)。神经纤维传导兴奋具有以下特征:

1.生理完整性　生理完整包括结构和功能上的完整,只有在这两方面都保持完整时,神经纤维才能传导兴奋。如果神经纤维受损伤、被切断、被麻醉和处于低温时,神经纤维传导兴奋就会被阻滞。

2.双向性　当神经纤维上某一点发生兴奋时,兴奋可向两个方向传导。

3.绝缘性　一条神经干包含多条神经纤维,每条纤维在传导兴奋时,互不干扰,保证了神经调节的精确性。

4.相对不疲劳性　与突触的兴奋传递相比,神经纤维可长时间传导兴奋而不容易发生疲劳。

(三)神经递质

神经递质(neurotransmitter)是指由突触前神经元合成,并在轴突末梢处释放,能特异性作用于突触后膜受体,并产生突触后电位的信息传递物质。神经递质可按其产生部位的不同分为外周神经递质和中枢神经递质两大类。外周神经递质包括自主神经递质和躯体运动神经纤维释放的递质(表 10-1)。

1.外周神经递质指周围神经系统的传出神经纤维所释放的递质,主要有乙酰胆碱、去甲肾上腺素和肽类或嘌呤类递质。

2.中枢神经递质指在中枢神经系统内的递质,分布广泛,种类繁多,在神经系统的调节活动中发挥极其重要的作用。

(1)乙酰胆碱:乙酰胆碱是在中枢神经系统内分布很广,很重要的神经递质。在脊髓、脑干网状结构、丘脑、尾状核、边缘系统等处都有乙酰胆碱递质的存在。其功能与感觉、运动、学习记忆等活动有关。

(2)单胺类:单胺类递质是指多巴胺、去甲肾上腺素、肾上腺素、5-羟色胺和组胺等。脑内的多巴胺主要由中脑黑质的神经元合成,沿黑质-纹状体投射系统分布,在纹状体贮存,对纹状体神经元起抑制作用。去甲肾上腺素递质系统比较集中,神经元主要位于脑干的网状结构内,其功能与觉醒、体温、摄食、心血管活动、情绪活动有关。5-羟色胺(5-HT)递质系统主要位于低位脑干的中缝核内,与镇痛、睡眠、体温、性行为、垂体分泌等活动相关。组胺神经元胞体分布的区域非常局限,集中在下丘脑后部的结节乳头核内,其功能可能与觉醒、性行为、腺垂体分泌、血压、饮水和痛觉等调节有关。

(3)氨基酸类:氨基酸类递质主要包括谷氨酸、γ-氨基丁酸和甘氨酸。谷氨酸是脑内含量最高的氨基酸,在中枢内分布极为广泛,几乎对所有的神经元都有兴奋作用,是脑内主要的兴奋性递质。γ-氨基丁酸、甘氨酸则起抑制作用,在脊髓、小脑和大脑皮层均有分布。

(4)神经肽:某些下丘脑肽能神经元分泌的多肽类神经激素,可能也是神经递质。脑内具有吗啡样活性的阿片样肽(内啡肽、脑啡肽、强啡肽),与痛觉调节有关。脑内还有胃肠肽等,它们与摄食活动等生理过程有关。

表 10-1　主要的神经递质种类及分布

分类	种类	主要分布部分
外周神经递质	乙酰胆碱	自主神经节前纤维
		少数交感节后纤维
	去甲肾上腺素	大数交感节后纤维
	肽类或嘌呤类	胃肠壁内神经丛
中枢神经递质	乙酰胆碱	脊髓、脑干网状结构、纹状体、边缘系统等
	胺类	
	多巴胺	中脑黑质-纹状体系统、低位脑干等
	去甲肾上腺素	低位脑干
	肾上腺素	延髓
	5-羟色胺	低位脑干中缝核
	氨基酸类	大脑皮质、小脑皮质、脊髓和脑干等
	肽类	下丘脑、纹状体、中脑中央灰质、杏仁核和脊髓背角等
	NO 和 CO	广泛分布于脑内

3. 神经递质的合成、释放和清除　不同的神经递质合成的部位和过程各不相同。一般认为,突触前神经元在酶系统作用下,递质的前体物质合成某种递质并储存在神经末梢的囊泡内,当神经冲动抵达末梢时,囊泡内的递质能被释放入突触间隙,递质释出后,能作用于突触后膜或效应器上的特异性受体而发挥生理作用。递质合成、释放后,很快被清除或失活,对保证神经元之间或神经元与效应器细胞间的信息的正常传递有重要意义。使递质失活的方式主要有酶水解或重摄取等。例如,在胆碱能神经元的胞内前体物质胆碱和乙酰辅酶 A,在胆碱乙酰化酶作用下合成乙酰胆碱,然后储存在囊泡中,当神经冲动到来时,从囊泡中以出胞方式释放出来,乙酰胆碱发挥作用后很快被突触后膜或效应器细胞膜上的胆碱酯酶水解而失去作用。

二、神经元间的信息传递

在整个神经系统中,兴奋的传递往往要通过两个以上的神经元。神经元之间的信息传递过程比兴奋在神经纤维上的传导复杂得多。就传递方式而言,大体可分为化学性突触、缝隙连接和非突触性化学传递等方式,其中以化学性突触方式最普遍、最重要。

(一)经典的突触传递

突触(synapse)是指神经元与神经元之间发生相互接触并传递信息的部位。一个神经元可与多个其他神经元形成突触联系。突触是神经元之间最重要的联系方式。

1. 突触的结构　典型的突触由突触前膜、突触间隙和突触后膜构成(图 10-2)。神经纤维末梢失去髓鞘并发出许多分支,每个分支末端膨大称为突触小体,突触小体中参与形成突触的细胞膜称为突触前膜,突触后神经元中参与形成突触的细胞膜称为突触后膜,突触前膜与突触后膜之间存在约 20nm 的微小间隙称为突触间隙。突触小体内含有大量的囊泡称为突触小泡,突触小泡内含高浓度的神经递质,突触后膜上有能够与相应递质结合的受体。

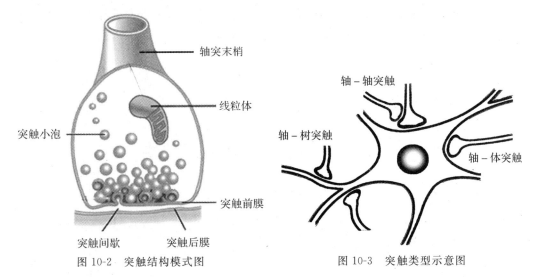

图 10-2　突触结构模式图　　　　　　图 10-3　突触类型示意图

2. 突触的分类　根据接触的部位不同,可分为轴突-胞体突触、轴突-树突突触和轴突-轴突突触等三类(图 10-3);根据传递功能的不同分为兴奋性突触和抑制性突触。

3. 突触传递的过程　突触前神经元的信息传递到突触后神经元的过程称为突触传递(synaptic transmission)。它与第二章所讲的神经-骨骼肌接头处的兴奋传递有许多相似之处,也是一个电-化学-电的过程。

突触传递:当神经冲动到达轴突末梢时,突触前膜发生去极化,引起前膜上电压门控式 Ca^{2+} 通道开放,细胞外液中的 Ca^{2+} 进入突触小体,使突触小体内囊泡向前膜移动,与突触前膜融合、破裂,以出胞形式将神经递质释放到突触间隙;被释出的神经递质通过突触间隙向突触后膜移动,并与相应的受体结合,引起突触后膜上某些离子通道开放,离子进出突触后膜,突触后膜产生去极化或超极化,这种发生在突触后膜上的电位变化称为突触后电位(postsynaptic potential),包括兴奋性突触后电位(excitatory postsynaptic potential,EPSP)和抑制性突触后电位(inhibitory postsynaptic potential,IPSP)两种类型。

(1)兴奋性突触后电位(图 10-4):它的产生是由于突触前膜释放兴奋性递质,当递质与后膜上受体结合后,提高了后膜对 Na^+、K^+,特别是 Na^+ 的通透性,使细胞外液中的 Na^+

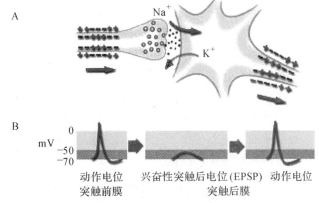

图 10-4　兴奋性突触后电位产生机制示意图
A. 突触传递过程;B. 电位变化过程

进入细胞内,出现局部去极化所致(图 10-4)。由于该电位是局部电位,因此可以总和。若总和后达到阈电位水平,则在突触后神经元的轴突起始部位产生动作电位,进而扩布到整个神经元;若没有达到阈电位水平,则不能引起动作电位,但能使膜电位与阈电位的距离变近,导致突触后神经元的兴奋性增高。

(2)抑制性突触后电位:它的产生是由于突触前膜释放抑制性递质,当递质与后膜上受体结合后,提高了后膜对 Cl^-、K^+,主要是 Cl^- 的通透性,Cl^- 内流进入细胞内,出现后膜超极化所致(图 10-5)。

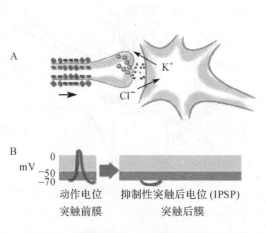

图 10-5　抑制性突触后电位产生机制示意图
A.突触传递过程;B.电位变化过程

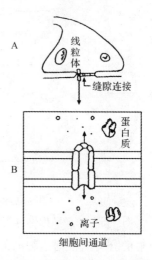

图 10-6　缝隙连接传递示意图
A.缝隙连接处横截面;B.为 A 图的放大模式图

(二)电突触传递

缝隙连接是电突触信息传递的结构基础。缝隙连接是两个神经元间细胞膜接触特别紧密的部位,两层膜之间的间隙比突触间隙小得多,允许带电离子通过,使两个神经元的胞质得以直接沟通(图 10-6)。该结构的接触部位电阻很低,可以进行快速的双向传递,几乎没有潜伏期。

(三)非突触性化学传递

有些神经元轴突末梢的分支上有大量结节状曲张体,内含大量小泡,小泡可释放化学物质即神经递质。曲张体沿末梢分支分布于效应器细胞近旁,但与效应器细胞间无经典的突触联系(图 10-7)。当神经冲动抵达曲张体时,其

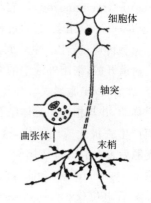

图 10-7　非突触性化学传递示意图

内的神经递质释放出来,经扩散作用与附近效应器细胞上的受体结合,发挥生理效应,从而实现细胞间的信息传递。此种细胞间信息的传递也是通过神经递质实现的,但并不是通过经典突触结构完成,故称为非突触性化学传递。

三、中枢神经元及其联系、整合方式

神经系统的调节功能都是通过反射实现的,反射的结构基础是反射弧。以下主要介绍反射弧中枢部分的活动规律。

(一)中枢神经元的联系方式

神经元依其在反射弧中所处地位不同可区分为传入神经元、中间神经元和传出神经元三种。它们之间的联系非常复杂,但主要有以下几种方式(图 10-8):

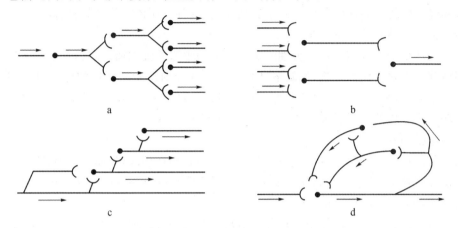

图 10-8　中枢神经元的联系方式

a.辐散式;b.聚合式;c.链锁式;d.环式

1.单线式联系　指一个突触前神经元仅与一个突触后神经元发生突触联系。视网膜上的视锥系统就属此种联系方式,较少见。

2.辐散与聚合式联系　辐散式联系是指一个神经元的轴突可通过分支与许多神经元建立突触联系,这种联系可以使一个神经元的兴奋引起多个神经元同时兴奋或抑制,多见于感觉传入通路。聚合式联系是多个神经元与少数或一个神经元发生联系,这种联系可使来源于不同神经元的兴奋和抑制在同一中枢神经元上整合,导致后者兴奋或抑制,多见于运动传出通路。

在一个反射通路中,传入神经元与其他神经元发生突触联系主要表现为辐散原则;而传出神经元接受不同轴突来源的突触联系,主要表现为聚合原则。

3.链锁状(chain)和环状(recurrent)　中间神经元之间的联系则多种多样,有的形成链锁状,有的呈环状,在这些联系形式中,辐散与聚合原则都是同时存在的,神经元的兴奋冲动通过链锁状联系,在空间上加大了作用范围;通过环状联系,实现正反馈和负反馈的调节。

(二)中枢兴奋传播的特征

反射弧的中枢部分是由多个神经元组成的,兴奋在中枢传播时,至少要经过一次以上的突触接替。因此,兴奋在中枢的传播主要表现以下几方面的特征:

1.单向传递　兴奋通过突触时,只能由突触前神经元向突触后神经元作单向传递,因为在突触部位,只有突触前膜释放神经递质,再引起突触后神经元的兴奋或抑制。

2.中枢延搁　兴奋在中枢内传播时往往比较缓慢,称为中枢延搁。在兴奋通过突触时,突触传递过程需要消耗一定的时间,出现突触部位的延搁。兴奋通过一个化学性突触的时间往往需 0.3~0.5ms,而且反射通路中的突触接替越多,延搁时间越长。

3.总和　在反射活动中,由单根神经纤维传入冲动,一般不足以引起中枢发出传出效应。如果中枢内的同一突触后神经元接受连续不断的冲动或多个传入纤维冲动,引起的EPSP叠加,达到阈电位水平,该神经元轴突始段即可爆发动作电位,产生扩布性兴奋,这一现象称为兴奋的总和。同理，一个神经元上的 IPSP 或 IPSP 和 EPSP 也可以发生总和，表现为抑制或易化。

4. 兴奋节律的改变 在一个反射弧中传入神经与传出神经的冲动频率往往不同，因为突触后神经元的传出冲动的频率取决于其功能状态、各方面传来信息的整合等因素，而不是单一某一突触前神经元兴奋的频率。

5. 对内环境变化敏感和易疲劳性 突触间隙与细胞外液相通，因此，化学性突触传递易受内环境理化因素变化的影响，如缺氧、CO_2 增多、麻醉剂以及某些药物等均可作用于突触传递的某个环节，影响突触传递。此外，在整个反射弧中，突触是最容易出现疲劳的部位，可能与突触部位递质的耗竭有关。

(三)中枢抑制

在反射活动中，既有兴奋过程也有抑制过程，两者相辅相成，从而使反射活动协调进行。根据中枢抑制发生的部位，可将中枢抑制分为突触后抑制(postsynaptic inhibition)和突触前抑制(presynaptic inhibition)两类。

1. 突触后抑制 由抑制性中间神经元活动引起的突触后神经元抑制，称为突触后抑制。其机制是抑制性中间神经元末梢释放抑制性递质，使突触后膜产生 IPSP，从而引起突触后神经元抑制。由于 IPSP 是超极化的膜电位变化，所以突触后抑制是一种超极化抑制。突触后抑制又分为传入侧支性抑制和回返性抑制两种。

(1)传入侧支性抑制：是指传入神经纤维兴奋某一中枢的神经元，同时发出侧支兴奋抑制性中间神经元，通过抑制性中间神经元进而抑制另一中枢的神经元，这种抑制称为传入侧支性抑制(图 10-9)。例如，引起屈肌反射的传入神经纤维进入脊髓后，一方面兴奋支配屈肌的运动神经元，另一方面通过侧支兴奋抑制性中间神经元抑制支配伸肌的神经元，从而引起屈肌收缩而伸肌舒张，完成屈肌反射。传入侧支性抑制的生理意义在于能使不同中枢之间的活动协调起来。

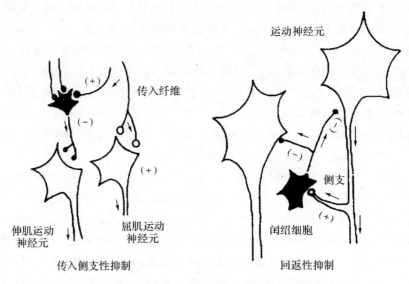

图 10-9 突触后抑制示意图
黑色星形细胞为抑制性中间神经元，(＋)兴奋，(－)抑制

（2）回返性抑制：是指某一中枢神经元兴奋时，其传出冲动沿轴突外传，同时又经其轴突的侧支兴奋另一个抑制性中间神经元，该抑制性中间神经元释放抑制性递质，反过来抑制原先发动兴奋的神经或同一中枢的其他神经元的活动，这种抑制称为回返性抑制（图 10-9）。例如，脊髓前角运动神经元与闰绍细胞之间的联系就属于此种抑制。其意义在于及时终止神经元的活动，防止其过度和过久的兴奋，使同一中枢内许多神经元的活动同步化。

2.突触前抑制 通过改变突触前膜活动而使突触后神经元产生抑制的现象，称为突触前抑制，此类抑制的发生与突触前膜发生去极化有关，所以是一种去极化抑制。突触前抑制结构基础是轴突－轴突式突触，其主要机制是突触前末梢释放的兴奋性递质减少，最终使突触后神经元的 EPSP 幅度降低，不能爆发动作电位而表现为抑制。如图 10-10 所示，轴突 B 与轴突 A 构成轴突轴突式突触联系，与 C 神经元不形成突触；轴突 A 又与神经元 C 胞体构成轴突－胞体式突触联系。当轴突 A 兴奋时，引起神经元 C 胞体膜上产生一定大小 EPSP；但如果在轴突 A 兴奋之前，轴突 B 先兴奋，则通过 B 轴突与 A 轴突之间的轴突－轴突式突触联系使轴突 A 先发生一定程度的去极化，紧接着当轴突 A 再兴奋后，其末梢释放递质量就会减少，最终使神经元 C

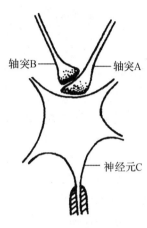

图 10-10 突触前抑制示意图

产生的 EPSP 减小，不能达到阈电位，产生了抑制效应。突触前抑制在中枢内广泛存在，尤其多见于感觉传入途径中，参与对感觉的传导。

第二节 神经系统的感觉功能

感觉是神经系统的一种重要功能。感受器接受内外环境中的各种刺激并将其转换成神经冲动传入脊髓，再沿一定的路径经由皮层下各级中枢，最终传导到大脑皮层的特定部位，由后者进行分析、整合而形成各种特定感觉。

一、脊髓的感觉传导功能

各种躯体感觉以及内脏感觉的传入路径都是由脊髓后根神经节和脑神经节发出传入纤维进入脊髓和脑干，并经多次换元接替后投射至大脑皮质。

躯干和四肢的感觉由脊髓上传到大脑皮质的感觉传导路径，分为浅感觉传导路径和深感觉传导路径。浅感觉（痛觉、温度觉和粗略触压觉）的传入纤维从同侧脊髓后根外侧部进入脊髓，在同侧后角更换神经元，再发出纤维经中央管前方交叉到对侧，然后上行形成脊髓丘脑侧束（痛觉和温度觉）和脊髓丘脑前束（粗略触压觉）至丘脑；深感觉（肌肉本体感觉和精细触压觉）传入纤维由后根的内侧部进入脊髓后，经同侧薄束和楔束上行抵达延髓下部的薄束核和楔束核，更换神经元，再发出纤维交叉至对侧，形成内侧丘系，抵达丘脑。由于浅感觉路径是先交叉再上行，而深感觉路径是先上行再交叉，所以，脊髓半离断后，浅感障碍发生在离断的对侧，而深感障碍则发生在离断的同侧。

头面部的痛觉、温度觉由三叉神经脊束核中继，触觉和本体感觉由三叉神经主核和中脑核中继，换元后发出纤维交叉至对侧组成三叉丘脑束，上行至丘脑。

内脏感觉的传入路径由脊髓胸$_7$～腰$_2$和骶$_{2\sim4}$后根神经节和第Ⅶ、Ⅸ、Ⅹ对脑神经节发出传入纤维分别进入脊髓和脑干，然后沿着躯体感觉的同一通路上行至大脑皮质。

二、丘脑及其感觉投射系统

(一)丘脑的功能

各种感觉(除嗅觉外)的传入纤维都要经过丘脑接替换元，然后再投射至大脑皮质，所以，丘脑是感觉传入的总接替站，并且对感觉进行粗略的分析与综合。丘脑有许多神经元核团和细胞群与感觉分析有关，大致可分为以下三类。

1. 特异感觉接替核　包括后腹核、外侧膝状体和内侧膝状体等，这类细胞群接受脑干和脊髓上行的特异感觉纤维(嗅觉除外)，换元后发出特异投射纤维进一步投射到大脑皮质特定区域。

2. 联络核　主要有丘脑前核、丘脑外侧腹核和丘脑枕等，这类细胞群接受来自丘脑特异感觉接替核和其他皮层下中枢来的纤维，换元后发出纤维投射到大脑皮质特定区域。

3. 非特异投射核　主要是髓板内核群，包括中央中核、束旁核和中央外侧核等，这类细胞群通过多次突触接替换元，弥散地投射到大脑皮质广泛区域，具有维持和改变大脑皮质的兴奋状态的作用。

(二)感觉投射系统

根据丘脑各核团向大脑皮质投射途径和特征的不同，丘脑的感觉投射系统分为特异投射系统和非特异投射系统。

1. 特异投射系统　丘脑特异感觉接替核及其投射至大脑皮层的神经传导通路，称为特异投射系统(图10-11)。一般认为，除嗅觉外的各种感觉纤维经脊髓和脑干上行到丘脑的特异感觉接替核，换元后投射到大脑皮质的特定感觉区，终止于皮层的第四层细胞。每一种感觉都有专一的传导路径，与大脑皮质具有直接的、点对点的投射关系。特异投射系统主要功能是引起特定感觉，并激发大脑皮质发出神经冲动。丘脑的联络核与大脑皮质也有特定的投射关系，也属于特异投射系统。

2. 非特异投射系统　丘脑非特异投射核及其投射至大脑皮质的神经传导通路，称为非特异投射系统(图10-11)。各种感觉纤维经过脑干时，发出侧支，与脑干网状结构的神经元发生突触联系。经多次换元

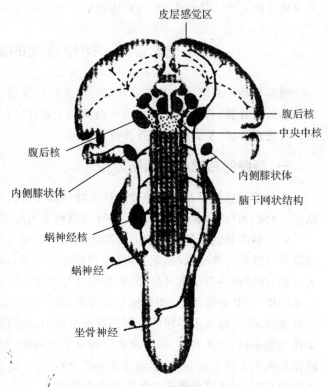

图 10-11　感觉投射系统示意图

实线代表特异投射系统；虚线代表非特异投射系统

后,上行至丘脑的髓板内核群,由此发出纤维,弥散地投射到大脑皮质广泛区域。非特异投射系统不具有点对点的投射关系,其主要功能是维持和改变大脑皮质的兴奋状态。动物实验观察到,脑干网状结构内,存在具有上行唤醒作用的功能系统,称为网状结构上行激动系统。该系统主要通过丘脑非特异投射系统发挥唤醒作用,由于该传递系统是经过多次突触接替而成,所以易受药物的影响。一些催眠药和麻醉药正是通过阻断上行激动系统的活动发挥作用的。

丘脑的两个投射系统之间相互依存、相互制约,使大脑皮质既能处于觉醒状态,又能产生各种特定感觉(表 10-2)。

表 10-2　特异投射系统和非特异投射系统的区别

	特异投射系统	非特异投射系统
定义	指丘脑特异感觉接替核及其投射至大脑皮质的神经通路	指丘脑非特异投射核及其投射至大脑皮质的神经通路
投射细胞群	特异感觉接替核和联络核	非特异投射核
投射范围	大脑皮质的特定区域	大脑皮质的广泛区域
投射途径	点对点投射	弥散投射(不具备点对点投射关系)
传导的冲动	特异性感觉	各种不同感觉的共同上传途径
主要功能	引起特定感觉,激发大脑皮质发出神经冲动	主要是维持和改变大脑皮质兴奋状态

三、大脑皮质的感觉分析功能

大脑皮层是感觉产生的最高级中枢。皮层不同区域,在感觉功能上具有不同的分工,称为大脑皮层的功能定位,即感觉代表区。

(一)体表感觉区

大脑皮层有第一和第二两个体表感觉区,第一体表感觉区是主要的体表感觉代表区。

1.第一体表感觉区　大脑皮质中央后回是全身体表感觉的主要投射区,称为第一体表感觉区(图 10-12)。其投射特征有:①交叉性投射,即一侧体表感觉传入冲动向对侧中央后回投射,但头面部感觉的投射是双侧的;②定位精确,呈倒置安排。投射区域具有一定的分野,下肢的感觉区在皮层的顶部,上肢感觉区在中间,头面部感觉区在底部,投射区空间排列是倒置的,但头面部内部安排是正立的;③投射区大小与不同体表部位的感觉分辨精细程度有关。分辨越精细的部位,代表区越大。如拇指、示指和口唇感觉灵敏度高,代表区的面积很大,而躯干的代表区面积则很小。

2.第二体表感觉区　位于中央前回与岛叶之间,面积较小,空间分布呈正立、双侧投射,定位不明确,性质不清晰,它对感觉仅做粗糙分析,可能与痛觉有关。

(二)本体感觉区

肌肉、关节等的运动觉和位置觉,称为本体感觉。本体感觉区位于中央前回。中央前回既是运动区,也是肌肉、关节的本体感觉区。

(三)内脏感觉区

内脏感觉代表区在大脑皮质投射范围较弥散,除与体表感觉区有一定重叠外,运动辅

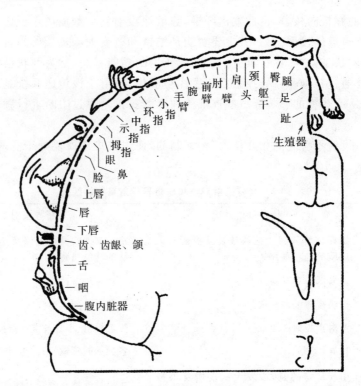

图 10-12　大脑皮质的感觉区

区和边缘系统等皮层部位也是内脏感觉投射区。其投射特点是定位不明确,感觉性质比较模糊等。

(四)视觉区

视觉代表区位于大脑皮质枕叶内侧面的距状裂上、下缘。左侧皮层的视觉区接受左眼颞侧视网膜和右眼鼻侧视网膜的传入纤维的投射,右侧皮层的视觉区接受右眼颞侧视网膜和左眼鼻侧视网膜的传入纤维的投射。此外,视网膜不同部位的传入纤维对距状裂皮层的投射也存在分区:视网膜上半部投射到距状裂的上缘,下半部投射到下缘,黄斑区投射到距状裂的后部,周边部投射到距状裂的前部。

(五)听觉代表区

听觉代表区位于颞叶皮层的颞横回和颞上回,为双侧性投射。

(六)嗅觉代表区和味觉代表区

嗅觉的皮层投射区位于边缘叶前底部,包括梨状区的前部、杏仁核的一部分等处的嗅皮层。味觉区投射在中央后回头面部感觉投射区的下方。

四、痛觉

痛觉是人体受到伤害性刺激时产生的一种不愉快的感觉,常伴有不愉快情绪变化、自主神经活动和防卫反应。痛觉可以作为一种报警信号,对机体有一定的保护意义,疼痛又是许多疾病的常见症状之一,因此,了解疼痛产生的原因和不同疾病疼痛的特征,对疾病的诊断有一定意义。

痛觉感受器是游离神经末梢,分布十分广泛。引起痛觉不需要特殊的适宜刺激,各种刺激达到一定强度造成组织损伤时,都能通过释放 K^+、H^+、组胺、5-羟色胺、缓激肽等致痛性化学物质,使游离神经末梢去极化,发放神经冲动,传入中枢引起痛觉。

痛觉按其产生部位不同,可分为躯体痛和内脏痛觉,躯体痛又分为体表痛和深部痛。

(一)体表痛

发生于体表某处的痛觉称为体表痛,也称为皮肤痛。体表痛具有二重性的特征,当伤害性刺激作用于皮肤时可以先后产生两种性质不同的痛觉,即快痛和慢痛,快痛是在受刺激时即时产生的一种尖锐刺痛,其感觉清晰,定位精确,持续时间短,很快消失;慢痛一般在刺激过后 0.5～1s 才能被感受到一种"烧灼痛",其定位不明确,可持续几秒钟,痛感强烈而难以忍受,常伴有情绪变化及心血管和呼吸等方面的自主神经反应。

(二)躯体深部痛

发生在躯体深部,如骨、关节、骨膜、韧带和肌肉深部等处的痛觉。与体表痛相比,伤害性刺激引起深部痛的特点是:一般表现为慢痛,发生缓慢持久,定位不明确,可伴有恶心、出汗和血压改变等自主神经反应。在骨、肌腱和关节损伤出现疼痛时,可反射性地引起邻近骨骼肌收缩,肌肉的持续收缩导致缺血,而缺血又使疼痛进一步加剧。

(三)内脏痛及牵涉痛

内脏主要的感觉就是痛觉,内脏痛是内脏器官受到伤害性刺激时产生的疼痛感觉。

1.内脏痛的特征　与体表痛相比,内脏痛有以下特征:①发生缓慢、持久,定位不明确,对刺激分辨能力差,主要表现为慢痛;②对机械牵拉、痉挛、缺血、炎症等刺激敏感,而对于切割、烧灼等刺激不敏感;③常产生不愉快的情绪变化和出汗、恶心、呕吐和血压下降等自主神经反应;④常伴有牵涉痛。

2.牵涉痛　一些内脏疾病往往引起体表某些部位疼痛或痛觉过敏的现象,称为牵涉痛。常见内脏疾病牵涉痛的部位见表 10-3。

关于牵涉痛产生的原因,目前有两种学说,即会聚学说和易化学说(图 10-13)。会聚学说认为,由于患病内脏和牵涉痛体表区域的传入纤维投射到同一脊髓后角神经元,由同一上行纤维传至大脑,但在人的日常生活中大脑皮质习惯识别体表信息,因此,此时的痛觉传入冲动虽然发源于患病内脏,但却误认为来自皮肤,因而产生皮肤痛觉。易化学说认为,患病内脏的传入纤维和被牵涉躯体部位的传入纤维由同一后根进入脊髓,在脊髓灰质内同一区域替换神经元,即它们的脊髓中枢是同区域的,且甚为接近,因此,由患病内脏传来的冲动将会提高邻近的躯体中枢的兴奋性,从而对躯体传入产生易化作用,以致较小的躯体传入的冲动也能使相应的脊髓中枢发生更大的兴奋,产生痛觉,这可能是痛觉过敏的原因。

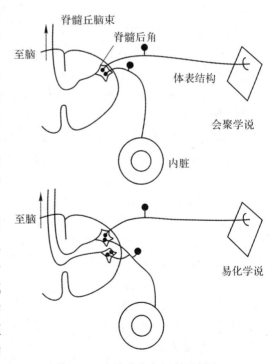

图 10-13　牵涉痛产生机制示意图

表 10-3　常见内脏疾病牵涉痛的部位和压痛区

患病内脏	心(绞痛)	胃(溃疡) 胰(腺炎)	肝(病)、 胆囊(炎)	肾(结石)	输尿管 (结石)	阑尾(炎)
牵涉痛部位	心前区 左臂尺侧	左上腹 肩胛间	右肩胛	腹股沟区	睾丸	上腹部及脐周

第三节　神经系统对躯体运动的调节

人体各种形式的躯体运动,都是在中枢神经系统的控制下,在骨骼肌活动的基础上进行的。这是一项十分复杂的功能,由大脑皮层、皮层下核团和脑干下行系统以及脊髓共同配合完成的。

一、脊髓对躯体运动的调节

(一)脊髓的运动神经元与运动单位

脊髓是躯体运动最基本的反射中枢。在脊髓前角中存在着大量的运动神经元,主要有 α 和 γ 运动神经元。它们的轴突离开脊髓后直接到达所支配的骨骼肌运动神经元,接受来自皮肤、肌肉、关节等处的外周传入信息,也可接受从脑干到大脑皮质各高级中枢下传的信息,引起骨骼肌的反射活动,故 α 运动神经元是躯体运动反射的最后公路。由一个 α 运动神经元及其分支所支配的全部肌纤维所构成的功能单位,称为运动单位。α 运动神经元支配梭外肌纤维,完成躯体运动;γ 运动神经元支配梭内肌纤维,调节肌梭对牵拉刺激的敏感性。

(二)脊髓的躯体反射

脊髓的躯体反射是在脊髓水平上,机体对某些外周传入信息所产生的反应。但在整体内这些反射是受到高位中枢调控的。

1.屈肌反射和对侧伸肌反射　当一侧肢体皮肤受到伤害性刺激作用时,可引起该侧肢体的屈肌收缩而伸肌舒张,肢体屈曲,称为屈肌反射。屈肌反射使受损伤的肢体避开伤害性刺激,具有保护意义。如果伤害性刺激的强度增大到一定程度时,则可在本侧肢体屈曲的同时,对侧肢体出现伸直的反射活动,称为对侧伸肌反射。其意义是维持躯体平衡,是一种姿势反射。

2.牵张反射　当骨骼肌受到外力牵拉而伸长时,可反射性地引起受牵拉肌肉的收缩,此称为牵张反射(stretch reflex)。根据牵拉形式和肌肉收缩反应的不同,牵张反射可分为腱反射(tendon reflex)和肌紧张(muscle tonus)两种类型。

(1)腱反射:是指快速牵拉肌腱时发生的牵张反射。它表现为被牵拉肌肉快速而明显的缩短。例如,当叩击髌骨下方的股四头肌肌腱时,可使股四头肌发生一次快速的收缩,称为膝反射。腱反射是单突触反射,反射时间很短,反应范围只限于受牵拉的肌肉,肌肉的收缩几乎是同步收缩。临床上常采用检查腱反射的方法来了解神经系统的某些功能状态。临床常检查的腱反射见表 10-4。

腱反射减弱或消失,提示反射弧的完整性受到破坏。

表 10-4　临床常检查的腱反射

反射名称	检查方法	传入神经	中枢部位	传出神经	效应器	反应
膝反射	叩击股四头肌肌腱	股神经	腰脊髓第2～4节	股神经	股四头肌	膝关节伸直
跟腱反射	叩击跟腱	胫神经	骶脊髓第1～2节	胫神经	腓肠肌	足跖屈曲
肱二头肌反射	叩击肱二头肌肌腱	肌皮神经	颈脊髓第5～6节	肌皮神经	肱二头肌	肘关节屈曲
肱三头肌反射	叩击肱三头肌肌腱	桡神经	颈脊髓第7～8节	桡神经	肱三头肌	肘关节伸直

(2)肌紧张：缓慢而持续牵拉肌腱所发生的牵张反射，称为肌紧张。肌紧张是多突触反射，引起被牵拉的骨骼肌轻度而持续地收缩，阻止肌肉被拉长。肌紧张是维持躯体姿势最基本的反射活动，是姿势反射的基础。

牵张反射的反射弧（图10-14)很简单，感受器是肌梭，肌梭是一种感受肌肉长度或牵拉刺激的梭形感受装置，长约几毫米。外层是一结缔组织囊，肌梭囊内的肌纤维，称为梭内肌纤维，而梭外的一般肌纤维则称为梭外肌纤维。整个肌梭与梭外肌纤维平行，呈并联关系。梭内肌纤维收缩成分位于两端，感受装置位于中间，两者呈串联关系。肌梭的传入神经纤维有Ia类和II类纤维，进入脊髓后，终止于前角的 α 运动神经

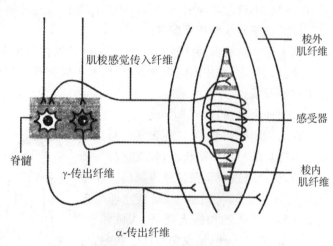

图 10-14　牵张反射示意图

元，运动神经元发出传出纤维支配梭外肌纤维。牵张反射的反射效应是：当肌肉受到外力牵拉时，梭外肌纤维被拉长，肌梭感受装置也受到牵拉，Ia 类和II类传入纤维传入冲动增加，引起支配同一肌肉的 α 运动神经元兴奋活动加强，引起梭外肌收缩，即产生牵张反射。牵张反射的最显著特点是感受器和效应器都在同一块肌肉中。另外，脊髓前角的 γ 运动神经元的传出纤维支配梭内肌纤维，γ 运动神经元兴奋时，引起梭内肌两端收缩成分收缩，其中间的感受装置被牵拉而兴奋性增高，增加了肌梭对牵拉刺激的敏感性，对调节牵张反射具有重要的意义。

(三)脊休克

正常情况下，脊髓的活动受高位中枢的调控。当脊髓与高位中枢突然离断后，断面以下部位的脊髓暂时丧失反射活动能力而进入无反应状态，这种现象称为脊休克（spinal shock）。主要表现为断面以下脊髓所支配的骨骼肌紧张性降低，血压下降，外周血管扩张，出汗被抑制，尿粪潴留等，这说明躯体运动和内脏反射活动减退甚至消失。脊休克产生的原因并不是因为脊髓损伤的刺激本身引起，而是由于离断面以下的脊髓突然失去高位中枢的

易化作用所产生的。

脊休克是暂时现象,可逐渐恢复。不同的动物恢复时间长短不一,动物越低等,对高位中枢的依赖性越小,其恢复所需要的时间越短。如蛙类只需数分钟,犬需数日,猴需要 3 周左右,人则需要数周至数月。在恢复过程中,一般比较简单、原始的反射先恢复,如屈肌反射、腱反射。然后是比较复杂的反射,如对侧伸肌反射、搔扒反射等。反射恢复后有些反射比正常时加强并扩散。脊休克后反射活动的恢复,并不是被切断的神经纤维接通,而是脊髓自身反射功能的表现。脊休克的产生和恢复,说明脊髓可以独立完成某些反射活动。

二、脑干网状结构对肌紧张的调节

在脑干网状结构下行系统中存在着调节肌紧张和肌运动的区域,分别称为易化区和抑制区。

(一)脑干网状结构易化区

脑干网状结构易化区范围较广,包括延髓网状结构的背外侧部分、脑桥的被盖、中脑的中央灰质及被盖,以及下丘脑和丘脑中线核群等部位,主要功能是加强肌紧张和肌运动。此外,前庭核、小脑前叶两侧部和后叶中间部等部位通过脑干网状结构易化区加强肌紧张。

(二)脑干网状结构抑制区

脑干网状结构抑制区较小,位于延髓网状结构的腹内侧部分,主要功能是抑制肌紧张和肌运动。此外,大脑皮质运动区、纹状体和小脑前叶蚓部等区域可以通过脑干网状结构抑制区来抑制肌紧张。

(三)去大脑僵直

在对肌紧张调节中,往往表现为易化活动略占优势的一种平衡状态,如果这种平衡被打破,将会出现肌紧张过强或减弱。在中脑的上、下丘之间切断脑干,动物立即出现全身伸肌肌紧张增加的表现,如四肢伸直、头尾昂起、脊柱挺硬,呈现角弓反张状态,这种现象称为去大脑僵直(decerebrate rigidity)(图 10-15)。去大脑僵直发生的原因是切断脑干后,脑干网状结构抑制区失去了与大脑皮质和纹状体等部位的功能联系,使网状结构下行抑制作用大大减弱,而易化区作用相对增强,导致伸肌肌紧张明显强于正常,出现去大脑僵直。

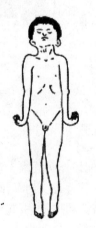
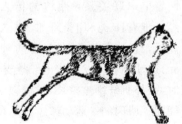

图 10-15　去大脑僵直

三、小脑对躯体运动的调节

小脑也是调节躯体运动的重要中枢,根据小脑传入和传出纤维联系,可将小脑分为前庭小脑、脊髓小脑和皮层小脑三个主要功能部分,它们的主要功能是维持躯体平衡、协调随意运动和调节肌紧张、参与运动设计和程序编制等。

(一)维持身体平衡

前庭小脑的主要功能是维持身体平衡。如果这部分受到损伤,病人表现为身体无法保持平衡,站立不稳,步态蹒跚,经常跌跤。在躯体得到支持物扶持时,其随意运动仍能协调进行。

(二)调节肌紧张

脊髓小脑具有调节肌紧张的功能。脊髓小脑有易化和抑制肌紧张的作用,在人及高等动物则以易化作用占优势。因此,脊髓小脑损伤时,常出现肌无力、肌紧张降低等现象。

(三)协调随意运动

脊髓小脑和皮层小脑共同参与协调随意运动。脊髓小脑与脑桥、大脑皮层运动区有着环路联系,其主要功能是调节进行中的运动,协调大脑皮层对随意运动进行适时的控制。皮层小脑与大脑皮层感觉区、运动区、联络区构成回路,其主要功能是参与随意运动的设计和程序的编制。人体进行的各种技巧运动,都是通过大脑皮层与小脑不断进行信息联系、反复协调而逐步形成的。临床上,小脑损伤的病人,随意运动的力量、速度、方向及准确性都会发生紊乱,表现为行走摇晃,步态蹒跚,指物不准等,这种小脑损伤后的动作性协调障碍,称为小脑性共济失调。同时还可出现肌肉意向性震颤、肌张力减退和肌无力等症状。

四、基底神经节对躯体运动的调节

(一)基底神经节组成

基底神经节是指大脑皮质下一些核团的总称,主要包括尾核、壳核、苍白球、丘脑底核、黑质和红核。尾核、壳核和苍白球统称为纹状体,其中苍白球是较古老的部分,称为旧纹状体;尾核、壳核则进化较新,称为新纹状体。上述神经核团之间有错综复杂的神经纤维联系,而苍白球是纤维联系的中心。

(二)基底神经节的运动调节功能

基底神经节参与运动的设计和程序编制,随意运动的产生和稳定、肌紧张的调节、本体感觉传入信息的处理等。

> **链接>>>**
>
> **与基底神经节损害有关的疾病**
>
> 　　基底神经节损害主要表现为肌紧张异常和动作过分增减,临床上主要有以下两类疾病。
>
> 　　1.震颤麻痹(帕金森病)　由英国医生 James Parkinson 首先描述。发病多见于老年人。主要临床表现有:全身肌紧张增高、肌肉强直、随意运动减少、动作缓慢、面部表情呆板。此外,患者常伴有静止性震颤,此种震颤多见于上肢及头部。其病因是中脑黑质的多巴胺能神经元功能被破坏,而导致纹状体内胆碱能神经元功能亢进。
>
> 　　2.舞蹈病　舞蹈病的主要临床表现为不自主的上肢和头部的舞蹈样动作,并伴有肌张力降低等。其病因是纹状体内的胆碱能和 γ-氨基丁酸能神经元功能减退,而黑质多巴胺能神经元功能相对亢进,这和震颤麻痹的病变正好相反。

基底神经节各部分之间以及与大脑皮质之间有着密切的纤维环路联系,基底神经节损伤环路功能受损,将导致相应的疾病。例如,中脑黑质病变导致肌肉紧张亢进、随意运动过少的僵直综合征——震颤麻痹,又称为帕金森病,主要症状是全身肌紧张增高、肌肉强直,随意运动却减少、动作缓慢,面部表情呆板,并伴有静止性震颤等。如果双侧新纹状体发生病变导致运动过多而肌紧张过低综合征,称为舞蹈病,又称亨廷顿病,患者表现头部和上、下肢不自主舞蹈样动作,伴有肌张力降低。

五、大脑皮质对躯体运动的调节

大脑皮质是调节躯体运动的最高级中枢,其发出指令通过下行传导通路抵达骨骼肌调节躯体运动。

(一)大脑皮质主要运动区

大脑皮质主要运动区在中央前回和运动前区,运动区有以下功能特征(图 10-16)。

1. 呈交叉性支配　一侧皮质运动区支配对侧躯体的骨骼肌,头面部除下部面肌和舌肌是对侧支配,其余部分是受双侧支配,如咀嚼肌、喉肌和面部上部肌肉。

2. 具有精细的功能定位,总体安排呈倒置分布　皮层运动区的一定区域控制一定部位的骨骼肌,皮层运动区的顶部控制下肢骨骼肌;中间部控制上肢骨骼肌;而底部控制头面部骨骼肌,但头面部代表区的内部安排是正立的。

3. 代表区的大小与运动的精细程度有关　运动越精细复杂的部位,其代表区越大。如手的代表区面积很大,而躯干代表区却相对较小。

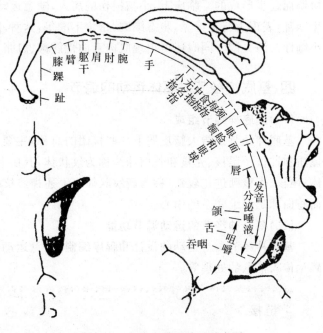

图 10-16　大脑皮质运动区示意图

此外,除主要运动区外,运动辅助区、体表感觉区等区域也具有一定躯体运动的功能。

(二)大脑皮质下行传导通路及其功能

大脑皮质等高位中枢调节随意运动的下行冲动,通过多条运动传导通路下行至脊髓和脑干运动神经元,继而控制骨骼肌的活动。

1. 皮质脊髓束和皮质脑干束　由皮质发出,经内囊、脑干下行至脊髓前角运动神经元的传导束,称皮质脊髓束,主要控制躯干和四肢的骨骼肌活动;由内囊到达脑干内各脑神经运动神经元的传导束,称为皮质脑干束,主要调节头面部有关肌群的活动。

2. 其他运动通路　由上述传导通路发出的侧支经脑干后形成网状脊髓束、顶盖脊髓束、红核脊髓束,其功能主要与调节肌紧张及肌群的协调性运动有关。

运动传出通路损伤后,常出现柔软性麻痹(软瘫)和痉挛性麻痹(硬瘫),两种麻痹都导致随意运动丧失,但柔软性麻痹患者伴有牵张反射减退或消失,多见于脊髓和脑干的运动神经元损伤,如脊髓灰质炎;而痉挛性麻痹患者则伴有牵张反射亢进,常见高位中枢病变,如中风等。

第四节　神经系统对内脏活动的调节

内脏器官的活动主要受自主神经系统的调节。它包括交感神经系统和副交感神经系统两部分(图 10-17)。习惯上所说的自主神经系统仅指其传出部分,也就是指支配心肌、平滑肌和腺体的内脏运动神经。

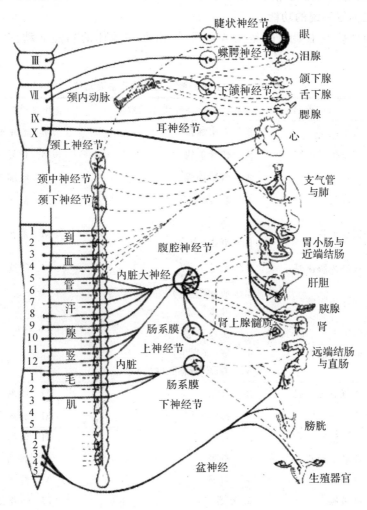

图 10-17　自主神经分布示意图

实线代表节前纤维;虚线代表节后纤维

一、自主神经系统的结构和功能特征

(一)自主神经的结构特征

交感神经系统起源于脊髓胸腰段(胸$_1$～腰$_3$)灰质侧角;副交感神经系统起源于脑干的副交感神经核和脊髓骶段(骶$_{2-4}$)灰质相当于侧角的部位。这些中枢部位的神经元称为节前神经元,其轴突组成节前纤维,进入外周后和神经节换元,换元后的神经元称为节后神经元,其发出的纤维称节后纤维。交感神经节位于椎旁和椎前神经节中,所以交感神经的节前纤维短,而节后纤维长,作用范围比较广泛。而副交感神经节位于所支配效应器官的壁内,节前纤维长,而节后纤维短,作用范围局限。

(二)自主神经系统的功能

自主神经系统的主要功能是调节心肌、平滑肌和腺体的功能活动,其主要功能见表10-5。

表 10-5　自主神经系统的受体及主要功能

效应器官		交感神经受体及效应		副交感神经受体及效应	
循环器官	窦房结	β_1	心率加快	M	心率减慢
	房室传导系统	β_1	传导加快	M	传导减慢
	心肌	β_1	收缩加强	M	收缩减弱
	脑血管	α_1	轻度收缩	M	舒张
	冠状血管	α_1	收缩	M	舒张
		β_2	舒张(为主)		
	皮肤黏膜血管	α_1	收缩	M	舒张
	胃肠道血管	α_1	收缩(为主)		
		β_2	舒张		
	骨骼肌血管	α_1	收缩		
		β_2	舒张(为主)		
		M	舒张(交感胆碱能)		
呼吸器官	支气管平滑肌	β_2	舒张	M	收缩
	支气管腺体	α_1	抑制分泌	M	分泌增多
消化器官	胃平滑肌	β_2	舒张	M	收缩
	小肠平滑肌	α_2	舒张	M	收缩
	括约肌	α_1	收缩	M	舒张
	唾液腺	α_1	分泌	M	分泌量大、稀薄
	胃腺	α_2	抑制分泌	M	分泌增多
泌尿生殖器	膀胱逼尿肌	β_2	舒张(经常性)	M	收缩
	内括约肌	α_1	收缩(经常性)	M	舒张
	妊娠子宫	α_1	收缩		
	未孕子宫	β_2	舒张		

续表

效应器官		交感神经受体及效应		副交感神经受体及效应	
眼	瞳孔开大肌	α_1	收缩　瞳孔扩大		
	瞳孔括约肌			M	收缩　瞳孔缩小
皮肤	竖毛肌	α_1	收缩		
	汗腺	M	分泌		
内分泌和代谢	胰岛	α_2	抑制分泌	M	促进分泌
		β_2	促进分泌		
	糖酵解代谢	β_2	增加		
	脂肪分解代谢	β_3	增加		
	肾上腺髓质	M	分泌增多		

(三)自主神经系统的功能特征

1. 对同一效应器的双重支配　多数器官都接受交感和副交感神经的双重支配,但汗腺、竖毛肌、肾上腺髓质和肾脏仅受交感神经支配。在具有双重支配的器官中,交感和副交感神经作用往往是拮抗的,如心交感神经和心迷走神经的相互拮抗作用。但交感和副交感神经都有促进唾液分泌的作用,表现一致性。

2. 紧张性支配　安静情况下,交感和副交感神经常常发放低频神经冲动,使效应器维持一定的紧张活动,各种功能调节都是在紧张活动的基础上进行的。例如,交感缩血管紧张使血管平滑肌保持一定紧张性活动,当交感缩血管紧张增加时,血管进一步收缩;当交感缩血管紧张减弱时,血管舒张。

3. 交感和副交感效应与效应器的功能状态有关　交感和副交感神经对效应器的效应往往与效应器自身的功能状态有关。例如交感神经兴奋可使动物有孕子宫平滑肌收缩,而使无孕子宫平滑肌舒张。

4. 参与整体生理功能调节作用　自主神经在协调各系统的活动中发挥重要作用,交感神经系统对整体的调节表现为整体功能的自稳定性作用,即当环境急剧变化时交感神经系统活动增加,动员体内许多脏器的潜在能力,维持内环境稳定,以适应环境的急骤变化,如应急反应和应激反应;副交感神经系统表现为神经贮能作用,在安静时副交感神经系统活动增加,以促进消化、加强排泄、聚积能量,利于生殖、机体休整恢复等,主要生理意义在于保护机体。

二、自主神经的递质和受体

前已述及,神经元与效应器之间的信息传递主要是通过各种化学性突触传递实现的,所以,自主神经对内脏器官的作用是通过不同神经递质和相应的受体相结合实现的。自主神经的神经递质属于外周递质,主要有乙酰胆碱(acetylcholine,ACh)和去甲肾上腺素(norepinephrine,NE)。

(一)乙酰胆碱及其受体

能够释放 ACh 作为递质的神经纤维称为胆碱能纤维。自主神经的节前纤维、大多数的副交感节后纤维(少数释放肽类)、少数交感节后纤维(支配汗腺和骨骼肌血管)均为胆碱能纤维。此外,支配骨骼肌的躯体运动神经纤维也是胆碱能纤维。

能与 ACh 结合的受体称为胆碱能受体,根据其药理学特性,胆碱能受体可分为毒蕈碱受体和烟碱受体。

1. 毒蕈碱受体　毒蕈碱受体(muscarinic receptor,M 受体)与 ACh 结合所产生的效应能被天然植物中的毒蕈碱模拟,故称为毒蕈碱受体,简称 M 受体,其主要分布于大多数副交感节后纤维所支配的效应器细胞膜上,以及交感节后纤维所支配的汗腺和骨骼肌血管平滑肌膜上。ACh 与 M 受体结合产生的效应主要包括:心脏活动抑制;内脏平滑肌的收缩,如支气管平滑肌、胃肠道平滑肌、膀胱逼尿肌、虹膜环行肌收缩;消化腺分泌和汗腺分泌增加;骨骼肌部分血管舒张。ACh 与 M 受体结合所产生的效应称为毒蕈碱样作用,简称 M 样作用。M 样作用可被 M 受体拮抗剂阿托品阻断。

2. 烟碱受体　烟碱受体(nicotinic receptor,N 受体)与 ACh 结合所产生的效应能被天然植物中的烟碱模拟,故称为烟碱受体,简称 N 受体,有 N_1 和 N_2 两个亚型。

N_1 受体主要分布于自主神经节神经元的突触后膜上,故又称为神经元型烟碱受体。ACh 与 N_1 受体结合,引起节后神经元兴奋。N_1 受体可被六烃季胺、筒箭毒碱等阻断。

N_2 受体分布于骨骼肌细胞的终板膜上,故又称为肌肉型烟碱受体。N_2 受体与 ACh 结合后可引起骨骼肌细胞兴奋收缩,其效应可被十烃季胺,筒箭毒碱等阻断。

ACh 与 N_1 和 N_2 受体结合后产生的效应称为烟碱样作用,简称 N 样作用。

(二)去甲肾上腺素及其受体

末梢释放去甲肾上腺素作为递质的神经纤维称为肾上腺素能纤维。多数的交感神经节后纤维属于肾上腺素能纤维(除支配汗腺和骨骼肌血管交感胆碱能纤维外)。能与肾上腺素(epinephrine,E 或 adrenaline)或 NE 结合的受体称为肾上腺素能受体,可分为 α 型肾上腺素能受体和 β 型肾上腺素能受体两型。

1. α 型肾上腺素能受体　α 型肾上腺素能受体简称 α 受体,又可分为 $α_1$ 和 $α_2$ 两个亚型。

α 受体主要为 $α_1$ 受体,分布在多数交感节后纤维(除支配汗腺和骨骼肌血管交感胆碱能纤维外)所支配的效应器细胞膜上。$α_1$ 受体与 NE 和 E 结合后平滑肌效应是兴奋的,包括血管收缩、子宫收缩、虹膜辐射状肌收缩等;但也有抑制的,如小肠舒张。$α_2$ 受体为突触前受体,其作用在于调节神经末梢的递质释放。酚妥拉明可阻断 $α_1$ 和 $α_2$ 受体,哌唑嗪和育亨宾可分别阻断 $α_1$ 和 $α_2$ 受体。

2. β 型肾上腺素能受体　β 型肾上腺素能受体简称 β 受体,又可分为 $β_1$、$β_2$ 和 $β_3$ 三个亚型。

$β_1$ 受体分布于心肌细胞,与 NE 或 E 结合后引起心脏兴奋,产生心肌正性效应。$β_1$ 受体的效应可被普萘洛尔(心得安)等阻断。

$β_2$ 受体主要分布于大多数内脏器官及血管的平滑肌上,与 NE 或 E 结合后平滑肌产生抑制性效应,如血管、子宫、小肠和支气管舒张。$β_2$ 受体的效应可被普萘洛尔、丁氧胺等阻断。

$β_3$ 受体还分布于脂肪组织,与 NE 或 E 结合后,促进脂肪的分解。

NE 或 E 都能与肾上腺素能受体结合并产生效应,但两者与 α 受体和 β 受体结合能力是不同的,因此所产生的生物效应也不尽相同。E 对 α 受体和 β 受体的亲和力都强;而 NE 与 α 受体亲和力较强,与 β 受体的亲和力却较弱。

三、各级中枢对内脏活动的调节

(一)脊髓

支配内脏活动的自主神经大多起源于脊髓,因此脊髓是内脏反射活动的初级中枢,可完成一些基本的反射,如血管张力反射、勃起反射、排尿、排便反射和发汗反射等。但这些反射平时受高位中枢的控制。如前所述,脊休克过后,这些反射均可恢复,说明脊髓对内脏活动的确有一定调节能力,但由于失去了高位中枢的控制,这些反射不能适应正常生理需要。

例如,排尿反射恢复后,排尿变得不完全、不受意识控制而导致尿失禁。

(二)低位脑干

低位脑干中有许多内脏活动的反射中枢,其中延髓具有特别重要的作用,许多基本生命活动(如循环、呼吸、消化)的基本中枢位于延髓,因此延髓有"生命中枢"之称。

(三)下丘脑

下丘脑是调节内脏活动的较高级中枢,其主要功能有:

1.对体温的调节　动物实验证实,体温调节的基本中枢在下丘脑。下丘脑的前部有散热中枢,后部有产热中枢,视前区-下丘脑前部存在着温度敏感神经元,既能感受所在部位的温度变化,也能对传入的温度信息进行整合。若温度低于或超过调定点水平,即可通过调节产热和散热活动,使体温保持稳定。

2.对摄食行为的调节　下丘脑内有摄食中枢和饱中枢。实验证实,如果毁坏动物下丘脑外侧区,动物拒绝摄食;用电刺激该区,动物食量大增,所以认为该区域内有摄食中枢。如果毁坏下丘脑腹内侧核,动物出现贪食;用电刺激该区,动物停止摄食,所以认为该区域内存在饱中枢。一般情况下,摄食中枢与饱中枢之间具有交互抑制的关系。

3.对水平衡的调节　水平衡的维持包括水的摄入与排出,在动物实验中损毁下丘脑可导致动物的烦渴与多尿,说明下丘脑与机体的水平衡调节有关。在下丘脑的前部存在着脑渗透压感受器,它能感受血液中的渗透压变化,从而调节下丘脑视上核和室旁核对抗利尿激素的合成和分泌,进而影响肾脏对水的排出。

4.对垂体分泌的调节　下丘脑能合成多种调节性多肽,这些多肽经垂体门脉系统到达腺垂体,促进或抑制各种腺垂体激素的分泌。

5.对生物节律的控制　机体内的许多活动能按一定的时间顺序发生周期性变化,这一现象称为生物节律。可分为日节律、月节律、年节律等。对人体来说,日节律是最重要的,如血细胞数、体温、促肾上腺皮质激素分泌等都存在着日周期的变动。

6.对情绪反应的影响　下丘脑有和情绪反应密切相关的结构,在间脑水平以上切除大脑的猫可出现张牙舞爪,毛发竖起,心跳加速,呼吸加快,瞳孔扩大,血压升高等交感神经亢奋的表现,好似发怒,称为"假怒"。近年来还证明,在下丘脑近中线两旁的腹内侧区存在"防御反应区",刺激该区,可表现出防御行为。在临床上,人类的下丘脑疾病,也常常出现不正常的情绪反应。

(四)大脑皮质对内脏活动的调节

目前知道在大脑皮质各部中,边缘系统对内脏活动的调节具有重要作用,可调节呼吸、胃肠、心血管、瞳孔等的活动。是调节内脏活动的重要中枢,但其调节作用复杂多变。此外,新皮层对内脏活动也有一定的调节作用。

第五节　脑的高级功能

大脑皮层是整个机体活动的最高管理与调节中枢,除在感觉形成、躯体运动调节、内脏活动调节等起重要作用外,还有许多更为复杂的高级功能,如语言、思维、学习和记忆等。大脑在活动过程中伴有生物电现象,是研究大脑皮质功能活动的重要指标之一。

一、人类大脑皮质的活动特征

(一)条件反射

1. 条件反射的建立和消退　条件反射是在非条件反射的基础上形成的,是个体在生活中获得的,也可通过实验训练形成。在动物实验中,给狗进食会引起唾液分泌,这是非条件反射,食物是非条件刺激。给狗以铃声,灯光刺激并不引起唾液的分泌,因为它们与进食无关,故称为无关刺激。但是如果在给狗进食前出现铃声或灯光,然后再给食物,经过多次重复后,每当铃声或灯光出现,即使不给狗食物,狗也会有唾液的分泌,这就是建立了条件反射。此时铃声或灯光不再是无关刺激,而成为进食的信号,因而称为条件刺激。这种由条件刺激引起的反射称为条件反射。由此可见,条件反射形成的基本条件是无关刺激与非条件刺激在时间上的多次结合,这个过程称为强化。

有些条件反射比较复杂,动物必须通过自己完成一定的动作或操作,才能得到强化,这类条件反射称为操作式条件反射。如训练动物走迷宫、表演某种动作等。

条件反射建立后,如果只反复给予条件刺激,而不再给予非条件刺激强化,经过一段时间后,条件反射就会逐渐减弱,甚至消失,这称为条件反射的消退。巴甫洛夫认为,这不是条件反射的消失,而是皮层中枢产生了抑制。

2. 条件反射的泛化和分化　当一种条件反射建立后,如给予和条件刺激相近似的刺激,也能同样获得条件反射的效果,这种现象称为条件反射的泛化。如果以后只对原来的条件刺激给予强化,而对与它近似的刺激不予强化,经过多次重复后,与它近似的刺激就不再引起条件反射,这种现象称为条件反射的分化。分化的形成是由于近似刺激得不到强化,使皮层产生了抑制所致。

3. 条件反射的生物学意义　由于条件反射的数量是无限的,加之条件反射可以消退、重建或新建,因此条件反射具有极大的易变性。条件反射可以使人类更广泛地适应和改造环境,故条件反射的形成大大增强了机体活动的预见性、灵活性、精确性,极大地提高了机体适应环境的能力。

4. 人类条件反射的特征　在人类,可以用信号来形成条件反射。信号可分为第一信号和第二信号两大类。现实的具体信号,即客观存在的具体事物的理化性质,如灯光、铃声、食物的形状、气味等统称为第一信号。对第一信号发生反应的大脑皮层功能系统,称为第一信号系统,该系统为人类和动物所共有。现实的抽象信号,即语言和文字,是第一信号的信号,这类信号称为第二信号。对第二信号发生反应的大脑皮层功能系统称为第二信号系统,这是人类所特有的。人类由于有了第二信号系统的活动,就能借助语言文字来表达思维,进行学习,并通过抽象思维进行推理,扩展认识的能力和范围,发现掌握事物的规律和联系,以便认识世界和改造世界。作为医务工作者,在诊治和护理病人时,既要重视药物、手术等的治疗,还应注意语言文字对患者的作用,为患者的康复提供优质的医疗服务。

(二)大脑皮质的优势半球和语言中枢

人类大脑两侧半球功能不对等,左侧大脑以语言功能占优势,称为优势半球,即语言一侧优势。这种优势与遗传有一定的关系,但主要在后天生活实践中逐步形成,这和人类习惯右手劳动有关。右侧大脑在非语言认知功能上有一定优势,如空间辨认、深度知觉、触觉、音乐欣赏等。

在大脑皮质存在与语言形成、书写和表达功能有关的语言中枢(图 10-18)。在中央前回底部前方是语言运动区,该区损伤后可导致运动性失语症:患者能看懂文字和听懂别人说话,而自己不会说话,且与发音有关的肌肉并无运动障碍。在大脑额中回后部,接近主要运动区的手部代表区是语言书写区,该区受损后会导致患者失写症:患者能听懂别人说话,看懂文字,自己也会说话,但不会书写,而患者手部的

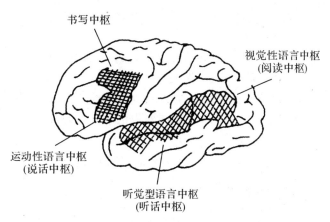

图 10-18 大脑皮质与语言功能有关的主要区域

其他运动正常。在颞上回后部是语言感觉区,该区受损后,导致患者发生感觉性失语症:患者表现能讲话、会认字和写字,但却听不懂别人谈话的意思,患者听觉功能正常。在角回有语言视觉区,损伤该区后,患者视觉功能正常但不能看懂文字含义,导致失读症。

二、学习与记忆

学习和记忆是人类大脑最重要的高级功能活动之一,是两个有密切联系的神经活动过程。学习是人和动物获得外界信息,形成新的行为习惯的神经活动过程;记忆则是获取到的信息或新的行为习惯进行储存和读出的神经活动过程。学习是记忆的基础,记忆是学习发展的结果。

(一)学习的形式

1.非联合型学习 非联合型学习又称简单学习,是一种不需要在刺激和反应之间形成某种明确的联系的学习形式。习惯化和敏感化即属于这种类型的学习。习惯化是指当一个不产生伤害性效应的刺激重复出现时,机体对该刺激的反应逐渐减弱的过程,如人对规律出现的强噪音的反应逐渐减弱;敏感化是指在强的伤害性刺激出现之后,对其他弱刺激反应加强的过程,例如动物受到某种强烈刺激后,对一些弱的非伤害刺激也会产生强烈反应。敏感化是比习惯化更为复杂的学习形式。

2.联合型学习 联合型学习是指在时间上接近且有一定规律的两个或两个以上刺激重复发生时,在脑内逐渐形成相互联系。联合型学习过程其实是条件反射建立和消退过程。

(二)人类记忆的过程

人类的记忆过程可分为四个连续的阶段,即感觉性记忆、第一级记忆、第二级记忆和第三级记忆。前两个阶段属于短时性记忆,在短时性记忆中,信息的储存是不牢固的,易被遗

忘;后两个阶段属于长时性记忆,经过较长时间的反复运用,可形成一种非常牢固的记忆。感觉性记忆是指通过感觉系统获得信息后,首先在大脑的感觉区内储存的阶段,一般不超过1s;如果将感觉性记忆的信息,经过加工处理,整合成新的连续的印象,即转入第一级记忆阶段,这个阶段也很短,平均约数秒钟。通过反复学习运用,信息反复在第一级记忆中循环,延长信息在第一级记忆中停留的时间,这样,信息就很容易转入第二级记忆中;第二级记忆是一个大而持久的储存系统,持续时间达数分钟至数年;第三级记忆是终生难忘的记忆。有些记忆的痕迹,如自己的名字或每天都在操作的手艺,通过多年的反复运用,它储存在第三级记忆中。

（三）遗忘

外界进入大脑的信息量相当大,但能保留较长时间的仅占 1% 左右,而大部分被遗忘。遗忘是指部分或完全失去回忆和再认识的能力,是一种正常的生理现象。遗忘在学习后就开始,在短时性记忆中,遗忘的速率很快;但如果使某些信息进入长时程记忆,遗忘的速率则会逐渐减慢。遗忘并不意味着记忆痕迹的消失,因为复习已经遗忘的材料,总比学习新的材料容易。遗忘的原因可能是条件刺激长时间不予强化所引起的消退抑制;也可能是后来信息的干扰所造成的。临床上将疾病情况下发生的遗忘称为记忆障碍或遗忘症,属于病理性遗忘。

三、大脑皮质的电活动

在大脑皮质通过仪器可记录到两种不同形式的脑电活动。一种是在感觉传入冲动的刺激下,在皮层上某一局限区域引出的电位变化,称为皮质诱发电位。记录诱发电位有助于了解各种感觉投射在皮质的代表区,也可作为检查各种感觉传导通路的一个客观指标;另一种是在安静状态和无外来刺激情况下,大脑皮层自发产生、持续的节律性电位变化,称为自发脑电活动。脑电图(electroencephalogram,EEG)是在头皮上用双极或单极记录法观察和记录到的自发脑电活动。

正常的脑电图有 α、β、θ、δ 四种基本波形(表 10-6,图 10-19)。

表 10-6　正常人脑电图的几种基本波形

脑电波	频率（Hz）	波幅（μV）	常见部位	出现条件
α 波	8～13	20～100	枕叶	成人安静、闭眼、清醒时
β 波	14～30	5～20	额叶、顶叶	成人活动时
θ 波	4～7	100～150	颞叶、顶叶	成人困倦时,或少年正常脑电
δ 波	0.5～3	20～200	颞叶、枕叶	成人熟睡时,或婴幼儿正常脑电

脑电波可能是由大量的神经元的突触后电位经总和后形成的。一般认为,脑电波随大脑皮质处于不同的状态而发生变化,当皮层许多神经元的电活动趋于一致时,出现低频率、高振幅的脑电变化,称为同步化脑电活动;反之,当皮层许多神经元的电活动不一致时,出现高频率、低振幅的脑电变化,称为去同步化脑电活动。在临床上,脑电图对癫痫病、脑炎、颅内占位性病变有一定的诊断意义。

四、觉醒与睡眠

觉醒与睡眠是人类和哺乳类动物最明显的昼夜节律之一,是机体必不可少的生理过程。人类觉醒时可以从事各种体力和脑力劳动,睡眠时机体得到了休息,精力和体力恢复。若睡

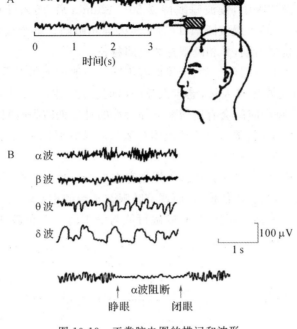

图 10-19　正常脑电图的描记和波形

A. 脑电图记录方法示意图；B. 脑电图的各种波形

眠障碍常导致神经系统特别是大脑皮层活动失常，使记忆力减退，工作能力下降等。

（一）觉醒的维持

觉醒状态的维持可能与脑干网状结构上行激动系统的作用有关。各种传入冲动，经脑干网状结构上行激动系统的传导，使大脑皮质处于觉醒状态。

觉醒状态可分为脑电觉醒（脑电波呈现快波表现）和行为觉醒（通常的清醒状态下的各种行为表现）两种状态。中脑黑质多巴胺系统对行为觉醒的维持有关，而蓝斑上部的去甲肾上腺素递质系统和脑干网状结构胆碱能递质系统与脑电觉醒的维持有关。

（二）睡眠的时相

根据脑电波不同，可把睡眠分为慢波睡眠和快波睡眠两个时相。

1. 慢波睡眠　慢波睡眠的表现及特征：①EEG 呈同步化慢波，因此称为慢波睡眠；②各种感觉功能如嗅、视、听、触觉均暂时减退，唤醒阈增高；③骨骼肌反射活动及肌张力减弱；④自主神经活动减退，如心率减慢、血压下降、呼吸变慢、尿量减少、体温下降、发汗增多、胃液分泌增多而唾液分泌减少等；⑤生长激素分泌增加。因此，慢波睡眠生物学意义是促进机体生长和恢复体力。

2. 异相睡眠（快波睡眠）　主要表现及特征：①EEG 呈去同化快波；②感觉功能进一步减退，唤醒阈更高；③骨骼肌肌张力进一步减弱，几乎完成松弛；④出现间断性阵发表现，如眼球快速运动（故又称快动眼睡眠）、呼吸急促、血压增高、心率加快和四肢抽动；⑤做梦多在此时相发生。动物研究表明，在快波睡眠时相，蛋白质合成增加，新突触形成增加，因此，快波睡眠和神经系统的发育、学习记忆和精力恢复有关。临床上快波睡眠又与某些疾病的发作有关，因为阵发性表现常导致心绞痛、哮喘和阻塞性肺气肿缺氧的夜间发作。

　　生理状态下,在整个睡眠过程中,慢波睡眠与异相睡眠两个时相不断相互转化。成年人睡眠一开始首先进入慢波睡眠,慢波睡眠持续 80～120min 后,转入异相睡眠;异相睡眠持续 20～30min 左右后,又转入慢波睡眠;以后又转入异相睡眠。整个睡眠期间,这种反复转化约 4～5 次,越接近睡眠后期,异相睡眠持续时间越长。

　　正常人每天睡眠所需时间依年龄、个体而有不同。一般成人每天需 7～9h,新生儿需 18～20h,儿童的睡眠时间要比成人长,老年人睡眠时间较短。同一个人的不同时期,由于生理状态的变化,所需的睡眠时间会有所增减。如女性的月经期睡眠时间可能会增多,孕妇常常需要每天超过 10h 的睡眠,重体力劳动或体育运动后睡眠时间一般延长。而过度的脑力劳动却常常使人睡眠减少。

　　关于睡眠产生的机制,大多认为在脑干尾端存在着一个睡眠中枢,其向上传导可作用于大脑皮质,并与上行激动系统相拮抗,从而调节睡眠与觉醒的相互转化。慢波睡眠可能与脑干内 5-羟色胺递质系统的活动有关,异相睡眠可能与脑干内 5-羟色胺和去甲肾上腺素递质系统的活动有关。

第十一章

内分泌

【学习目标】

掌握:激素的概念;下丘脑、腺垂体、甲状腺、肾上腺皮质、胰岛分泌的激素及作用。

理解:激素的作用机制及一般特性;甲状旁腺、肾上腺髓质分泌的激素及作用。

了解:激素的分类;神经垂体激素分泌调节。

第一节 概 述

一、内分泌系统与激素

内分泌系统(endocrinal stenned)是由内分泌腺和散在分布于某些组织、器官中的内分泌细胞组成的重要信息传递系统。内分泌系统通过其分泌的激素参与机体各种功能活动的调节,是机体内又一种重要的功能调节系统。它与神经系统的活动之间存在着密切的联系和相互作用,对机体的基本生命活动,如新陈代谢、生长发育、生殖以及各种功能活动发挥调节作用,对机体内外各种环境变化作出反应,共同维持体内各器官、系统功能活动的正常进行。

人体内主要的内分泌腺包括松果体、垂体、甲状腺、甲状旁腺、胸腺、肾上腺、胰岛和性腺等;其余的内分泌细胞分布比较弥散,如在下丘脑、胃肠道、心脏、血管、肺、肾、胎盘等组织、器官中均有各种不同的内分泌细胞散在分布。

激素(hormone)就是由这些内分泌腺或散在分布的内分泌细胞所分泌的具有高效能生物活性的化学物质,是细胞与细胞之间信息传递的媒介。激素可通过血液运输及在组织液中扩散的方式,到达靶细胞、靶组织或靶器官,与其受体特异性结合,完成信息的传递,参与机体新陈代谢、生长发育、生殖等重要功能活动的调节。

二、激素的分类

机体内激素来源不同,种类繁多,按照其分子结构和化学本质分为以下几类:

(一)含氮类激素

1.蛋白质激素　主要包括甲状旁腺激素、胰岛素及生长素等。

2.胺类激素　甲状腺激素、促甲状腺激素、肾上腺髓质激素和松果体激素等。

3.肽类激素　下丘脑激素、垂体激素、胃肠激素和降钙素等。

(二)类固醇类激素

类固醇类激素主要包括肾上腺皮质激素和性激素等,如皮质醇、醛固酮、雄激素及雌、孕激素等。

(三)固醇类激素

固醇类激素包括胆钙化醇(维生素 D_3)、25-羟胆钙化醇(25-羟维生素 D_3)和 1,25-二羟胆钙化醇(1,25-二羟维生素 D_3)。

(四)脂肪酸衍生物

脂肪酸衍生物主要包括前列腺素和血栓素等。

三、激素作用的原理

激素的主要作用就是在细胞之间传递信息,其首要条件是激素能被靶细胞的相关受体识别与结合,再产生一系列生物效应的复杂过程,将细胞外信息传递到细胞内,使细胞的功能活动发生改变,产生生理学效应。

四、激素作用的一般特征

激素虽然种类很多,作用复杂,但它们在对其靶细胞调节的作用机制方面具有某些共同的特点。

(一)激素的信息传递作用

激素作用于靶细胞,在细胞与细胞之间进行信息传递。它可以加强或减弱靶细胞的生理生化过程,却不能改变生理过程,仅仅起传递生物信息的"信使"(messenger)作用。

(二)激素作用的相对特异性

激素对组织和细胞有选择性地发挥调节作用。激素作用的特异性与靶细胞上的受体有关。

(三)激素的高效能生物放大作用

激素在血中的浓度都很低,一般在 nmol/L,甚至在 pmol/L 数量级,但其作用显著。这是由于激素与受体结合后,在细胞内发生一系列酶促反应,逐级放大,形成一个高效能生物放大系统。如 $0.1\mu g$ 促肾上腺皮质激素释放激素,可使腺垂体释放 $1\mu g$ 促肾上腺皮质激素,后者能引起肾上腺皮质分泌 $40\mu g$ 糖皮质激素,放大了 400 倍,从而增加约 $6000\mu g$ 糖原储存。因此体液中激素浓度的变化会对机体生理功能产生巨大影响。

(四)激素间的相互作用

当多种激素共同参与某一生理活动的调节时,激素与激素之间往往存在着竞争作用、协同作用、拮抗作用及允许作用,这对维持机体功能活动的相对稳定起着重要作用。例如,生长素、糖皮质激素及胰高血糖素,均能提高血糖,在升糖效应上有协同作用;相反,胰岛素则能降低血糖,与上述激素的升糖效应有拮抗作用。另外,某些激素本身对某一生理反应并不起直接作用,但在它存在的条件下,可使另一种激素的作用明显增强,即对另一种激素的效应起支持作用,这种现象称为激素的允许作用。

五、激素分泌的调节

各种激素的分泌都受神经和体液的调节,以使激素分泌的量和速率与生理需要保持一致,激素分泌的调节途径包括以下几种:

(一)神经调节

内分泌系统与神经系统在结构和功能上都有密切联系,几乎所有内分泌腺含有丰富的自主神经纤维,直接或间接地受神经系统的支配,故腺体的分泌受其调节。如神经垂体、肾上腺髓质和胰岛等激素的分泌就直接受自主神经系统的调节,其他大多数激素则通过下丘脑-腺垂体-靶腺轴的调节。

1.下丘脑-神经垂体束　下丘脑视上核和室旁核神经元的轴突构成下丘脑-神经垂体束,它沿垂体柄下行,终止于神经垂体。下丘脑视上核和室旁核神经元合成血管升压素(VP)和催产素(OXT),经下丘脑神经垂体束输送至神经垂体并储存,机体需要时则释放入血发挥其生理作用。

2.下丘脑垂体区　是一个将高级中枢信号转换成为内分泌腺活动的"换能器"。它直接接受中脑、边缘系统,以及大脑皮质发出的神经纤维的控制。它的一些换能神经元,即下丘脑促垂体区肽能神经元能分泌多种肽类激素,如促甲状腺激素释放激素、促性腺激素释放素及生长抑素等,通过特殊的血管联系即垂体门脉系统运送至腺垂体,直接促进或抑制腺垂体的不同类型的内分泌细胞,影响腺垂体激素的合成与分泌,而腺垂体又通过这些相应的激素,如促甲状腺激素、促肾上腺皮质激素等,控制相应内分泌腺的活动,从而下丘脑-腺垂体-靶腺之间形成了功能意义上的轴。目前已肯定的有 3 个轴,即:①下丘脑-腺垂体-肾上腺皮质轴;②下丘脑-腺垂体-甲状腺轴;③下丘脑-腺垂体-性腺轴。

(二)体液调节

血中某些激素浓度、无机盐或有机营养物质浓度的变化,能通过体液调节途径反馈性调节某些激素的分泌,如 PTH、CT、胰岛素等。

各种内分泌细胞的分泌水平所以能够保持相对稳定,主要是通过负反馈机制而实现的。肾上腺皮质分泌的糖皮质激素,是受腺垂体分泌的促肾上腺皮质激素(ACTH)调控的,而ACTH 的分泌又受下丘脑促肾上腺皮质激素释放激素(CRH)控制。当血浆中糖皮质激素过高时,则反馈性地抑制下丘脑和腺垂体的分泌,从而减少糖皮质激素的分泌。我们把这种反馈途径称为"长反馈"。腺垂体分泌的 ACTH 过多时,也可反馈的抑制下丘脑分泌 CRH。这种反馈途径较短.故称为"短反馈"。此外,下丘脑分泌的 CRH 达到一定量时,也可以抑制下丘脑分泌细胞的分泌。这种下丘脑激素浓度变化返回来调节自身的分泌称为超短反馈。

另外,血液中某些物质的浓度可以直接影响激素的分泌,而这种物质在血液中的浓度又直接受该激素的控制,最明显的例子是血糖的调节,当血糖升高可刺激胰岛 B 细胞分泌胰岛素,胰岛素分泌使血糖降低。显然,这也是一种负反馈。

(三)神经-体液调节

当内外环境发生急剧变化时,如剧烈运动、紧张、恐惧、疼痛等,神经系统高位中枢根据从感觉系统传入的信息,控制下丘脑的活动,并通过下丘脑直接影响腺垂体分泌水平,间接地改变受腺垂体控制的靶腺的活动水平。此外,中枢神经系统还可通过神经途径,分别调整神经垂体、肾上腺髓质和胰岛等内分泌细胞的激素分泌水平。这种调节方式,不构成反馈闭合环路,其作用将一直持续到环境变化影响的消除,激素分泌才恢复原有水平。

总之,激素分泌的调节途径比较多,而且十分复杂,有待于进一步探讨研究。

第二节　下丘脑与垂体

一、下丘脑的功能

下丘脑位于大脑基底部,其内部存在能分泌神经肽或肽类激素的神经分泌细胞称为肽能神经元。位于下丘脑视上核和室旁核的大细胞肽能神经元合成血管升压素(vasopressin,VP)和催产素(oxytocin,OXT)。而位于下丘脑"促垂体区"的神经核团主要分布于下丘脑的内侧基底部,包括正中隆起、弓状核、腹内侧核、视交叉上核及室周核等,这些部位的神经元胞体比较小,可分泌肽类激素,属于小细胞肽能神经元,主要产生调节腺垂体激素释放的激素,这些肽能神经元分泌的激素经垂体门脉系统将激素运输到腺垂体,调节腺垂体的分泌活动。

由下丘脑促垂体区肽能神经元分泌的,能调节腺垂体活动的肽类激素,统称为下丘脑调节肽(hypo-thalamic regulatory peptides,HRP)。迄今为止共发现 9 种下丘脑调节肽,其化学性质及主要作用见表 11-1。

表 11-1　下丘脑调节肽的种类、化学性质和作用

种　类	化学性质	主要作用
促甲状腺激素释放激素(TRH)	3 肽	促进促甲状腺激素的分泌
促性腺激素释放激素(GnRH)	10 肽	促进黄体生成素、促卵泡激素的分泌
生长激素释放激素(GHRH)	44 肽	促进生长激素的分泌
生长抑素(GHRIH)	14 肽	抑制生长激素的分泌
促肾上腺皮质激素释放激素(CRH)	41 肽	促进促肾上腺皮质激素的分泌
催乳素释放因子(PRF)	肽	促进催乳素的分泌
催乳素释放抑制因子(PIF)	多巴胺	抑制催乳素的分泌
促黑激素释放因子(MRF)	肽	促进促黑激素的分泌
促黑激素释放抑制因子(MIF)	肽	抑制促黑激素的分泌

二、下丘脑与垂体的功能联系

下丘脑和垂体位于大脑基底部,在结构与功能上,两者的联系复杂,非常密切。人体中枢神经对内分泌腺的调节控制,都是通过下丘脑-垂体轴实现的(肾上腺髓质及松果体等少数腺体除外),可将它们看成是一个下丘脑-垂体功能单位(hypothalamus hypophysis unit),包括下丘脑-腺垂体系统和下丘脑-神经垂体系统(hypo-thalami-neurohypophysis system)两部分(图 11-1)。

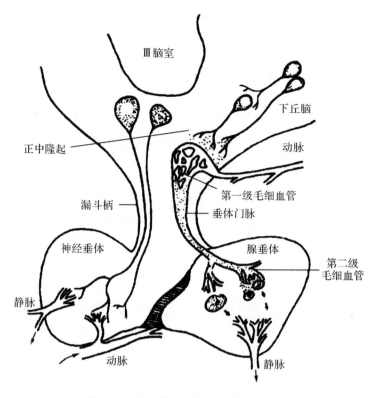

图 11-1　下丘脑与垂体功能联系示意图

（一）下丘脑-腺垂体系统

下丘脑与腺垂体之间没有直接的神经联系。在下丘脑的"促垂体区"存在一些小细胞肽能神经元，可分泌至少九种多肽类神经激素（表 11-1），即下丘脑调节肽，通过垂体门脉系统运输到腺垂体，与相应靶细胞上的受体结合。引起特异性兴奋作用或抑制作用，实现调节腺垂体激素的合成与释放，构成下丘脑-腺垂体系统。

（二）下丘脑-神经垂体系统

下丘脑与神经垂体有着直接的神经联系。下丘脑的视上核、室旁核神经元的轴突经过下丘脑-垂体束延伸到神经垂体，构成下丘脑-神经垂体系统。视上核和室旁核的大细胞肽能神经元主要合成、分泌血管升压素和催产素。这些激素主要通过下丘脑垂体束的轴浆运输到达并储存于神经垂体，当机体需要时，则释放入血运输到靶器官、靶细胞发挥其调节作用。

三、腺垂体的功能

腺垂体是体内最重要的内分泌腺，主要分泌 7 种激素，其中促甲状腺激素（thyroid stimulating hormone，TSH）、促肾上腺皮质激素（adrenocorticotrophic hormone，ACTH）、促卵泡激素（follicle stimulating hormone，FSH）和黄体生成素（lutestring hormone，LH）均有各自的靶腺。TSH，ACTH，FSH 和 LH 均可直接作用于各自的靶腺而发挥调节作用，故常将这些激素称为促激素（tropic hormones）。而生长激素（growth hormone，GH）、催乳素（prolactin，PRL）和促黑（素细胞）激素（melanophore stimulating hormone，MSH）则无作用

靶腺,而是直接作用于靶组织或靶细胞,对物质代谢、个体生长、乳腺发育与泌乳及黑色素代谢等生理过程发挥调节作用。可见,腺垂体激素的作用广泛而复杂。

(一)生长激素

生长激素(GH)是腺垂体中含量较多的一种激素。人生长激素(human growth hormone,HGH)由191个氨基酸残基组成。其化学结构与人催乳素十分相似,故两者除具有特定作用外,相互间还有一定的交叉作用,即生长激素有较弱的泌乳始动作用,催乳素也有较弱的促生长作用等。近年来,利用DNA重组技术可以大量生产HGH供临床使用。

1.生长激素的生理作用

(1)促进生长:GH能促进骨、软骨、肌肉及其他组织细胞的分裂增殖和蛋白质合成,从而使骨骼和肌肉的生长发育加快,尤其对骨骼、肌肉及内脏器官的作用更为显著。实验证明,幼年动物在摘除垂体后,生长即停滞;但如及时给予补充GH,则可使之恢复生长发育。若幼年时期GH分泌不足,则患儿生长停滞,身材矮小,但智力正常,称为侏儒症(dwarfism);如果幼年时期GH分泌过多,则引起巨人症(gigantism);成年人GH分泌过多时,由于骨骺已经闭合,长骨不再生长,则肢端的短骨、颅骨及软组织可出现异常的生长,表现为手足粗大、鼻大唇厚,下颌突出及内脏器官增大等现象,称为肢端肥大症(acromegaly)。

链接>>>

侏儒症

侏儒症是一种内分泌代谢性疾病,凡身高低于同一种族、同一年龄、同一性别的小儿标准身高的30%以上,或成年人身高在120cm以下者,称为侏儒症或矮小体型。可因幼年时期垂体功能低下、遗传因素、严重营养不良等多种原因导致的生长素分泌不足而致身体发育迟缓。最常见的原因是垂体功能低下。垂体分泌的生长激素有促进骨骼生长和促进蛋白质合成,减少蛋白质分解,从而促使肌肉发达等作用。如果幼年时期生长激素分泌不足,则使生长发育迟缓或停滞,躯干、四肢短小,但匀称,智力大多正常,而性发育往往停留在发病年龄的水平。对侏儒症治疗的关键是早诊断、早治疗,除针对病因的治疗外,可使用人生长激素等促进生长的药物。

(2)促进代谢:GH具有促进蛋白质合成、脂肪分解和升高血糖的作用。GH可促进氨基酸进入细胞,加强DNA、RNA的合成,使尿氮减少,呈氮的正平衡;可激活对激素敏感的脂肪酶,促进脂肪分解,增强脂肪酸的氧化,提供能量,并使组织特别是肢体的脂肪量减少;还可抑制外周组织摄取和利用葡萄糖,减少葡萄糖的消耗,升高血糖水平。当GH分泌过多时,可因血糖升高而引起糖尿,称为垂体性糖尿病。

2.生长激素分泌的调节

(1)下丘脑对GH分泌的调节:腺垂体GH的分泌受下丘脑GHRH与GHRIH的双重调节,前者促进GH分泌,后者则抑制其分泌。

(2)反馈调节:GH与其他垂体激素一样,也可对下丘脑和腺垂体发挥负反馈调节作用。不仅GH能反馈抑制下丘脑GHRH的释放,而且GHRIH对其自身释放也有负反馈调节作用。

（3）其他调节因素：人在进入慢波睡眠时，GH 分泌增加；转入快波睡眠后，GH 分泌减少，觉醒状态分泌较少。慢波睡眠时 GH 的分泌增多，有利于机体的生长发育和体力的恢复。血中氨基酸、脂肪酸浓度升高，机体在能量供应缺乏或耗能增加时，如饥饿、运动、低血糖及应激反应等，均可引起 GH 分泌增多。低血糖是刺激 GH 分泌最有效的因素。

（二）催乳素

催乳素（prolactin，PRL）是由 199 个氨基酸残基和 3 个二硫键构成的蛋白质，其分子结构已基本清楚，其作用广泛，并且具有极强的种族特异性。生理作用主要有：

1. 对乳腺的作用　促进乳腺发育，引起并维持泌乳。女性青春期乳腺的发育主要是由于雌激素的刺激，糖皮质激素、生长激素、孕激素也有一定的协同作用。在妊娠期，催乳素、雌激素和孕激素分泌增加，使乳腺进一步发育成熟并具备泌乳能力，但不出现泌乳，这是由于血中雌激素与孕激素浓度较高，与催乳素竞争受体的缘故。分娩后，血液中雌激素、孕激素水平明显降低后，催乳素才能与乳腺细胞受体结合，发挥启动和维持泌乳的作用。

2. 对性腺的作用　在女性，小剂量催乳素促进排卵和黄体的生成，促进雌激素和孕激素的合成和分泌，大剂量时则有抑制作用。在男性，催乳素可以促进前列腺和精囊的生长，促进睾酮的合成，对生精过程有调节作用。

3. 参与应激反应　人体处于应激状态，催乳素的分泌可以明显增高，与促肾上腺皮质激素和生长激素的分泌增加同时出现，可见催乳素也参与应激反应。

此外，PRL 也参与免疫、生长发育及物质代谢的调节。

（三）促黑激素

促黑（素细胞）激素主要生理作用是刺激黑色素细胞，使细胞内的酪氨酸转化为黑色素，同时使黑色素颗粒在细胞内散开，导致皮肤和毛发颜色加深。此外，MSH 还可能参与生长激素、醛固酮、CRH、胰岛素及 LH 等激素分泌的调节，并有抑制摄食的作用。

四、神经垂体的功能

神经垂体中不含腺细胞，因此不能合成激素。神经垂体激素是由下丘脑视上核和室旁核的大神经内分泌细胞合成，以轴浆运输的方式经下丘脑-垂体束到达神经垂体，并在神经垂体储存。主要包括血管升压素（vasopressin，VP）和催产素（oxytocin，OXT）两种。在适宜刺激的作用下，神经垂体将这两种激素释放入血液循环。

（一）血管升压素

血管升压素也称抗利尿激素（antidiuretic hormone，ADH）。在正常饮水的情况下，血浆中 ADH 的浓度很低，仅 $1\sim4ng/L$。生理剂量的 ADH 可促进肾脏远端小管和集合管对水的重吸收，发挥抗利尿作用，而对血压几乎没有调节作用。在机体脱水和大失血等情况下，ADH 的释放量明显增加，能发挥其升高和维持血压以及保持体液的作用。

ADH 的分泌、释放调节请参看"尿的生成与排出"章节相关内容。

（二）催产素

催产素的化学结构与血管升压素相似，也是含有 9 个氨基酸的寡肽，它们的生理作用也有一定的交叉。

1. 催产素的生理作用

（1）对乳腺的作用：催产素是促进乳汁排出的关键激素。哺乳期乳腺可不断分泌乳汁，储存于腺泡中。当婴儿吸吮乳头时,可引起典型的神经内分泌反射,称为射乳反射(milk ejection reflex)。其过程是吸吮乳头的感觉信息经传入神经到达下丘脑,兴奋催产素神经元,神经冲动沿下丘脑垂体束至神经垂体,使催产素释放入血;催产素使乳腺腺泡周围的肌上皮细胞收缩,腺泡内压力增高,乳汁经输乳管从乳头射出。

(2)对子宫的作用:催产素可促进子宫收缩,但其作用与子宫的功能状态有关。催产素对非孕子宫的作用较弱,而对妊娠子宫的作用则比较强。低剂量催产素可引起子宫肌发生节律性收缩,大剂量催产素则可导致子宫出现强直性收缩。但是催产素并不是分娩时发动子宫收缩的决定因素。在分娩过程中,胎儿刺激子宫颈可反射性地引起催产素释放,形成正反馈调节机制,使子宫收缩进一步增强,起"催产"的作用。

2.催产素分泌的调节　催产素分泌的调节属于神经内分泌调节。哺乳活动可反射性地引起催产素释放。此外,在性交过程中,阴道及子宫颈受到的机械性刺激也可通过神经反射途径引起催产素分泌。

第三节　甲状腺及甲状旁腺

甲状腺是人体内最大的内分泌腺,平均重量为 $20\sim25g$。甲状腺由许多大小不等的由单层上皮细胞围成的腺泡组成。腺泡上皮细胞是甲状腺激素合成与释放的部位。此外,在甲状腺腺泡之间和腺泡上皮之间有滤泡旁细胞,也称 C 细胞,可分泌降钙素。甲状腺激素是体内唯一在细胞外储存的内分泌激素,对机体的生长发育和新陈代谢起重要作用。

一、甲状腺激素的生理作用

甲状腺激素(thyroid hormone)包括三碘甲状腺原氨酸(T_3)和四碘甲状腺原氨酸(T_4),在腺体和血液中的浓度分布,T_4 高于 T_3,约占总量的 90%,但主要发挥生理学作用的是 T_3,其生物学活性是 T_4 的 $4\sim5$ 倍。甲状腺激素作用十分广泛,其主要的作用是促进物质与能量代谢,促进生长发育。

(一)对新陈代谢的影响

1.对能量代谢的影响　甲状腺激素可提高机体绝大多数组织的耗氧量和产热量,具有显著的产热效应,尤以心、肝、骨骼肌和肾脏最为显著。研究表明,1mg T_4 可使机体增加产热量约 4200kJ,基础代谢率提高 28%。此外,甲状腺激素也能促进脂肪酸氧化,产生大量热能。甲状腺功能亢进的患者,基础代谢率可升高 $60\%\sim80\%$,产热量增加,体温偏高,怕热,容易出汗。反之,甲状腺功能低下的患者,产热量减少,基础代谢率可降低 $30\%\sim50\%$,体温偏低,喜热怕冷。

2.对物质代谢的影响

(1)蛋白质代谢:在生理浓度下,T_3、T_4 均可加速蛋白质的合成。但 T_3 和 T_4 增多时又可加强蛋白质的分解代谢,使尿氮排出增多。T_4 与 T_3 分泌不足时,蛋白质合成减少,肌肉无力,但组织间的黏蛋白增多,可结合大量的正离子和水分子,引起黏液性水肿;T_4 与 T_3 分泌过多时,则明显促进分解代谢,加速蛋白质分解,特别是加速骨骼肌的蛋白质分解,身体消瘦,肌肉萎缩、无力。

(2)糖代谢:甲状腺激素可促进小肠黏膜对糖的吸收,增强糖原分解,使血糖升高;同时又增强外周组织对糖的利用,使血糖降低。甲状腺功能亢进患者在进食后血糖迅速升高,甚至出现糖尿。此外,甲状腺激素还可加强肾上腺素、胰升糖素、皮质醇和生长激素升高血糖的作用。

(3)脂肪代谢:甲状腺激素可促进脂肪酸氧化,加速胆固醇降解,并增强儿茶酚胺与胰升糖素对脂肪的分解作用。甲状腺激素也可促进胆固醇的合成,但分解的速度超过合成。因此,甲状腺功能亢进时,患者血中胆固醇的含量常低于正常。

(二)对生长发育的影响

甲状腺激素是维持机体正常生长、发育不可缺少的激素,特别是对骨和脑的发育尤为重要。甲状腺激素具有促进组织分化、生长与发育成熟的作用。甲状腺功能低下的婴幼儿,神经系统发育有明显障碍,智力低下,且身材矮小,称为呆小症。值得提出的是,在胚胎期胎儿骨的生长并不必需甲状腺激素,所以患先天性甲状腺发育不全的胎儿,出生时身高可以基本正常,但脑的发育已经受到不同程度的影响,在出生后数周至 3~4 个月后就会表现出明显的智力迟钝和长骨生长停滞。对呆小症的治疗应在出生后 3 个月内补充甲状腺激素,过迟则难以奏效。

(三)对神经系统的影响

甲状腺激素可提高交感神经系统的兴奋性。甲状腺功能亢进的患者,中枢神经系统兴奋性明显增高,表现为多愁善感、喜怒无常、失眠多梦、注意力不易集中及肌肉颤动等;相反,甲状腺功能低下的患者,则中枢神经系统兴奋性降低,出现记忆力减退、行动迟缓、淡漠无情及终日嗜睡等症状。

(四)对心血管活动的影响

甲状腺激素对心血管系统的影响主要体现在使心率加快,心肌收缩力增强,增加心排血量及心脏做功。故甲状腺功能亢进的患者常出现心动过速、心肌肥大,甚至因心肌过度劳累而导致心力衰竭。

(五)其他作用

除上述作用外,甲状腺激素还可影响生殖功能,对胰岛、甲状旁腺及肾上腺皮质等内分泌腺的分泌也有不同程度的影响。

二、甲状腺激素分泌的调节

甲状腺激素的合成和分泌主要受下丘脑-腺垂体-甲状腺轴调节,包括下丘脑-腺垂体对甲状腺的调节及甲状腺激素对下丘脑和腺垂体的反馈调节。此外,甲状腺还存在一定程度的自身调节和受自主神经活动的影响。

(一)下丘脑-腺垂体对甲状腺功能的调节

在下丘脑"促甲状腺区",TRH 神经元释放的 TRH 促进腺垂体 TSH 的合成和释放。TSH 是调节甲状腺功能活动的主要激素,其作用包括两个方面:一是促进甲状腺激素的合成与释放,包括增强摄碘、碘的活化、耦联及释放过程,使血中 T_3、T_4 的浓度增高;另一方面是促进甲状腺细胞增生、腺体肥大。此外。寒冷刺激也能引起 TRH 的释放;当机体受到应激刺激时,下丘脑可释放较多的生长抑素,抑制 TRH 的合成和释放,进而使 TSH 释放减少。

(二)甲状腺激素对腺垂体和下丘脑的反馈性调节

血中游离 T_3、T_4 浓度的改变,可对腺垂体 TSH 的分泌起反馈性的调节。当血中 T_3、T_4 浓度增高时,可刺激腺垂体促甲状腺素细胞产生一种抑制性蛋白,使 TSH 的合成与释放减少,最终使血中 T_3、T_4 的浓度降至正常水平。此外,T_3 和 T_4 除对腺垂体有负反馈调节作用外,对下丘脑 TRH 神经元的活动也有负反馈调节作用(图 11-2)。

地方性甲状腺肿就是由于缺乏碘,使体内 T_3、T_4 合成减少,T_3、T_4 长期降低,对腺垂体的反馈性抑制作用减弱,引起 TSH 分泌增加,从而导致甲状腺组织的代偿性增生和肥大。

(三)甲状腺的自身调节

在没有神经和体液因素影响的情况下,甲状腺可根据血碘水平调节其自身摄取碘及合成甲状腺激素的能力,称为甲状腺的自身调节。这是甲状腺本身对饮食中碘供应量增减的一种适应能力。当饮食中碘含量不足时,甲状腺摄取碘的能力增强,使甲状腺激素的合成与释放不致因碘供应不足而减少。相反,当饮食中碘过多时,甲状腺对碘的摄取减少,甲状腺激素的合成也不致过多,这是一种有限度的、缓慢的自身调节。

(四)自主神经对甲状腺活动的影响

甲状腺受自主神经的支配。交感神经兴奋时可促使甲状腺激素合成与分泌增加;副交感神经兴奋时则使甲状腺激素的分泌减少。

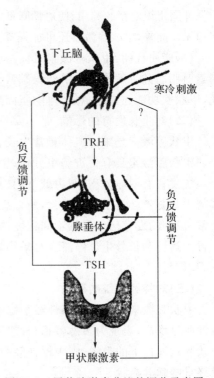

图 11-2　甲状腺激素分泌的调节示意图

三、甲状旁腺激素(PTH)

甲状旁腺激素是由甲状旁腺主细胞合成和分泌的多肽激素。

(一)生理作用

PTH 是调节血钙与血磷水平最重要的激素,主要有升高血钙和降低血磷含量的作用。其作用途径有:

1. 对骨的作用　PTH 动员骨钙入血,使血 Ca^{2+} 浓度升高。其作用分为两个时相,即快速效应与延缓效应。快速效应是在 PTH 作用后数分钟发生,是将骨液中钙转运至血液中。延缓效应在 PTH 作用后 12~14h 出现,通常要在几天或几周后方达高峰,这是由于 PTH 通过刺激破骨细胞活动增强而实现的。

2. 对肾脏的作用　PTH 促进肾远曲小管对钙的重吸收,使尿钙减少,血钙升高;抑制近曲小管对磷的重吸收,促进尿磷排出,血磷降低。

3. 对肠道的作用　PTH 激活肾 1α-羟化酶,促进 25-OH-D_3 转变为有活性的 1,25-$(OH)_2$-D_3,通过 1,25-$(OH)_2$-D_3 转而影响肠对钙磷的吸收。所以,PTH 促进肠道吸收钙的作用是间接的。

(二)分泌调节

1. 血钙水平对 PTH 分泌的调节　PTH 的分泌主要受血浆钙浓度变化的调节。血浆钙浓度轻微下降时,就可使甲状旁腺分泌 PTH 迅速增加。相反,血浆钙浓度升高时,PTH

分泌减少。

2. 其他影响因素　血磷升高可刺激 PTH 的分泌,这是由于血磷升高可使血钙降低,间接引起 PTH 的释放。血镁浓度降至较低时,可使 PTH 分泌减少。

四、降钙素(CT)

降钙素的主要作用是降低血钙和血磷,其主要靶器官是骨,抑制破骨细胞活动,减弱溶骨过程,增强成骨过程,使骨组织释放钙、磷减少,钙、磷沉积增加,因而血钙与血磷下降。降钙素能抑制肾小管对钙、磷、钠及氯的重吸收,使这些离子从尿中排出增多。此外,降钙素还可抑制小肠吸收钙和磷。

降钙素的分泌主要受血钙浓度的调节。当血钙浓度升高时,CT 的分泌亦随之增加。降钙素与甲状旁腺激素对血钙的作用相反,共同调节血钙浓度的相对稳定。

第四节　肾上腺

肾上腺位于两侧肾脏的内上方,其结构包括皮质和髓质两个部分。肾上腺皮质分泌类固醇激素,其作用广泛,对维持机体的基本生命活动十分重要。肾上腺髓质分泌儿茶酚胺类激素,在机体应急反应中起重要的作用。

一、肾上腺皮质激素

肾上腺皮质由外向内可分为球状带、束状带和网状带,分别合成和分泌以醛固酮为代表的盐皮质激素、以皮质醇为代表的糖皮质激素和以脱氢异雄酮为代表的性激素。网状带也能合成和分泌少量的糖皮质激素和雌激素。由于这些激素都属于类固醇的衍生物,因此统称为类固醇激素。

(一)糖皮质激素

正常人血浆中的糖皮质激素主要为皮质醇,其分泌量最大(200mg/d),生理作用最强,其次为皮质酮,后者仅为前者的 1/20～1/10。

1. 糖皮质激素的生理作用　糖皮质激素的作用广泛而复杂,对多种器官、组织都有影响.主要有以下几个方面:

(1)对物质代谢的影响:

1)糖代谢:糖皮质激素是体内调节糖代谢的重要激素之一。糖皮质激素可通过降低肌肉和脂肪等组织对胰岛素的反应性,使葡萄糖的利用减少,升高血糖;另一方面,糖皮质激素还可加强蛋白质的分解,减少外周组织对氨基酸的利用,促进糖原异生,导致血糖升高。如果糖皮质激素分泌过多,会出现高血糖,甚至出现糖尿。

2)蛋白质代谢:糖皮质激素可促进肝外组织特别是肌肉的蛋白质分解,促进糖异生。糖皮质激素分泌过多时,蛋白质分解增强,合成减少,可出现肌肉消瘦、骨质疏松、皮肤变薄、淋巴组织萎缩等现象。

3)脂肪代谢:糖皮质激素可促进脂肪分解,增强脂肪酸氧化,有利于糖原异生。肾上腺皮质功能亢进时,可使体内脂肪重新分布,出现满月脸、水牛背、躯干部发胖而四肢消瘦的向心性肥胖的特殊体形。

（2）对水盐代谢的影响：糖皮质激素可降低肾小球入球小动脉的阻力，增加肾血浆流量，增大肾小球滤过率。肾上腺皮质功能不全的患者，肾排水功能减弱，严重时可出现"水中毒"。此外，糖皮质激素还有较弱的保钠排钾作用。

（3）对器官系统的作用：

1）对血细胞的影响：糖皮质激素可使血中红细胞、血小板和中性粒细胞的数量增加，此外，还能促进淋巴细胞与嗜酸性粒细胞的破坏。

2）对循环系统的影响：糖皮质激素能增强血管平滑肌对儿茶酚胺的敏感性（允许作用），有利于提高血管的张力和维持血压。

3）对消化系统的作用：糖皮质激素能增加胃酸及胃蛋白酶原的分泌，提高胃腺细胞对迷走神经与胃泌素的反应性，因而有加剧和诱发溃疡的可能。

4）对神经系统的影响：糖皮质激素能提高中枢神经系统的兴奋性，当糖皮质激素过多时。会出现失眠、烦躁不安、及注意力不集中等现象。

（4）在应激反应中的作用：当机体受到多种有害刺激如感染、缺氧、饥饿、创伤、手术、疼痛、寒冷及精神紧张等刺激时，垂体释放ACTH增加，导致血液中糖皮质激素增多，并产生一系列反应，称为应激（stress）。在应激反应中，下丘脑-腺垂体-肾上腺皮质轴的活动增强，从而提高机体对应激刺激的耐受和生存能力；同时，交感肾上腺髓质系统的活动也加强，血液中儿茶酚胺的含量增加；其他激素如生长激素、催乳素、胰升糖素、血管升压素及醛固酮的分泌也增加。

2.糖皮质激素分泌的调节

（1）下丘脑-腺垂体对肾上腺皮质功能的调节：下丘脑可合成和分泌促肾上腺皮质激素释放激素（CRH），作用于腺垂体促肾上腺皮质激素细胞，使促肾上腺皮质激素（ACTH）分泌增多，进而刺激肾上腺皮质对糖皮质激素的合成与释放。下丘脑CRH的释放呈日周期节律和脉冲式释放，一般在清晨6～8时分泌达高峰，午夜分泌最少。

（2）糖皮质激素对下丘脑和腺垂体的反馈调节：当血中糖皮质激素浓度升高时，可反馈性地抑制下丘脑CRH神经元和腺垂体ACTH神经元的活动，使CRH释放减少，ACTH合成及释放受到抑制，这种反馈称为长反馈。腺垂体分泌的ACTH也可反馈性地抑制CRH神经元的活动，称为短反馈（图11-3）。糖皮质激素对CRH和ACTH分泌的负反馈调节作用，是通过抑制下丘脑CRH及腺垂体ACTH的合成和降低腺垂体ACTH细胞对CRH的反应性等方式实现的。在应激时这种负反馈调节被抑制甚至消失，血中ACTH和糖皮质激素的浓度升高。

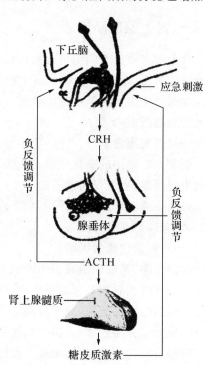

图11-3　糖皮质激素分泌的调节示意图

由于存在这种复杂的反馈调节，长期大量应用糖皮质激素的患者，外源性糖皮质激素可通过长反馈抑制ACTH的合成与分泌.甚至造成肾上腺皮质萎缩，分泌功能停止。长期服用糖皮质激素的患者如果突然停药,血中糖皮质激素水平低下,可引起肾上腺皮质危象,甚至危及生命。因此,必须采取逐渐减量的停药方法或间断给予 ACTH,以防止肾上腺皮质危象的发生。

(二)盐皮质激素

肾上腺皮质分泌的盐皮质激素主要包括醛固酮、11-去氧皮质醇。醛固酮对水、盐代谢的作用最强。

1.盐皮质激素的生物学作用　醛固酮可促进肾远端小管和集合管对 Na^+ 和水的重吸收和排出 K^+,即有较强的保 Na^+、保水和排 K^+ 作用,对维持细胞外液及循环血量的稳态起重要的作用。因此,当醛固酮分泌过多时,可导致机体 Na^+ 和水的潴留,引起高血钠、高血压、低血钾及碱中毒;相反,如醛固酮缺乏,则会导致 Na^+ 和水排出过多,出现低血钠、低血压、高血钾及酸中毒。

有关肾上腺皮质网状带合成与分泌的性激素及性激素的生物学作用,将在生殖章节中述及。

2.盐皮质激素分泌的调节　醛固酮的分泌主要受肾素-血管紧张素-醛固酮系统的调节。血 K^+、血 Na^+ 浓度的改变也可以直接作用于球状带细胞,影响醛固酮的分泌。一般情况下,腺垂体释放的 ACTH 对醛固酮的分泌并无调节作用,只有当机体受到应激刺激时,ACTH 释放增加,才对醛固酮的分泌起一定的支持作用。

二、肾上腺髓质激素

肾上腺髓质嗜铬细胞分泌肾上腺素(epinephrine,E)和去甲肾上腺素(norepinephrine,NE)。它们均属于儿茶酚胺类化合物。体内最重要的儿茶酚胺有肾上腺素、去甲肾上腺素及多巴胺(dopamine,DA)。

(一)肾上腺髓质激素的生理作用

肾上腺素和去甲肾上腺素比较复杂,其生理作用已在相关章节中分别介绍,现以列表对比的形式说明两者的生理作用(表 11-2)。

表 11-2　肾上腺素与去甲肾上腺素的主要生理作用

	肾上腺素(E)	去甲肾上腺素(NE)
心脏	心率加快、收缩力增强、输出量增加	离体心脏:心率加快、收缩力增强 在体心脏:心率减慢(减压反射)、全身血管
血管	皮肤、胃肠、肾等血管收缩;冠状血管、骨骼肌血管舒张	广泛收缩、外周阻力显著增加
血压	升压效果不明显	升压效果显著
胃肠活动	活动控制	抑制、作用较弱
支气管平滑肌	舒张	舒张、作用较弱
瞳孔	扩大	扩大
代谢	升高血糖、脂肪分解增多、增加产热	升血糖、分解脂肪、增加产热较 E 弱

(二)交感-肾上腺髓质系统

肾上腺髓质受交感神经节前纤维支配,两者关系密切,组成交感-肾上腺髓质系统。当机体遭遇特殊紧急情况时,如畏惧、焦虑、剧痛、失血、缺氧、创伤及剧烈运动等,这一系统活动增强,肾上腺髓质激素分泌明显增多,可提高中枢神经系统的兴奋性,使机体反应灵敏;同时心率加快,心肌收缩力加强,心排血量增加,血压升高;呼吸频率和每分通气量增加;全身血液重新分布,保证重要器官的血液供应;血糖升高,脂肪分解加速,葡萄糖与脂肪酸氧化过程增强,以适应在应急情况下机体对能量的需要。上述变化都是在紧急情况下,交感-肾上腺髓质系统发生的适应性反应,故称之为应急反应。实际上,应急与前文述及的应激是两个不同但又相关的概念。引起应急反应的刺激,往往也可以引起应激反应,两者既有区别,又相辅相成,使机体的适应能力更加完善。

(三)肾上腺髓质激素分泌的调节

1.交感神经的作用　肾上腺髓质受交感神经节前纤维支配。节前纤维的末梢释放ACh,作用于嗜铬细胞上的 N 受体,引起肾上腺素和去甲肾上腺素的释放。

2.ACTH 与糖皮质激素的作用　摘除动物垂体后,肾上腺髓质的酪氨酸羟化酶、多巴胺 β-羟化酶与 PNMT 的活性降低。补充 ACTH 可使这三种酶的活性恢复,但如给予糖皮质激素,则后两种酶的活性恢复,而对酪氨酸羟化酶则无明显影响。糖皮质激素可直接影响多巴胺 β-羟化酶和 PNMT 的含量;ACTH 除可通过糖皮质激素发挥作用外,还可能直接影响酪氨酸羟化酶的活性。

3.儿茶酚胺合成的反馈性调节　当细胞内儿茶酚胺浓度增加到一定程度时,可抑制某些合成酶的活性,使儿茶酚胺的合成减少。

第五节　胰　岛

胰岛是散在分布于胰腺组织中的内分泌腺,人胰腺中有 100 万～200 万个胰岛。人类的胰岛由下列细胞组成:A 细胞,约占胰岛细胞的 20%,分泌胰升糖素;B 细胞,数量最多,约占 75%,分泌胰岛素(insulin);D 细胞,占胰岛细胞的 5%左右,分泌生长抑素;而 PP 细胞数量很少,分泌胰多肽。本节主要讨论胰岛素和胰升糖素。

一、胰岛素

胰岛素是含有 51 个氨基酸残基的小分子蛋白质,相对分子质量为 6000。正常人在空腹状态下,血清胰岛素浓度为 35～145pmol/L。血液中的胰岛素以与血浆蛋白结合及游离的两种形式存在,两者之间保持动态平衡。只有游离形式的胰岛素才具有生物活性。胰岛素在血中的半衰期仅 5～6min,主要在肝脏内灭活,肾与肌肉组织也能灭活一部分胰岛素。

(一)胰岛素的生理作用

胰岛素是促进合成代谢、维持血糖浓度稳态的主要激素。

1.对糖代谢的影响　胰岛素通过增加糖的去路与减少糖的来源,使血糖降低。胰岛素能促进全身组织,特别是肝脏、肌肉和脂肪组织摄取和利用葡萄糖,促进肝糖原和肌糖原的合成,抑制糖原异生,从而降低血糖水平。当胰岛素缺乏时,血糖浓度升高。血糖水平如超过肾糖阈,尿中就可出现葡萄糖。

2.对脂肪代谢的影响　胰岛素可促进肝脏合成脂肪酸,并转运到脂肪细胞储存;促进葡萄糖进入脂肪细胞,合成三酰甘油和脂肪酸;还可抑制脂肪酶的活性,减少脂肪分解。胰岛素缺乏时,糖的利用受阻,脂肪分解增强,会产生大量脂肪酸,后者在肝内氧化成大量酮体,可引起酮血症和酸中毒。同时,血脂升高引起动脉硬化。

3.对蛋白质代谢的影响　胰岛素可促进蛋白质合成,并抑制蛋白质分解。胰岛素促进氨基酸进入细胞,从而使蛋白质合成增加。胰岛素因能增强蛋白质的合成,故对机体的生长发育有促进作用。但胰岛素单独作用时,其促进生长的作用并不强,在与生长激素共同作用时,能发挥明显的协同效应。

4.对电解质代谢的影响　胰岛素可促进 K^+、Mg^{2+} 及磷酸根离子进入细胞,使血钾降低。

链接>>>

胰岛素的发现

1921 年 8 月初,在北美加拿大多伦多医学院的一个生理实验室里,班廷和白斯特把萎缩了的胰腺外分泌组织的提取液静脉注射给一只切除了胰腺后表现出糖尿病症状并进入昏迷的狗。结果狗情况好转,尿中已没有糖,血糖也降至正常水平。就在此刻,胰岛素被发现了!接着科学家们很快就研究出在酸性和冷冻方法下,用酒精直接从动物(主要是牛)胰腺提取胰岛素,从而在美国的伊来·礼里制药公司大规模工业生产。发现胰岛素的弗里达雷克·班廷是加拿大安大略省西医学院的 28 岁青年生理学教师,他的助手白斯特也只是一名学生,经过不懈的努力,两个无名小卒实现了多年来众多科学家梦寐以求的理想。

(二)胰岛素分泌的调节

1.血糖、氨基酸及脂肪酸水平对胰岛素分泌的调节

(1)血糖水平:血糖水平是调节胰岛素分泌的最重要的因素。B 细胞对血糖水平的变化十分敏感,血糖水平升高时,胰岛素分泌增加,使血糖水平降低;当血糖水平降至正常时,胰岛素分泌也迅速恢复到基础水平。

(2)血中氨基酸和脂肪酸的水平:许多氨基酸都有刺激胰岛素分泌的作用,以精氨酸和赖氨酸的作用为最强。长时间的高血糖、高氨基酸和高脂血症可持续刺激胰岛素分泌,致使胰岛 B 细胞衰竭,引起糖尿病。临床上常用口服氨基酸后血中胰岛素水平的改变作为判断胰岛 B 细胞功能的检测手段。

2.激素对胰岛素分泌的调节

(1)胃肠激素:在胃肠激素中,促胃液素、促胰液素、缩胆囊素和糖依赖性胰岛素释放肽(抑胃肽)均有促进胰岛素分泌的作用。但目前认为,只有抑胃肽才是葡萄糖依赖的胰岛素分泌刺激因子,而促胃液素、促胰液素及缩胆囊素则可能是通过升高血糖而间接刺激胰岛素分泌的。

(2)生长激素、皮质醇及甲状腺激素:这三种激素可通过升高血糖而间接刺激胰岛素分泌。如长期大剂量应用这些激素,有可能使 B 细胞衰竭而导致糖尿病。

(3)胰升糖素和生长抑素:胰岛 A 细胞分泌的胰升糖素和 D 细胞分泌的生长抑素,可分别刺激和抑制 B 细胞分泌胰岛素。胰升糖素引起的血糖升高又可进一步引起胰岛素的

释放。

除上述激素外,促甲状腺激素释放激素(TRH)、生长激素释放激素(GHRH)、促肾上腺皮质激素释放激素(CRH)和血管活性肠肽(VIP)等能促进胰岛素分泌;肾上腺素可抑制胰岛素分泌。

3.神经调节　胰岛受迷走神经和交感神经双重支配。刺激右侧迷走神经,可直接促进胰岛素分泌,也可通过刺激胃肠激素释放而间接地引起胰岛素分泌。交感神经兴奋时,抑制胰岛素分泌。

二、胰升糖素

胰升糖素(glucagon)是胰岛 A 细胞分泌的、由 29 个氨基酸残基组成的多肽。胰升糖素在血清中的浓度为 50～100ng/L,主要在肝脏内降解失活,也有一部分在肾脏中降解。

(一)胰升糖素的生理作用

胰升糖素具有很强的促进肝糖原分解和糖异生作用,引起血糖升高,还可以促使氨基酸转化为葡萄糖,抑制蛋白质的合成,促进脂肪分解,使血酮体增加,因此被认为是促进分解代谢的激素。另外,胰升糖素可促进胰岛素和生长抑素的分泌。

(二)胰升糖素分泌的调节

血糖浓度是调节胰升糖素分泌的重要因素。当血糖水平降低时,可促进胰升糖素的分泌;反之则分泌减少。饥饿可促进胰升糖素的分泌,这对维持血糖水平,保证脑的代谢和能量供应具有重要的意义。高蛋白餐或静脉注射氨基酸可刺激胰升糖素分泌。胰岛素和生长抑素可抑制胰升糖素的分泌;胰岛素又可通过降低血糖间接地刺激胰升糖素分泌。此外,胰升糖素的分泌还受到神经的调节,交感神经兴奋可通过 β 受体促进胰升糖素的分泌;而迷走神经则通过 M 受体抑制胰升糖素的分泌。

第六节　其他激素

一、松果体激素

松果体位于中脑前丘和丘脑之间,由松果体细胞、神经胶质细胞和神经纤维等组成。松果体细胞是松果体内的主要细胞,其分泌的主要激素有褪黑激素和肽类激素。

褪黑素是一种调节机体睡眠功能的物质。其分泌具有昼夜节律,白天分泌减少,黑夜分泌增加,一般在凌晨 2～3 点达到高峰。实验证明,大鼠在持续光照下,褪黑素合成明显减少。将大鼠致盲或持续放在黑暗环境里,褪黑素浓度水平增加。摘除或切断支配松果体的交感神经,褪黑素分泌昼夜节律消失,证明光亮和黑暗对松果体活动的影响与视觉和交感神经对松果体的刺激作用。视交叉上核是控制褪黑素分泌的昼夜节律中枢,如破坏视交叉上核,褪黑素分泌的昼夜节律消失。褪黑素是由大脑松果体分泌的一种可以改善睡眠的激素,长期使用可以产生依赖性。

褪黑素能对下丘脑-垂体-性腺轴和下丘脑-垂体-甲状腺轴活动具有抑制作用。实验证明,摘除幼年动物的松果体后,动物出现性早熟,性腺和甲状腺增大,功能活动增强。

二、胸腺激素

胸腺能分泌多种肽类激素,如胸腺素、胸腺生长素等,其主要作用是使由骨髓产生的淋巴干细胞转变成 T 细胞,增强机体的细胞免疫功能,但对体液免疫的影响甚微。

三、前列腺素

前列腺素(prostaglandin,PG)是广泛存在于动物和人体中的一类由不饱和脂肪酸组成的具有多种生理作用的生物活性物质。前列腺素在体内由花生四烯酸合成,结构为一个五环和两条侧链构成的 20 碳不饱和脂肪酸。按其结构,前列腺素分为 A、B、C、D、E、F、G、H、I 等类型。

不同类型的前列腺素具有不同的功能,如前列腺素 E 能舒张支气管平滑肌,降低通气阻力;而前列腺素 F 的作用则相反。前列腺素的半衰期极短(1~2min),除前列腺素 L 外,其他的前列腺素经肺和肝迅速降解,故前列腺素不像典型的激素那样,通过循环影响远距离靶组织的活动,而是在局部产生和释放,对产生前列腺素的细胞本身或对邻近细胞的生理活动发挥调节作用。前列腺素对内分泌、生殖、消化、血液呼吸、心血管、泌尿和神经系统均有作用。

第十二章

生殖功能

【学习目标】

掌握:生殖、月经、月经周期的概念;雄激素、雌激素和孕激素的作用。

理解:睾丸生精作用和卵巢的生卵作用及其月经周期的调节。

了解:睾丸功能的调节;怀孕、避孕、妊娠的知识。

生物体生长发育到一定阶段后能够产生与自己相似的子代个体的生理过程称为生殖 (reproduction)。它是维持生命延续和种系繁衍的重要生命活动,是生命活动的基本特征之一。高等动物中存在的是有性生殖即卵式生殖。人类的生殖活动属于有性生殖方式,通过两性生殖器官的共同参与才能实现,其过程包括两性生殖细胞(卵子和精子)的形成、交配、受精、着床、胚胎发育及分娩等重要环节。

第一节　男性生殖

男性的主性器官是睾丸,附性器官有附睾、输精管、前列腺、精囊腺、尿道球腺、阴茎等。睾丸由曲细精管和间质细胞组成,前者是生成精子的部位,而后者具有内分泌功能,可分泌雄激素。睾丸的功能受下丘脑-腺垂体-睾丸轴活动的调节。

一、睾丸的功能

睾丸具有生精和内分泌的双重功能。

(一)睾丸的生精功能

曲细精管是生成精子的部位,曲细精管上皮由生精细胞(精原细胞)和支持细胞构成。精原细胞发育成为精子,支持细胞具有支持、营养生殖细胞和内分泌功能。到青春期时,在腺垂体促性腺激素的作用下,精原细胞即进行分裂、分化,依次经过初级精母细胞、次级精母细胞、精子细胞及精子各个不同发育阶段,最终形成精子并脱离支持细胞进入管腔。精原细胞发育成为精子约需两个半月左右,一个精原细胞经过大约 7 次分裂可产生近百个精子。

精子的生成需要适宜的温度,阴囊内温度比腹腔低 $1\sim8℃$,适合于精子生成。有些人因胚胎发育原因,睾丸未能下降到阴囊内而仍留于腹腔,称为隐睾症。由于腹腔温度较高,影响了精子的生成,这是男性不育症的原因之一。

　　在曲细精管内的精子不具有运动能力,需借助于曲细精管肌上皮细胞的收缩和管道上皮细胞纤毛的运动被运送到附睾内贮存并进一步成熟,才能获得运动能力。在男性性活动过程中,精子被移送到阴茎根部的尿道内,与精囊腺、前列腺和尿道球腺等分泌的液体混合在一起,组成精液,在性高潮时射出体外,此过程即为射精。正常男性每次射出精液 $3\sim$ 6ml,1ml 精液中含精子 2000 万至 4 亿个,少于 2000 万个则不易使卵子受精。

链接>>>

精子库

　　精子库是一种精液冷藏技术。采用液氮将精液在$-196℃$环境下与等量介质溶液一起进行长时间保存,pH 为 $7.2\sim7.4$,需要时在女性排卵期前后取精子库的冷冻精液溶化后供人工授精。我国于 1981 年 11 月在湖南医科大学建立了人类精子库。随后在北京、沈阳、上海等地陆续建立了一批人类精子库。在临床上主要用于解决男性不育症。

(二)睾丸的内分泌功能

　　睾丸的内分泌功能是由间质细胞和曲细精管的支持细胞完成的,睾丸间质细胞能分泌雄激素(androgen),支持细胞分泌抑制素。睾丸间质细胞分泌的雄激素有睾酮(testosterone,T)、脱氢表雄酮等,其中活性最强的为睾酮。除睾丸外,肾上腺皮质和女性的卵巢也可分泌少量睾酮。

　　睾酮的主要生理作用有以下几个方面:

　　1.促进男性生殖器官的生长发育。

　　2.维持性欲、促进副性征的出现并维持在正常状态　青春期开始,男性外表出现一系列区别于女性的特征,称为男性副性征或第二性征,主要表现有:长胡须、喉结突出、嗓音低沉、汗腺和皮脂腺分泌增多、毛发呈男性型分布、骨骼粗壮、肌肉发达等。睾酮能刺激并维持这些特征。

　　3.维持生精作用　间质细胞分泌的睾酮,可进入支持细胞并转变为活性更强的双氢睾酮,随后进入曲细精管,促进生精细胞的分化和精子的生成。

　　4.影响代谢　睾酮对代谢的影响,总的趋势是促进合成代谢。

　　(1)促进蛋白质的合成,特别是肌肉、骨骼内的蛋白质;

　　(2)影响水、盐代谢,有利于水、钠在体内适度的保留;

　　(3)使骨骼中钙、磷沉积增加;

　　(4)刺激红细胞生成,使体内红细胞增多。男性在青春期,由于睾酮与生长素的协同作用,可使身体出现一次显著的生长过程。

　　5.影响胚胎的发育　在雄激素的诱导下,含有 Y 染色体的胚胎向男性方向分化,促进内生殖器的发育,而双氢睾酮则主要刺激外生殖器发育。

二、睾丸功能的调节

睾丸的生精功能与内分泌功能均受下丘脑-腺垂体-睾丸轴的调节。此外,还存在睾丸局部调节的作用。

(一)下丘脑-腺垂体对睾丸活动的影响

下丘脑、腺垂体、睾丸在功能上密切联系,互相影响,构成下丘脑-腺垂体-睾丸轴调节系统。下丘脑分泌的促性腺激素释放激素(gonadotropin-releasing hormone,GnRH)经垂体门脉系统到达腺垂体,促进腺垂体合成和分泌促性腺激素,包括促卵泡激素(follicle-stimulating hormone,FSH)和黄体生成素(luteinizing hormone,LH)。FSH 主要作用于曲细精管的各级生精细胞和支持细胞,调节生精过程;LH 主要作用于间质细胞,调节睾酮的生成。

1.腺垂体对睾丸生精功能的调节　睾丸的生精功能既受 FSH 的调节,又受 LH 的调节,两者对生精功能都有促进作用,只是 LH 的作用是通过睾酮实现的(图 12-1)。

另外,在 FSH 的作用下,睾丸支持细胞还可产生抑制素,抑制素可抑制腺垂体分泌 FSH,从而使 FSH 的分泌稳定在一定水平,保证睾丸生精功能的正常进行。

2.腺垂体对睾丸内分泌功能的调节　睾丸的内分泌功能直接受 LH 的调节。腺垂体分泌的 LH 与间质细胞膜上相应的受体结合,促进间质细胞分泌睾酮。同时,LH 还可通过增强与睾酮合成有关酶系的活性以加速睾酮的合成,增高细胞内的 Ca^{2+} 浓度以促进睾酮的分泌。

(二)睾丸激素对下丘脑-腺垂体的反馈调节

当血液中睾酮达到一定浓度,可作用于下丘

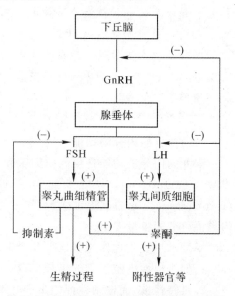

图 12-1　下丘脑-腺垂体-睾丸轴调节示意图
(＋)促进　(－)抑制

脑和腺垂体,通过负反馈机制分别抑制 GnRH 和 LH 的分泌。支持细胞产生的抑制素对腺垂体 FSH 分泌具负反馈调节作用。这些作用使血液中睾酮的浓度保持相对稳定的水平。

第二节　女性生殖

女性的主性器官是卵巢,附性器官有输卵管、子宫、阴道、外阴等。卵巢具有双重功能:生卵功能和内分泌功能。

一、卵巢的功能

(一)卵巢的生卵功能

卵巢能产生卵子。卵子(卵细胞)的前身是卵原细胞,它在卵泡中生长发育。出生后两侧卵巢中有 30 万～40 万个原始卵泡,每个原始卵泡内含有一个初级卵母细胞,周围被一层卵泡细胞所包绕。从青春期开始,在腺垂体促性腺激素的影响下,部分静止的原始卵泡开始发育,原始卵泡历经初级卵泡、生长卵泡,最后形成成熟卵泡。每个月有15～20个原始卵泡同时生长发育,但一般只有一个卵泡可发育成优势卵泡,其余卵泡则退化为闭锁卵泡。

卵泡成熟后破裂,卵细胞、透明带与放射冠同卵泡液一起排入腹腔,称为排卵(ovulation)。排卵后,卵泡壁内陷,残存卵泡内的颗粒细胞与内膜细胞转变为黄体细胞,形成黄体(corpus luteum)。黄体细胞能分泌大量的孕激素,同时也分泌雌激素。排卵后的7～8天,黄体发育到顶峰,若卵子未受精,则在排卵后9～10天黄体开始变性,最后细胞被结缔组织所代替,成为白体;如卵子受精,在人绒毛膜促性腺激素(human chorionic gonadotropin,HCG)的作用下,黄体继续生长,体积增大,并维持一定时间,以适应妊娠的需要,发育为妊娠黄体。

(二)卵巢的内分泌功能

卵巢是一个重要的内分泌腺,它可以分泌多种激素,其中主要有雌激素(estrogen)、孕激素(progestogen)和少量雄激素。

1.雌激素　体内的雌激素主要由卵巢分泌,在妊娠期,胎盘也可分泌雌激素。人类雌激素有雌二醇(estradiol,E_2)、雌三醇(estriol,E_3)和雌酮(estrone)三种,其中雌二醇的分泌量最大,活性也最强。雌激素的主要生理作用如下:

(1)促进女性生殖器官的生长发育:促进子宫平滑肌的增生,提高子宫平滑肌对催产素的敏感性;促使子宫内膜发生增殖期的变化,即内膜逐渐增厚,血管和腺体增生,但不分泌;可使子宫颈分泌稀薄的黏液,有利于精子的通过。此外,雌激素还具有促进输卵管的运动,刺激阴道上皮细胞角化,使阴道分泌物呈酸性而增强阴道抵抗细菌的能力等作用。

(2)促进并维持女性副性征:雌激素可促进乳房发育,刺激乳腺导管和结缔组织增生,乳房丰满而隆起,产生乳晕;使脂肪和毛发分布具有女性特征,音调变高,骨盆宽大,臀部肥厚等,表现出女性第二性征。

(3)广泛影响代谢:雌激素对人体新陈代谢有多方面的影响,如影响钙和磷的代谢,刺激成骨细胞的活动,加速骨骼生长,促进骨骺与骨干的融合;促进肾小管对水和钠的重吸收,增加细胞外液的量,有利于水和钠在体内保留;促进肌肉蛋白质的合成等。可见雌激素对青春期的生长和发育起着重要作用。

2.孕激素　人体内分泌的孕激素主要是孕酮(progesterone,P),由卵巢的黄体产生,也称黄体酮。此外,肾上腺皮质和胎盘也可产生孕酮。

孕激素的主要作用是为胚泡着床做准备和维持妊娠,通常在雌激素作用的基础上才能发挥作用。

(1)对子宫的作用:孕酮可使处于增生期的子宫内膜进一步增厚,腺体分泌,进入分泌期,为胚泡的着床提供良好的条件;使子宫平滑肌的兴奋性降低,减少子宫平滑肌的活动,抑制母体对胎儿的排斥反应,降低子宫肌对催产素的敏感性,保证胚胎有一个适宜的生长发育环境;减少子宫颈黏液的分泌量,使黏液变稠,不利于精子通过。若孕妇的孕激素缺乏,有导致流产的危险。

(2)对乳腺的作用:促进乳腺腺泡的发育,为分娩后泌乳作准备。

(3)使基础体温升高:女性的基础体温在卵泡期较低,排卵日最低,排卵后升高0.5℃左右,直至下次月经来临。月经周期中,排卵后体温升高便是孕激素作用的结果,可将基础体温的改变作为判断排卵日期的标志。

3. **雄激素**　卵巢可分泌少量雄激素,适量的雄激素可刺激阴毛与腋毛的生长,维持性欲。如女性雄激素分泌过量,可引起阴蒂肥大、多毛症等男性化特征。

二、月经周期

卵巢活动受下丘脑-腺垂体的调控,而卵巢分泌的激素使子宫内膜发生周期性变化,同时对下丘脑-腺垂体进行反馈调节。下丘脑-腺垂体-卵巢轴中三者的相互作用和制约表现为正常女性的月经周期及生殖器官形态与功能的周期性变化。

(一)月经周期的概念

女性从青春期开始,在卵巢分泌激素的作用下,子宫内膜发生周期性剥落,产生阴道流血的现象称为月经(menstruation)。女性的生殖功能具有明显的周期性,因此又称为月经周期(menstrual cycle,MC)。月经周期的时间从本次月经的第一天开始至下次月经来潮的前一天结束。月经周期的时间具有个体差异,平均为28天,正常范围为20～40天。通常女性生长到12～14岁可出现第一次月经,称为初潮。进入更年期(45～50岁)后,月经周期又不规则,最终月经停止,进入绝经期。

(二)月经周期中卵巢和子宫内膜的变化

在月经周期中,子宫内膜会出现一系列形态和功能的变化,根据子宫内膜的变化可将月经周期分为三期,依次为月经期、增殖期、分泌期。

1. **增殖期**　从月经停止到排卵为止,即月经周期的第5～14天,历时约10天。此期内,卵巢中的卵泡处于发育和成熟阶段,并不断分泌雌激素。雌激素促使子宫内膜增生变厚,其中的血管、腺体增生,但腺体尚不分泌。此期末,卵泡发育成熟并排卵。

2. **分泌期**　从排卵后到下次月经前,即月经周期的第15～28天,历时约13～14天。此期内,排卵后的残余卵泡形成黄体,继续分泌雌激素和大量孕激素。这两种激素,特别是孕激素能促使子宫内膜进一步增生变厚,其中的血管扩张充血,腺体迂曲并分泌。子宫内膜变得松软并富含营养物质,子宫平滑肌相对较静止,为胚泡着床和发育作好充分准备。如果排出的卵子受精,黄体则继续生长发育形成妊娠黄体,并继续分泌孕激素和雌激素,从而使子宫内膜继续增厚形成蜕膜,故妊娠期间没有月经。

3. **月经期**　从月经开始至月经停止,即月经周期的第1～4天,历时约4～5天。本期的主要特点是子宫内膜脱落、阴道流血。由于排出的卵子未受精,排卵后9～10天,黄体开始退化、萎缩,雌激素、孕激素分泌迅速减少。子宫内膜由于突然失去这两种激素的支持,血管痉挛,导致内膜缺血、坏死、脱落和出血,即月经来潮。月经期出血量约为50～100ml,脱落的子宫内膜混于月经血中。子宫内膜组织中含有较丰富的纤溶酶原激活物,将经血中的纤溶酶原激活为纤溶酶,故月经血不凝固。在月经期,由于子宫内膜脱落形成的创面容易感染,应注意保持外阴清洁和避免剧烈运动。

(三)月经周期形成的机制

月经周期的形成主要是下丘脑-腺垂体-卵巢轴活动的结果(图12-2)。

1. **增殖期的形成**　青春期前,下丘脑-腺垂体发育尚未成熟,GnRH分泌很少,使腺垂体的FSH、LH分泌极少,不能引起卵巢和子宫内膜的周期性变化。随着青春期的到来,下丘脑发育成熟,下丘脑分泌的GnRH增多,使腺垂体分泌FSH和LH也增多,FSH促使卵泡生长发育,并与LH配合,使卵泡分泌雌激素。在雌激素的作用下,子宫内膜发生增殖期的变化。此期末,也就是相当于排卵前一天左右,雌激素在血中的浓度达到最高水平,通过正反馈作用使 GnRH 分泌进一步增加,进而使 FSH 特别是 LH 的分泌达到高峰,在 LH 峰的作用下,已发育成熟的卵泡破裂排卵。

　　2.分泌期和月经期的形成　卵泡排卵后,卵泡壁在 LH 的作用下形成黄体。黄体分泌雌激素和大量孕激素,特别是孕激素,使子宫内膜发生分泌期的变化。到排卵后第 8～10 天,孕激素在血中的浓度达到高峰,雌激素则出现第二次高峰。高浓度的雌、孕激素通过负反馈作用抑制下丘脑和腺垂体,使 GnRH、FSH 和 LH 分泌减少,使黄体开始退化、萎缩,因而,雌激素和孕激素的分泌突然减少,使血中浓度迅速下降到最低水平。子宫内膜由于突然失去了这两种激素的支持,便脱落出血,进入月经期。血中雌、孕激素浓度的降低,对下丘脑、腺垂体的抑制作用解除,GnRH、FSH 和 LH 的分泌逐渐增

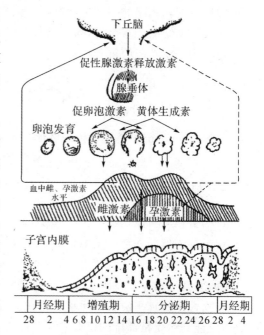

图 12-2　月经周期形成机制示意图

多,新的月经周期又重新开始。到 50 岁左右,卵巢功能退化,卵泡停止发育,雌激素、孕激素分泌减少,子宫内膜不再呈现周期性变化,月经停止,进入绝经期。

链接>>>

为什么会痛经

　　月经期间发生剧烈的小肚子痛,月经过后自然消失的现象,叫做痛经。多数痛经出现在月经时,部分人发生在月经前几天。月经来潮后腹痛加重,月经后一切正常。腹痛的特点与月经的关系十分密切,不来月经就不发生腹痛。因此,与月经无关的腹痛,不是痛经。痛经可分为原发性痛经和继发性痛经两种。原发性痛经是指从有月经开始就发生的腹痛,继发性痛经则是指行经数年或十几年才出现的经期腹痛,两种痛经的原因不同。原发性痛经的原因为子宫口狭小、子宫发育不良或经血中带有大片的子宫内膜,后一种情况叫做膜样痛经。有时经血中含有血块,也能引起小肚子痛。继发性痛经的原因,多数是疾病造成的,例如子宫内膜异位、盆腔炎、盆腔充血等。近年来发现,子宫内膜合成前列腺素增多时,也能引起痛经。因此,需要通过检查,确定痛经发生的原因之后,针对原因进行治疗。

　　由此可见,子宫内膜的周期性变化是卵巢分泌的激素引起的,其中增殖期的变化是雌激素的作用所致,分泌期的变化是雌激素和孕激素共同作用的结果,月经期的出现是子宫内膜突然失去雌激素和孕激素支持的结果。卵巢的周期性变化,又受到下丘脑-腺垂体内分泌活动的调控,而且大脑皮层也参与调节。因此,月经周期是较容易受社会和心理因素影响并对

身体健康状况较敏感的一种生理过程。强烈的精神刺激、急剧的环境变化、生殖器官疾病以及体内其他系统的严重疾病,均可引起月经失调。月经周期的正常与否可作为判断女性生殖功能与内分泌功能的重要指标。

第三节　妊娠与分娩

妊娠(pregnancy)是指母体内胚胎的形成及胎儿的生长发育过程,包括受精、着床、妊娠的维持及分娩。分娩(parturition)是成熟胎儿及其附属物从母体子宫娩出体外的过程。

一、妊娠

(一)受精与着床

精子穿入卵子并与卵子融合的过程称为受精(fertilization)。

1. 精子的运行　正常情况下,受精的部位在输卵管的壶腹部。精子经过子宫颈、子宫腔、输卵管到达输卵管壶腹部。在运行过程中,一方面依靠其自身尾部鞭毛的摆动,另一方面借助女性生殖道平滑肌的运动和输卵管纤毛的摆动。一次射出的精液中含 2 亿～5 亿个精子,但能到达受精部位的仅有数百个或更少。

2. 精子获能　精子必须在女性生殖道内停留一段时间后,才能获得使卵子受精的能力,这一过程称为精子获能。

3. 顶体反应　卵子由卵泡排出后,很快进入输卵管的伞端,依靠输卵管平滑肌的运动和上皮细胞纤毛的摆动到达受精部位(图 12-3)。当精子与卵子相遇时,精子的顶体释放顶体酶以溶解卵子外围的放射冠与透明带,协助精子进入卵细胞,这一过程称为顶体反应。精子进入卵细胞后,立即激发卵细胞完成第二次成熟分裂,并产生第二极体。进入卵细胞的精子尾部迅速退化,细胞核膨大形成雄性原核,随即与雌性原核融合,形成一个具有 46 条染色体的受精卵。

4. 着床　受精卵在向子宫腔运行途中,不断进行细胞分裂。大约在受精后的第 4 天抵达子宫腔,受精卵形成胚泡。大约在受精后的第 8 天,胚泡附着在子宫内膜上,并逐渐进入子宫内膜,于受精后第 10～13 天,胚泡完全埋入子宫内膜中。胚泡进入子宫内膜的过程,称为着床(implantation)(图 12-3)。

(二)妊娠的维持及激素调节

正常妊娠的维持主要依赖于垂体、卵巢及胎盘分泌的各种激素的相互配合。胚泡着床后,其最外层的一部分细胞发育为滋养层,其他大部分细胞则发育成为胎儿。滋养层细胞发育很快,不久就形成绒毛膜,其绒毛突起可吸收母体血液中的营养成分以供给胎儿。与此同时子宫内膜也增殖成为蜕膜。这样,属于母体的蜕膜和属于胎儿的绒毛膜共同形成胎盘,实现母体与胎儿之间的物质交换,同时起到屏障作用。

胎盘是妊娠期重要的内分泌器官,可分泌大量激素,主要有人绒毛膜促性腺激素、雌激素、孕激素和人绒毛膜生长素(human chorionic somatotropin,HCS)等,调节母体和胎儿的代谢活动。

1. 人绒毛膜促性腺激素　人绒毛膜促性腺激素(human chorionic gonadotropin,HCG)是一种糖蛋白,其生理作用主要有:①在妊娠早期刺激母体的月经黄体转变为妊娠黄体,并使其继续分泌大量雌激素和孕激素,以维持妊娠的顺利进行;②抑制淋巴细胞的活性,防止

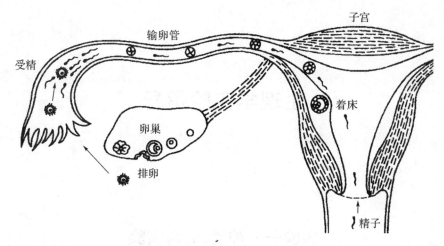

图 12-3　排卵、受精与着床示意图

母体产生对胎儿的排斥反应,具有"安胎"的效应。

HCG 在受精后第 8～10 天就出现在母体血中,随后其浓度迅速升高,至妊娠第 8 周左右达到顶峰,然后又迅速下降,在妊娠 20 周左右降至较低水平,并一直维持至分娩。由于 HCG 在妊娠早期即可出现在母血中,并由尿排出,因此,测定血或尿中的 HCG,可作为诊断早期妊娠的指标。

2. 雌激素和孕激素　胎盘和卵巢的黄体一样,能够分泌雌激素和孕激素。在妊娠第 8 周后,随着 HCG 分泌的减少,妊娠黄体逐渐萎缩,由它分泌的雌激素和孕激素也减少。此时胎盘分泌雌激素和孕激素逐渐增加,可接替黄体的功能以维持妊娠,直到分娩。在整个妊娠期,孕妇血中雌激素和孕激素都保持在高水平,对下丘脑-腺垂体系统起着负反馈作用。因此,卵巢内没有卵泡发育和排卵,故妊娠期无月经(图 12-4)。

3. 人绒毛膜生长素(HCS)是一种多肽,主要作用是调节母体与胎儿的糖、脂肪及蛋白质代谢,促进胎儿生长。

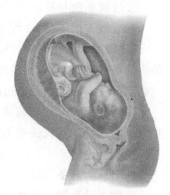

图 12-4　发育 28 周的胎儿

二、分娩与泌乳

分娩是指成熟的胎儿及其附属物从子宫娩出体外的过程。人类的孕期约为 280 天。妊娠末期,子宫平滑肌的兴奋性渐渐提高,最后引起强烈而有节律的收缩,驱使胎儿离开母体。分娩过程是一个正反馈过程。分娩时,子宫颈受刺激可反射性地引起催产素的释放,催产素可加强子宫肌的收缩,使子宫颈受到更强的刺激,直至分娩过程完成为止。

妊娠后,由于催乳素、雌激素、孕激素分泌增加,使乳腺导管进一步增生分支,并促进腺泡增生发育,但尚不泌乳,因为此时血中雌激素、孕激素浓度过高,能抑制催乳素的泌乳作用。分娩后,由于胎盘的娩出,雌激素和孕激素的浓度大大降低,对催乳素的抑制作用解除,于是,乳腺开始泌乳。在哺乳过程中,婴儿吸吮乳头,可引起排乳反射,促使乳汁排出。

由哺乳引起的高浓度催乳素,对促性腺激素的分泌具有抑制作用。因此,在哺乳期间可出现月经暂停,一般为 4～6 个月,它能起到自然调节生育间隔的作用。

生理学实验指导

实验一　神经、肌肉实验

一、刺激与反应

【实验目的】

1. 掌握蛙类动物的捉拿和破坏脑脊髓的方法、坐骨神经腓肠肌标本的制备技术。

2. 了解阈下刺激、阈刺激、阈上刺激、最适刺激。

3. 理解刺激与反应的关系。

4. 观察不同强度、不同频率刺激对骨骼肌收缩反应及形式的影响。

【实验原理】　蛙类一些基本的生命活动和生理功能与温血动物相似,其离体组织所需的生活条件比较简单,容易维持良好的机能状态。因此,蛙类的神经肌肉标本常用以观察研究刺激反应、兴奋性、兴奋过程的一些规律及骨骼肌的收缩特点等。

【实验用品】　蛙或蟾蜍。计算机生物信息采集、分析处理系统1套,蛙类手术器械,保护电极、张力换能器、铁支架、双凹夹、任氏液等。

【实验步骤】

(一)标本制备

1. 破坏脑脊髓　取蟾蜍一只用自来水冲洗干净,左手握蟾蜍,小指和无名指夹住后肢,拇指按压背部,中指放在胸腹部,用示指下压头部前端使头前俯,右手持金属探针由枕骨沿正中线向脊柱端触划,当触到凹陷处即枕骨大孔处(可用左手固定蟾蜍躯干,右手捏住蟾蜍上嘴唇上下摇动,查看凹陷处找到枕骨大孔),由此通过皮肤垂直刺入探针,进入枕骨大孔后,将针转向前方颅腔并左右搅动捣毁脑组织,而后退针转向刺入脊椎管捣毁脊髓(实验图1-1),当蟾蜍四肢松软、呼

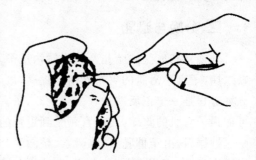

实验图 1-1　捣毁蛙类脑髓方法示意图

吸消失则表示脑脊髓完全毁坏,否则应按上法重复操作左手持蛙。

2. 剪除躯干上部及内脏　在骶髂关节水平以上1cm处用铁剪刀剪断脊柱(实验图1-

2)，左手持镊子夹紧脊柱断端（骶骨端）并稍向上提起，使蟾蜍头与内脏自然下垂，右手持铁剪刀，沿两侧将蟾蜍头、前肢和内脏全部剪除仅保留两后肢（实验图1-3），可见坐骨神经丛（呈灰白色）从腰背部脊柱发出。

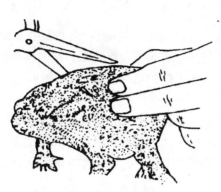

实验图1-2　横断脊柱

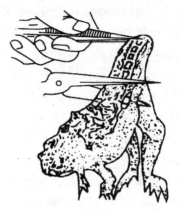

实验图1-3　剪除躯干及内脏

3.剥皮　左手持粗镊夹住脊柱断端，不要夹住或触及神经，右手捏住其上的皮肤边缘用力向下剥掉全部后肢的皮肤（实验图1-4）。将手和用过的全部手术器械用自来水冲洗干净，再行以下操作。

4.分离两腿　沿正中线将脊柱剪分为两半（勿损伤坐骨神经），并从耻骨联合中央剪开两侧大腿，使两腿完全分离，将两腿浸于盛有任氏液的烧杯中。

5.游离坐骨神经　取一后肢，腹面向上认清坐骨神经及其走向后，两头用蛙钉固定于蛙板上，用玻璃分针在半膜肌和股二头肌之间分离出坐骨神经。注意分离时要仔细用剪刀剪断坐骨神经的分支，勿伤神经干，前面分离至脊柱坐骨神经丛基部，向下分离至膝关节。保留与坐骨神经相连的一小块脊柱，将分离出来的坐骨神经搭于腓肠肌上，去除膝关节周围以上的全部大腿肌肉，用铁剪刀刮净股骨上附着的肌肉，但留下半段股骨（实验图1-5）。

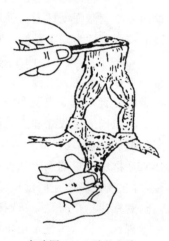

实验图1-4　剥去皮肤

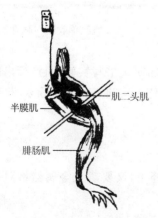

半膜肌
肌二头肌
腓肠肌

验图1-5　游离坐骨神经方法

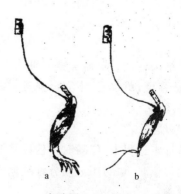

a　　b

实验图1-6　标本

a.坐骨神经小腿标本；b.坐骨神经-腓肠肌标本

6.分离腓肠肌　在跟腱上扎牢一线,提起结扎,剪断结扎线外的跟腱,游离腓肠肌至膝关节处,将膝关节以下小腿其余部分全部剪去。至此,标本制成(实验图1-6)。

7.标本的检验　将标本置于蛙板上,用锌铜弓刺激坐骨神经,若腓肠肌收缩表明标本的兴奋性良好。将标本放入任氏液中待用。

(二)实验项目

1.连接标本与仪器　将肌张力换能器用双凹夹固定在铁支架底部,将结扎于跟腱的手术线水平连接于肌张力换能器上,轻移蛙板,使线有一定张力。将肌张力换能器与计算机的输入通道连接。用玻璃分针轻轻提起坐骨神经,置于保护电极上;保护电极固定在铁支架上,并与计算机程控刺激输出连接。

2.观察刺激强度和肌肉收缩的关系　打开计算机进入生物信息采集处理系统。当你选中肌肉神经实验时,则会向右弹出具体实验的子菜单。选定"刺激强度与反应的关系"项,根据实验需要选择参数。实验方式最好选程控(非程控时,每一次刺激都要重新设置刺激强度,然后按启动刺激后才有刺激输出)。

观察生物信息显示:用弱刺激开始肌肉无收缩反应,逐渐增大刺激强度,能引起肌肉收缩的最小刺激强度称为阈强度(阈值),刚好达到阈强度的刺激称为阈刺激,此前未产生收缩波的较弱刺激为阈下刺激,超过阈强度的刺激称为阈上刺激。继续增加刺激强度,肌肉收缩幅度随之加大,直至三四个收缩幅度不再随刺激发生改变的最小刺激强度为最适强度,此刺激即为最适刺激。可根据结果调节填入程控刺激器的参数(主要是起始刺激强度、刺激强度增量的设置),以期把图形做得满意。

3.肌肉的单收缩和强直收缩　在"实验项目"中选定"刺激频率与反应的关系"项,出现对话框后选择"现代或经典实验",填入合适的数据后便进入实验的监视。"经典实验"是指以对话框中设置的刺激强度、频率进行刺激,只画出三组图形;"现代实验"是指刺激强度不变,每次刺激频率递增量按设置的量一次次递加,画出许多组图形。

观察生物信号显示:选择的实验类型不同(经典实验或现代实验),将记录出不同形式的试验结果。

可根据图形调节填入对话框的数据"经典实验"主要是调节三种收缩的刺激频率(Hz)和刺激强度(V)];"现代实验"主要是刺激强度、刺激频率增量即频率阶梯的设置,以期把图形做得满意,即记录出几个单收缩曲线和一段不完全强直收缩及完全强直收缩曲线图(实验图1-7)。

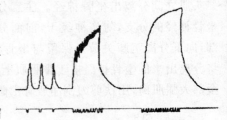

实验图1-7　骨骼肌单收缩与强直收缩

4.试验结果处理　根据实验结果练习图形剪辑,并在剪辑页上书写实验题目,标出阈强度、最适刺激强度;单收缩、不完全强直收缩、完全强直收缩;练习实验人员名单输入、打印设置及存盘等操作。

【注意事项】

1.制备标本过程中,应随时用任氏液润湿神经和肌肉,防止干燥。

2.游离神经时,切勿用玻璃分针逆向剥离,以防损伤神经干,又要避免金属器械对神经的不必要触碰。

3.避免蟾蜍皮肤分泌物和血液等污染标本,也不能用水冲洗标本。

4.有时标本兴奋性过高,可放置 20min 待其稳定后再用于以下实验。必要时可接地予以分流。

5.每次连续刺激一般不超过 3～4s。单刺激或连续刺激后,让肌肉短暂休息,以免神经肌肉疲劳。

二、反射弧的分析与反射时的测定

【实验目的】 观察某些脊髓反射,学习测定反射时的方法,分析反射弧组成部分的功能及其完整性与反射活动之间的关系。

【实验原理】 在中枢神经系统参与下,机体对刺激产生的规律性反应称为反射。反射过程中生物信号经反射弧传递需要一定时间,从刺激开始至反射出现所需的时间为反射时,即兴奋通过反射弧而引起外周效应所需要的时间。反射时可通过简单的方法初步测定。同时,反射只有在反射弧结构和功能完整的基础上才能进行,若组成反射弧的感受器、传入神经、神经中枢、传出神经和效应器五部分中的任何一部分受到破坏,反射均不会发生。

【实验用品】 蟾蜍。生物机能实验系统,蛙类手术器械一套。蛙板,玻璃板,铁支架,肌夹,双凹夹,刺激电极,培养皿,滴管,线,干棉球,秒表;任氏液,0.5％稀硫酸。

【实验步骤】

1.制备脊蟾蜍 取蟾蜍一只,用纱布裹紧蟾蜍的上下肢和躯干,露出头部。用剪刀开口的一侧伸入蟾蜍口裂根部,另一侧置于背部,齐鼓膜后缘剪去动物的头部,保留下颌和脊髓,即成脊蟾蜍。用棉球作创口止血。

2.固定 用肌夹固定蟾蜍下颌,将其悬挂在铁支架上。

3.仪器调试 打开计算机,进入生物机能实验系统操作界面,选择输入信号→1通道→肌电信号。调整刺激参数为:波宽 1ms,强度 3～6V,频率 50～70Hz,连续单刺激。

4.观察项目

(1)反射时测定:将蟾蜍右下肢的趾尖浸入稀硫酸液中,同时开动秒表记录从浸入至肢体反射的时间。反射发生后用清水反复洗去皮肤上的稀硫酸,用棉球擦去清水。重复测定三次,求时间平均值,此值即为反射时。

(2)反射弧的分析:①在右下肢小腿关节上方作一环行皮肤切口,将趾部皮肤剥去,再用硫酸分别刺激左右两侧趾尖,观察两侧肢体各有何反应。②剪开左侧大腿内侧皮肤,在股二头肌和半膜肌之间找出坐骨神经,游离 1cm 后做双结扎,并在两结扎线中间剪断神经,再用稀硫酸刺激该侧脚趾,观察反应如何。③启动生物机能实验系统的电刺激器,以重复电刺激坐骨神经中枢端观察同侧和对侧肢体的反应有何不同。④用金属探针破坏脊髓后,重复步骤③,观察反应。⑤重复电刺激坐骨神经外周端,观察同侧反应。⑥直接电刺激左侧腓肠肌,观察反应如何。

【注意事项】

1.剥掉趾部皮肤时,一定注意趾尖不要残留皮肤,否则,刺激仍能引起反射。

2.每次用稀硫酸刺激时,足趾浸入硫酸中的面积应相同;每次刺激后,应迅速用清水冲洗并用棉球擦干。

3.浸入稀硫酸的部位应限于趾尖,勿浸入太多。

【分析与思考】

1. 反射弧由哪几部分组成？分别起什么作用？

2. 反射的生理意义及种类有哪些？

3. 反射时的长短与哪些体内外因素有关？

实验二　血液实验

一、红细胞渗透脆性测定

【实验目的】

1. 观察红细胞在不同低渗溶液中的情况，学会测定红细胞脆性的方法和配制不同浓度的 NaCl 溶液，加深对渗透压、红细胞渗透脆性等知识的理解。

2. 正确判断和记录实验结果，根据结果分析血浆晶体渗透压的生理意义。

【实验原理】　正常情况下，哺乳类动物红细胞内的渗透压与血浆渗透压相等，约相当于 0.9% NaCl 溶液的渗透压。因此，将红细胞悬浮于等渗的 NaCl 溶液中，其形态和容积可保持不变。若红细胞置于低渗的 NaCl 溶液中，则水分进入红细胞使之膨胀甚至破裂溶解发生溶血。故临床上常用不同浓度的低渗 NaCl 溶液来测定红细胞膜的渗透脆性。开始出现溶血现象的低渗盐溶液浓度为该血液红细胞的最小抵抗力，即最大脆性（正常值为 0.42%～0.46% NaCl 溶液）；出现完全溶血时的低渗溶液浓度，则为该血液中红细胞的最大抵抗力，即最小脆性（正常值为 0.32%～0.34% NaCl 溶液）。对低渗盐溶液的抵抗力小表示红细胞的脆性大，反之表示脆性小。

【实验用品】　家兔、试管架、10ml 小试管 10 支、滴管、2ml 注射器 1 个、8 号针头、1% NaCl 溶液、蒸馏水、1ml 吸管 2 支。

【实验步骤】

1. 低渗 NaCl 溶液的配制　取小试管 10 支，编号排列在试管架上，按实验表 2-1 所示成分加入试管，配制 10 种浓度的低渗 NaCl 溶液。

2. 加抗凝血　用干燥的 2ml 注射器，从兔耳缘静脉取血 1ml，向每支试管内各加 1 滴，摇匀，在室温下静置 1h。

3. 结果判断　根据各管混合液的颜色和混浊度的不同，判断最大脆性和最小脆性。所出现的现象可分为下列三种：

(1) 未发生溶血的试管：液体下层为混浊红色，上层为无色透明，表明无红细胞破裂。

(2) 部分溶血的试管：液体下层为混浊红色，而上层出现透明红色，表明部分红细胞已破裂，称为不完全溶血。出现不完全溶血的最大低渗盐溶液，是该血液红细胞的最小抵抗力，表示红细胞的最大脆性。

(3) 全部溶血的试管：液体完全变成透明红色，表明红细胞完全破裂，称为完全溶血。出现完全溶血的最大低渗溶液，为该血液红细胞的最大抵抗力，表示红细胞的最小脆性。

4. 记录　开始溶血的 NaCl 溶液浓度与完全溶血时的 NaCl 溶液浓度，即红细胞脆性范围。

实验表 2-1　不同浓度的 NaCl 溶液配制表

试剂	试管号									
	1	2	3	4	5	6	7	8	9	10
1％NaCl(ml)	0.9	0.65	0.6	0.55	0.5	0.45	0.4	0.35	0.3	0.25
蒸馏水(ml)	0.1	0.35	0.4	0.45	0.5	0.55	0.6	0.65	0.7	0.75
NaCl 浓度(％)	0.9	0.65	0.6	0.55	0.5	0.45	0.4	0.35	0.3	0.25

【注意事项】

1.配制不同浓度的低渗盐溶液时,小试管的口径与大小应一致。加抗凝血量要准确一致,只加 1 滴。

2.混匀时,用手指堵住试管口,轻轻倾倒 1～2 次,减少机械震动,避免人为的溶血。

3.抗凝剂最好用肝素,其他抗凝剂可改变溶液的渗透压。

【分析与思考】

1.红细胞在低渗溶液中为什么会出现体积膨胀甚至破裂?

2.红细胞并不是被置于低渗溶液中就会立即破裂,其中机制如何?

二、红细胞沉降率的测定

【实验目的】　了解红细胞沉降率的测定方法,观察红细胞沉降现象。

【实验原理】　将正常抗凝的血液静置一段时间后,其中的红细胞将发生沉降。但沉降的速度缓慢,正常男性为第 1 小时不超过 3mm,女性不超过 10mm,这说明正常时红细胞在血浆中有一定的悬浮稳定性。本实验是将一定量的抗凝全血灌注于特制的韦氏血沉管中,直立于血沉架上静置。1h 后读取红细胞下沉后所暴露出的血浆段高度即为血沉。通常以第 1 小时末红细胞下降的距离作为沉降率的指标。在临床上某些疾病可显著地引起患者红细胞沉降率加速,因此红细胞沉降率测定具有一定的临床诊断意义。

【实验用品】　家兔、5ml 容量小瓶、韦氏血沉管、血沉架、5ml 注射器、8 号注射针头、3.8％枸橼酸钠。

【实验步骤】

1.抗凝血液的制备　准备一只盛有 3.8％枸橼酸钠溶液 0.4ml 的 5ml 容量小瓶;然后用注射器从兔耳缘静脉取血 2ml,准确地将 1.6ml 血液注入小瓶内,颠倒小瓶 3～4 次,使血液与抗凝剂充分混匀,但需避免剧烈振荡,以免破坏红细胞。

2.红细胞沉降　用韦氏血沉管吸取上述抗凝血液到刻度"0"处,不能有气泡混入。擦去尖端周围的血液,将血沉管竖直固定于血沉架上静置,并记录时间。

3.记录　室温中静置 1h,观察血沉管内血浆层的高度并记录 mm(毫米)数值,该值即为红细胞沉降率(mm/h)。

【注意事项】

1.抗凝剂与血液的比例为 1∶4,混合应充分。

2.用韦氏血沉管吸取抗凝血液时,不能有气泡混入。

3.在颠倒、摇匀抗凝剂与血液的混合液时,应避免剧烈振荡,以免破坏红细胞。

4.无凝血及溶血,并在 3h 内完成测定。

5.有些患者血沉先快后慢,有的先慢后快,因此绝不允许只观察 30min 沉降率乘以 2 作为 1h 的血沉结果。

6.观察结果必须准确掌握在 1h 末。

【分析与思考】

1.红细胞沉降率的改变提示血液的何种理化特性发生了变化?

2.如何证明影响血沉的因素是血浆而不是红细胞,试解释其原因。

三、出血时间和凝血时间测定

【实验目的】　学会测定出血时间、凝血时间的方法和记录测定结果并判定是否正常。

【实验原理】　出血时间指从伤口出血起至自行停止出血所需时间,实际是测量微小血管伤口封闭所需时间,用以检查凝血过程是否正常。出血时间的长短与小血管的收缩,血小板的黏着、聚集、释放以及血小板血栓形成等有关。凝血时间指血液流出血管到出现纤维蛋白细丝所需时间。凝血时间用以检查血凝过程的快慢。它反映有无凝血因子缺乏或减少。

【实验用品】　采血针、75%酒精棉球、干棉球、秒表、滤纸条、载玻片及大头针等。

【实验步骤】

1.出血时间的测定　以 75%酒精棉球消毒耳垂或指端后,用消毒后的采血针刺入皮肤 2~3mm 深,让血自然流出,勿用手挤压。记下时间。每隔 30s 用滤纸条轻触血液(不要触及皮肤),吸干流出的血液,使滤纸上的血点依次排列,直到无血液流出为止,记下开始出血至停止出血的时间,或以滤纸条上血点数除以 2 即为出血时。正常人 1~4min。

2.凝血时间的测定　操作同上,刺破耳垂或指端,用干棉球轻轻擦去第一滴血,待重新血液流出开始计时。用玻片接下自然流出的第二滴血,记下时间,然后每隔 30s 用大头针针尖挑血一次,直至挑起细纤维血丝表示开始凝血。从开始流血到挑起细纤维血丝的时间为凝血时间。此法正常人为 2~8min。

【注意事项】

1.采血针应锐利,刺入深度要适宜,让血自然流出,不可挤压,如果过深,组织受损过重,会使凝血时间缩短。

2.针尖挑血,应朝向一个方向横穿直挑,勿多方向挑动和挑动次数过多,以免破坏纤维蛋白网状结构,造成不凝假象。

四、血液凝固及其影响因素观察

【实验目的】　观察血液凝固过程的影响因素,加深对血液凝固基本过程的理解。

【实验原理】　血液由流动状态变为不流动的胶冻状凝块的过程,称为血液凝固。血液凝固过程可分为三个阶段:凝血酶原激活物形成、凝血酶原被激活成凝血酶、纤维蛋白原转变为纤维蛋白。依启动凝血的因子不同,分为内源性凝血和外源性凝血。如果直接从血管中抽血观察血液凝固,此时因血液几乎没有组织因子参与,其凝血过程主要由内源性途径所激活,若用兔脑粉(脑组织含有丰富的组织因子)启动外源性途径,则主要反映凝血过程的第二、三阶段。若在血浆中加入外源性凝血酶,则可直接观察凝血过程的第三阶段。

血液凝固是一系列的化学酶促反应过程,受多种理化因素影响。

【实验用品】 家兔、恒温水浴器、秒表、哺乳动物手术器械1套、兔手术台、动脉夹、塑料动脉插管、清洁小试管（10×7.5mm）11支、50ml小烧杯2个、100ml烧杯1个、0.5ml吸管6支、10ml注射器、5号针头、滴管、试管架、吸管架。20％氨基甲酸乙酯、富血小板血浆、少血小板血浆、兔脑粉悬液、40mol/L的$CaCl_2$溶液、生理盐水、肝素8单位（置小试管内）、草酸钾1～2mg（置小试管内）、稀释凝血酶溶液、液状石蜡、碎冰块、带橡皮刷的玻棒或竹签、棉花。

【实验步骤】

1. 手术操作 由兔耳缘静脉按1g/kg体重的剂量注入20％氨基甲酸乙酯。将兔麻醉后背位固定于兔手术台上。剪去颈部兔毛，沿正中线切口约7cm，分离出一侧颈总动脉，在其下穿过两条丝线，一线将颈总动脉干头端结扎，另一线备用（供固定动脉插管）。在颈总动脉近心端向心脏方向插入动脉插管，用丝线固定。需放血时开启动脉夹即可。

2. 观察纤维蛋白原在凝血过程中的作用 由颈总动脉插管放血10ml，分别注入A、B两个小烧杯内，A杯静置；B杯用带橡皮刷的玻棒或竹签不断地搅拌，取出玻棒或竹签，用水洗净，观察缠绕在玻棒或竹签上的纤维蛋白，用手触之有何感觉？经过这样处理的血液是否会发生凝固？比较A、B两个小烧杯凝血状况，分析其原因。

3. 血液凝固的加速和延缓 取干净的小试管7支，按实验表2-2准备各种不同的实验条件。

实验表2-2　影响血液凝固的因素

试管编号	实验条件	凝血时间
1	室温	
2	放棉花少许	
3	用石蜡油润滑试管内面	
4	37℃水浴中保温	
5	浸在盛有碎冰的烧杯中	
6	加入肝素8单位，加血后摇匀	
7	加入草酸钾1～2mg，加血后摇匀	

由颈总动脉插管放血，各管加血1ml，每隔30s倾斜一次试管，若液面不随着倾斜，表示已经凝固。观察并记录各试管凝血时间，分析其原因。

如果肝素管及草酸钾管不出现血液凝固，两管各加2～3滴40mol/L $CaCl_2$溶液，观察血液是否会凝固？

4. 观察内源性及外源性凝血过程 取干净的小试管3支，按实验表2-3分别加入富血小板血浆、少血小板血浆、生理盐水和兔脑粉悬液。然后同时加入$CaCl_2$溶液，摇匀，每15s倾斜试管一次，分别记录三支试管的血浆凝固时间。血浆加钙后为什么会发生凝固？比较第一和第二管、第一和第三管的血浆凝固时间，分析产生差别的原因。

实验表 2-3 内源性和外源性凝血系统的观察

	第 1 管	第 2 管	第 3 管
富血小板血浆	0.2ml	—	—
少血小板血浆	—	0.2ml	0.2ml
生理盐水	0.2ml	0.2ml	—
兔脑粉悬液	—	—	0.2ml
CaCl₂(40mol/L)	0.2ml	0.2ml	0.2ml
血浆凝固时间			

注:"—"表示未加任何物品。

5.凝血酶时间的测定 取小试管 1 支,加入少血小板血浆 0.2ml,迅速加入稀释的凝血酶溶液 0.2ml,开动秒表,摇匀后置 37℃水浴中。不断倾斜试管,密切观察并记录血浆凝固时间,此即"凝血酶时间"。

【注意事项】

1.第 1 和第 2 两个观察项目可同时进行,可只放血一次。

2.由动脉插管放血时,最先由插管内流出的血液应弃去。

附:试剂的配制

1.富血小板血浆和少血小板血浆的制备 取 1‰乙二胺四乙酸钠或 0.1mmol/L 枸橼酸钠抗凝全血(1 份抗凝剂加 9 份全血)。以 1000r/min 的速度离心 10min,取上层血浆即为富血小板血浆。取同样抗凝全血以 4000r/min 的速度离心 10min,上层血浆即为少血小板血浆。由于血小板容易被破坏,最好在实验当天制备,不用时保存于 4℃冰箱。

2 兔脑粉悬液的制备

(1)兔干脑粉的制备:将新鲜兔脑彻底除去软脑膜及血管网,用生理盐水洗净,置乳钵中研碎。除去研不碎的杂质,加 3 倍量的丙酮,研磨 0.5min(注意不要研磨太久,制成胶状,丙酮不易分离。如已成胶状,则需要加少量丙酮,轻轻混匀即可分离)。静置数分钟后,倒去上清液,再加适量丙酮,如此反复 5～6 次,使脑组织完全脱水呈灰白色微细粉末状。用滤纸过滤挤去丙酮,将脑粉摊开,在空气中干燥成为无黏着性的颗粒状粉末(亦可用真空抽气机或置于 37℃温箱中 1h 使其干燥)。干脑粉制成后应分装密封,保存于普通冰箱 4℃内,半年之内活性不变。

(2)兔脑悬液的制备:取干脑粉 0.3g 放入大试管内,加生理盐水 5ml,混匀,置 45℃水浴内 10min,并经常摇动。然后以 1000r/min 的速度离心 1min(或静置),将大颗粒沉淀弃去,取上层乳白色液体即为脑悬液。应用前应先检查其活性:取血浆 0.1ml、脑悬液 0.1ml,加 40mol/L CaCl₂ 溶液 1ml,观察其凝固时间,如凝固时间在 12～14s 内,即可采用;否则应调整其浓度(为使学生实验容易掌握时间,本实验所要求的脑悬液活性是使血浆凝固时间为 1min 左右)。脑悬液置普通冰箱保存 2 周内其活性恒定。

3.凝血酶溶液的制备

(1)浓缩凝血酶溶液的制备:取枸橼酸钠抗凝血浆 100ml,加冷蒸馏水 1000ml,保持 0～5℃,边搅拌边缓慢加入 2‰醋酸,调节 pH 至 5.3(约需 3.2ml)。此时产生白色混浊,置冰箱过夜。离心后弃其上清液,沉淀物用 25ml 生理盐水溶解,用 2% Na_2CO_3 溶液调节 pH 至 7.0(约需 2 滴,碱过量时可用醋酸纠正),再加 0.25mol/L $CaCl_2$ 溶液 3ml,立即用玻棒搅拌,以除去不断生成的纤维蛋白丝。待 2h 让凝血酶充分形成,即得粗制的凝血酶溶液。若加入等量丙酮,离心后弃去上清液,所得沉淀用生理盐水 25ml 溶解,10min 后离心,收集上清液,即为精制凝血酶溶液,分装保存于－20℃。

(2)稀释凝血酶溶液的制各:以生理盐水将上述浓凝血酶溶液稀释,使该稀释液 0.1ml 能将 0.1ml 正常血浆在 16～18s 内凝固为度。

【临床意义】

1.临床工作中,有时需要对血液凝固过程加以控制,以加速、延缓或阻止血液凝固。如:外科手术时,加速切口血液凝固可尽快止血。在血液检验和输血过程中,需要延缓或阻止血液的凝固。

2.凝血酶时间是反映血浆内纤维蛋白原水平及血浆中肝素样物质的多少。前者增多和后者减少时凝血酶时间缩短,否则延长。凝血酶时间可用于肝素用量的检测。

五、ABO 血型鉴定与交叉配血试验

【实验目的】

1.学会用玻片法测定 ABO 血型,并说明注意事项。

2.根据测定结果确定血型。

【实验原理】 红细胞膜上的血型抗原与相应的血型抗体会发生凝集反应(A 抗原与抗 A 抗体相遇或 B 抗原与抗 B 抗体相遇时要发生红细胞凝集反应)。因此,根据是否发生红细胞凝集反应,用已知的标准血清的抗体(即 A 型标准血清含抗 B,B 型标准血清含抗 A)去测定受检者红细胞膜上未知的抗原,再以测定到的抗原来确定血型。

【实验用品】 显微镜、采血针、A 型和 B 型标准血清、双凹玻片、小试管、试管架、吸管、竹签、生理盐水、75%酒精棉球、消毒棉签、玻璃蜡笔。

【实验步骤】

1.标记 取干净双凹玻片一块,用玻璃蜡笔在两端分别标明 A、B 字样。

2.采血 以 75%酒精棉球消毒中指指端腹侧(或耳垂)。待酒精自然挥发后,用消毒采血针刺破皮肤,采血 1 滴。

3.红细胞混悬液的制备 将采血针采的血置于盛有 1ml 生理盐水的试管内摇匀。

4.加样

(1)在两侧凹面内各加一滴红细胞混悬液。

(2)在 A 端、B 端凹面中央分别滴 A 型和 B 型标准血清各一滴.注意不可混淆。

(3)分别用竹签使其充分混匀。放置 10～15min。

5.观察 用肉眼观察有无凝集现象,肉眼不易分辨者用低倍显微镜观察。结果判断见第三章第四节图 3-12。

【注意事项】

1.采血针和采血时必须严格消毒,以防感染。

2.制备红细胞混悬液不能过浓或过稀,以免造成假结果。

3.滴标准血清的滴管和作混匀用的竹签各 2 只(根),专用,两种标准血清绝对不能

混淆。

4.注意区别凝集现象与红细胞叠连。发生红细胞凝集时,肉眼观察呈朱红色颗粒,且液体变得清亮。

【分析与思考】

说明 ABO 血型系统的分型依据;阐明血型与输血的关系。

实验三 循环系统实验

一、蛙心起搏点的观察

【实验目的】 利用结扎的方法观察蛙心搏动,分析蛙心起搏点和不同部位的自律性高低。

【实验原理】 两栖类动物的心脏特殊传导系统含有自律细胞,但各部分自律性高低不等。两栖类动物心脏自律性最高的是静脉窦,为其正常起搏点,由它发出的兴奋依次传给心房和心室。如果在静脉窦和心房之间、心房和心室之间结扎,就会阻断兴奋的传导,从而验证蛙心正常起搏点和潜在起搏点自律性的高低不同。

【实验用品】 蛙或蟾蜍、蛙类手术器械 1 套、丝线、滴管、蛙心夹、任氏液和烧杯等。

【实验步骤】

1.暴露心脏 破坏蛙脑和脊髓后仰卧位固定于蛙板上,从胸骨下端起向上呈"V"形分别将皮肤、肌肉和骨骼剪开,并用眼科剪仔细剪开心包膜,暴露心脏。

2.识别心脏各部位 从心脏胸面可看到心室、心房和主动脉干,用细镊子在主动脉干下面穿一线备用。用蛙心夹在心室舒张时夹住心尖并翻向头端,此为心脏背面观,可看到心房下端的静脉窦以及心房与静脉窦之间的半月形白色条纹,即窦房沟(实验图 3-1)。

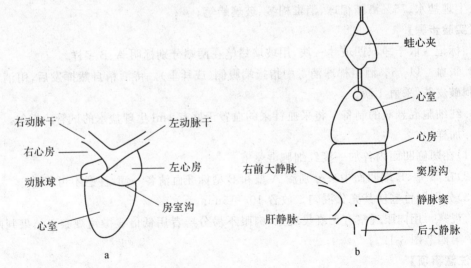

实验图 3-1 蛙心结构示意图

a.腹面观;b.将心室翻向头端后的背面观

3.实验观察项目

(1)观察蛙心静脉窦、心房、心室的活动顺序,记录它们每分钟各自跳动的次数。

(2)斯氏第一结扎:用丝线在窦房沟处进行斯氏第一结扎,以阻断兴奋在静脉窦与心房之间的传导。观察静脉窦、心房、心室跳动及频率的变化,比较静脉窦与心房、心室频率的高低。

(3)斯氏第二结扎:待心房、心室恢复搏动后,在心房和心室交界的房室沟处作斯氏第二结扎,观察记录静脉窦、心房、心室活动有无改变,分别记录其搏动频率。比较心房、心室频率的高低。

【注意事项】

1.结扎窦房沟时,部位一定要准确、彻底,不要扎及静脉窦,否则会出现假象。

2.实验过程中,应经常向心脏滴加任氏液,以保持其兴奋性。

二、期前收缩和代偿间歇

【实验目的】 观察蛙心肌对额外刺激的反应,理解心肌兴奋性变化的特点及意义。

【实验原理】 心肌每次兴奋后,其兴奋性会出现周期性变化。心肌兴奋性变化的特点是有效不应期特别长,包括整个收缩期和舒张早期。在有效不应期内,不论给予心肌多强的刺激都不能引起心肌兴奋;只有在舒张早期以后,进入相对不应期和超常期时,当正常兴奋未到达之前,给予心肌一个适当刺激,可引起心肌提前发生一次收缩,称为期前收缩。期前收缩也有一较长的有效不应期,正常起搏点传来的兴奋落在该有效不应期内,不引起心肌收缩,必须等到下一次起搏点的兴奋传到时才能引起心脏收缩。所以,期前收缩后出现一较长的舒张期,称为代偿间歇。

【实验用品】 蛙或蟾蜍、生物机能实验系统、刺激电极、肌张力换能器,蛙类手术器械1套、小烧杯、丝线、滴管、铁支架、双凹夹、任氏液。

【实验步骤】

1.蛙心标本的制备　破坏脑和脊髓后将蛙仰卧位固定于蛙板上,打开胸腔,暴露心脏。

2.实验系统连接　用蛙心夹在心室舒张时夹住心尖,将系于蛙心夹上的丝线连在张力换能器上,将换能器与生物机能实验系统的通道相连。将刺激电极安放好后与生物机能实验系统连接(实验图 3-2)。

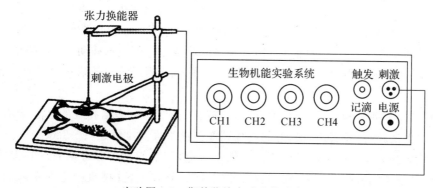

实验图 3-2　期前收缩实验连接示意图

3.实验系统进入和参数设置 打开生物机能实验系统,选择"期前收缩和代偿间歇"实验模块,设定刺激参数为:单刺激,刺激强度为 3.50V(可以调节)。

4.观察项目

(1)在计算机描记的正常心室收缩曲线上用中等强度的单个阈上刺激在心室舒张中期刺激心室,注意心搏曲线的变化。如能引起期前收缩,观察其后是否出现代偿间歇。

(2)用同等强度的刺激在心室舒张晚期刺激心室,是否又出现期前收缩和代偿间歇?

(3)在心室收缩期刺激心室,是否能引起心搏曲线的变化,为什么?

【注意事项】

1.在刺激心室之前,先刺激一下腹部肌肉以检查电刺激是否有效。

2.刺激电极的两极无论在心室收缩和舒张时,均要与心室肌接触良好。

3.每刺激一次心室,要让心室恢复 2~3 次正常搏动后,再行下一次刺激。

4.实验过程中应经常用任氏液湿润心脏。

三、蛙心灌流观察体液因素对心脏活动的影响

【实验目的】 学习离体蛙心灌流方法,观察某些因素对心脏活动的影响。

【实验原理】 心脏离体以后进行人工灌流,如灌流液成分、性质同其内环境一致,则心脏仍可保持自动有节律地兴奋和收缩;如改变灌流液中离子浓度比例或给予某些药物,均可引起心脏活动的改变。

【实验用品】 蛙或蟾蜍、生物机能实验系统、蛙类手术器械一套、蛙板、蛙心插管、蛙心夹、长滴管、烧杯、铁支架、肌夹、棉线、张力换能器、任氏液、0.65%NaCl 溶液、2%CaCl$_2$ 溶液、1%KCl 溶液、3%乳酸溶液、2.5%NaHCO$_3$ 溶液、0.01%去甲肾上腺素溶液、0.01%乙酰胆碱溶液。

【实验步骤】

1.离体蛙心插管

(1)取蛙或蟾蜍一只,破坏脑和脊髓,将其仰卧固定于蛙板上,自剑突向上呈"V"形剪开皮肤和胸骨,并剪开心包膜,充分暴露心脏。

(2)在静脉窦下方穿一线供结扎静脉备用,在主动脉干下方穿一线作固定插管备用,在主动脉左侧分支下方穿一线并将其结扎。

(3)左手持线固定主动脉,用眼科剪在左主动脉近动脉球处剪一斜口,将盛有少量任氏液的蛙心插管自斜口插入主动脉球,然后将插管稍稍后退,在心室收缩时向心室后壁方向经主动脉瓣口插入心室腔内。此时可见插管中的液面随心跳而上下移动。用滴管吸去插管中的血液,更换新鲜任氏液,以免产生血凝块堵塞插管口。用线将动脉结扎并固定在插管的小玻璃钩上。

(4)轻轻提起插管和蛙心,结扎静脉窦下方的备用线。剪去结扎线的远心端所有组织,游离蛙心。更换新鲜任氏液多次,并始终保持灌流液液面高度恒定(1~2cm)。

2.连接实验装置 将蛙心插管固定于铁支架上,用蛙心夹于心舒期夹住心尖并连于张力换能器,再与生物机能实验系统连接(实验图 3-3),选择系统内蛙心灌流实验项目。

3.观察项目

(1)观察、描记正常心脏活动曲线。

（2）蛙心插管内换等量的 0.65％NaCl 溶液，观察心脏活动曲线变化。作用明显后，立即用新鲜任氏液换洗 2～3 次，直至心脏活动曲线恢复正常后进行下一实验项目的观察。

（3）向蛙心插管内加入 2％CaCl₂ 溶液 1～2 滴，观察及换液方法同上。

（4）向蛙心插管内加入 1％KCl 溶液 1～2 滴，观察及换液方法同上。

（5）在蛙心插管内加入 0.01％肾上腺素溶液 1～2 滴，观察及换液方法同上。

（6）在蛙心插管内加入 0.01％乙酰胆碱溶液 1～2 滴，观察及换液方法同上。

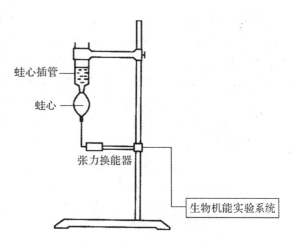

实验图 3-3　蛙心灌流装置示意图

（7）在蛙心插管内加入 3％乳酸溶液 1～2 滴，当作用出现后立即进行下一步。

（8）在蛙心插管内加入 2.5％NaHCO₃ 溶液 1～2 滴，观察心脏活动变化。

【注意事项】

1. 蛙心插管及结扎时，勿损伤心脏及静脉窦等。

2. 在每项实验观察前，应保持蛙心插管内液面在同一高度。

3. 药物作用明显时应立即用新鲜任氏液换洗，直至心脏活动曲线恢复正常后再做下项实验。

4. 分别用不同滴管加入各种溶液，以免影响实验结果。

四、微循环血流的观察

【实验目的】　用显微镜观察蛙肠系膜的小动脉、毛细血管和小静脉，了解其血流特点和某些因素对血管舒缩活动的影响。

【实验原理】　微循环是指微动脉和微静脉之间的血液循环。组成微循环的血管壁薄，血流缓慢，是血液与组织之间物质交换的主要场所。利用显微镜直接观察蛙类的肠系膜微循环血流的特征。小动脉内血流较快，不均匀，有时可见脉搏样波动，能分辨出轴流与壁流；小静脉内流速较慢，但比毛细血管中的血流快，没有脉搏样波动，看不到壁流。

【实验用品】　蛙或蟾蜍、显微镜，蛙类手术器械、蛙板、1ml 注射器、大头针、大烧杯、棉球、20％氨基甲酸乙酯、3％乳酸、0.01％组胺、0.01％去甲肾上腺素、任氏液。

【实验步骤】

1. 手术操作

（1）麻醉：用 20％氨基甲酸乙酯溶液（2mg/g）进行皮下淋巴囊注射，10～15min 后蛙进入麻醉状态，将蛙固定在蛙板上。

（2）肠系膜标本制备：在蛙腹部旁侧剪开腹壁，拉出一段小肠，将肠系膜展开用大头针固定在蛙板上。

2. 观察项目

（1）低倍镜观察：观察区分出小动脉、小静脉和毛细血管，观察其中血流速度的特征及血细胞在血管内的流动情况。

(2)高倍镜观察:观察各种血管的血流状况和血细胞形态。

1)滴加 3% 乳酸 2～3 滴,观察血管有何变化? 观察后用任氏液冲洗。

2)滴加 0.01% 去甲肾上腺素 1 滴,观察血管及血流的变化,观察后用任氏液冲洗。

3)滴加 0.01% 组织胺 1 滴,观察血管有何变化。

【注意事项】

1.麻醉不可过深。

2.展开、固定肠系膜时,牵拉不可太紧,以免损伤肠系膜或阻断血流。

3.随时滴加任氏液,防止肠系膜干燥。

五、哺乳动物动脉血压调节

【实验目的】　了解哺乳动物动脉血压的直接描记方法,观察神经、体液因素及药物对动脉血压的影响,加深对动脉血压调节机制的理解。

【实验原理】　在整体中,心血管活动受神经与体液因素的调节。神经调节主要通过各种心血管反射来实现,其中较重要的是颈动脉窦和主动脉弓压力感受器反射,该反射的感受器、传入神经、神经中枢传出神经、效应器等任何一部分受到刺激都可通过心脏和血管功能的改变而影响血压。体液调节的因素主要有去甲肾上腺素和肾上腺素等,它们通过与心肌、血管平滑肌上相应受体结合而发挥生理作用。

此外,心血管活动还受药物的影响。其作用原理是这些药物均能与心肌、血管平滑肌上相应受体结合而发挥作用。

【实验用品】　家兔、生物机能实验系统、刺激电极、血压换能器,哺乳类动物手术器械一套、动脉插管、动物手术台、纱布、手术线、玻璃分针、注射器、小烧杯、滴管、铁支架、血压换能器夹持器。20% 氨基甲酸乙酯溶液(或 3% 戊巴比妥钠溶液)、0.3% 肝素溶液(或 5% 枸橼酸钠溶液)、0.01% 酒石酸去甲肾上腺素溶液、0.01% 盐酸肾上腺素溶液、生理盐水、1% 酚妥拉明溶液、0.01% 盐酸普萘洛尔溶液、0.01% 硫酸阿托品溶液。

【实验步骤】

1.手术操作

(1)麻醉与固定:用 20% 氨基甲酸乙酯溶液按 4～5ml/kg(或 3% 戊巴比妥钠溶液 1ml/kg)通过兔耳缘静脉注射麻醉,然后仰卧位固定兔于手术台上。

(2)气管插管:剪去颈部的毛,沿颈部正中线切开皮肤 5～7cm,分离皮下组织及肌肉,暴露和分离气管,在气管下方穿一条线备用,在甲状软骨下端 2～3cm 处作一倒"T"形切口,插入气管插管,用线将其结扎固定。

(3)颈部血管、神经分离:分离右减压神经(穿 1 根线)——右颈交感神经(穿 1 根线)——右迷走神经(穿 2 根线)——右颈总动脉(穿 1 根线),最后分离左颈总动脉 3～4cm(穿 2 根线)备用。本实验使用左颈总动脉作动脉插管,右侧神经及右颈总动脉作刺激用,左侧神经作为备用。

(4)左颈总动脉插管:用动脉夹在左侧颈总动脉的近心端夹闭动脉,再结扎颈总动脉的远心端,结扎部位距动脉夹约 3cm。在结扎线与动脉夹之间用眼科剪作一向心方向的斜形剪口,将连于血压换能器并充满抗凝剂(0.3% 肝素溶液或 5% 枸橼钠溶液)的动脉插管向心脏方向插入动脉内,然后用线将其结扎固定。松开动脉夹后可见血液冲进动脉插管内,血压换能器连于调试好的生物机能实验系统,进入"动脉血压调节"实验模块。

2.观察项目

(1)描记一段正常动脉血压作对照。

(2)用动脉夹夹闭右侧颈总动脉阻断血流 15s,观察兔血压变化的情况。

(3)刺激右减压神经,观察血压有何变化。

(4)刺激右侧迷走神经,观察血压变化;用两条线在该条神经中段分别作结扎,于两结扎线之间剪断神经,分别刺激其中枢端和外周端,观察血压有何变化。

(5)耳缘静脉注射 0.01%盐酸肾上腺素 0.5ml 后,观察血压有何变化。

(6)耳缘静脉注射 0.01%酒石酸去甲肾上腺素 0.5ml 后,观察血压又有何变化。

(7)耳缘静脉注射 1%酚妥拉明溶液 0.5ml,观察兔血压变化的情况。

(8)耳缘静脉注射 0.01%盐酸普萘尔溶液 10ml,观察血压和心率的变化。

(9)耳缘静脉注射 0.01%硫酸阿托品 0.2ml,观察兔血压的变化情况。

【注意事项】

1.最好用头皮针作耳缘静脉注射麻醉,麻醉时须缓慢。麻醉后用动脉夹固定建立静脉给药通道。

2.注意插管后应保持插管与动脉的方向一致,避免插管将动脉壁刺破。

3.在实验过程中应等待血压恢复到对照血压后再进行下一个项目的实验。

4.实验过程中要经常观察动物呼吸是否平稳、手术区有无渗血等,如出现问题,应及时处理。

六、人体心电图描记

【实验目的】 初步学习心电图机的使用方法,学会辨认和测量正常Ⅱ导联心电图波形。

【实验原理】 心脏兴奋时产生的生物电变化,通过心脏周围的导电组织和体液传导到体表。将心电图机的引导电极置于体表一定部位描记下来的图形称为心电图。心电图反映整个心脏兴奋的产生、传导和恢复过程中的电变化,在临床上有很大的实用价值。

【实验用品】 心电图机、导联线,分规、导电膏、75%酒精棉球。

【实验步骤】

1.接通心电图机电源线,打开电源开关,预热 5min。

2.让受试者静卧检查床上,肌肉放松,分别用酒精棉球、导电膏擦涂受试者左、右前臂屈侧腕关节上方和左、右脚内踝上方。将心电图机的导联线按红、黄、绿、黑色分别连接在右臂、左臂、左腿、右腿相应位置。白色为胸导联导线。

3.调整心电图机的参数和描笔位置,然后依次描记Ⅰ、Ⅱ、Ⅲ、aVR、aVL、aVF、V_1、V_3、V_5 导联的心电图。在所描记的心电图纸上标明导联、日期、受试者姓名、性别和年龄。

4.心电图的测量与分析

(1)辨认Ⅱ导联波形:在心电图上辨认并标记出 P 波、QRS 波群、T 波、P-R 间期、ST 段、Q-T 间期。

(2)测量波幅和持续时间:心电图纸上的纵坐标表示电压,每小格为 1mm,代表 0.1mV。向上的波用分规从基线上缘量至波峰顶点,向下的波则从基线下缘量至波谷底点。横坐标表示时间,纸速为 25mm/s 时,每小格为 1mm,代表 0.04s。持续时间的测量是向上的波在基线下缘进行测量,向下的波在基线上缘进行测量。分别对 P 波、QRS 波群、T 波、P-R 间期、Q-T 间期、ST 段进行测量。

(3)测定心率:测量相邻两个心动周期的 R-R 间期(或 P-P 间期)所经历的时间,根据以下公式计算:心率＝60/R-R 间期(次/分)。

(4)心律的分析:包括主导节律的判定、心律是否规则整齐等。(窦性心律表现为:P 波在 Ⅱ 导联直立,aVR 导联中倒置;P-R 间期≥0.12s。如果心电图中最大的 P-P 间隔和最小的 P-P 间隔时间相差大于 0.12s,称为窦性心律不齐。)

【注意事项】

1. 描记心电图时,受检者的呼吸应保持平稳,肌肉一定要放松,避免肌紧张而出现干扰;引导电极与皮肤应紧密接触,以防基线漂移和干扰。

2. 在描记人体心电图时首先应该注意安全,防止漏电伤人。

实验四　呼吸系统实验

一、呼吸运动的调节

【实验目的】

1. 学习记录兔呼吸运动的方法。

2. 观察血液理化因素改变对呼吸运动的影响。

3. 了解肺牵张反射在呼吸运动中的作用。

【实验原理】　呼吸运动能够有节律地持续进行,并适应机体代谢的需要,是神经和体液调节的结果。体内外各种刺激可作用于中枢和外周感受器,反射性地引起呼吸运动改变。肺的牵张反射参与呼吸节律的调节。血液中 CO_2 分压、O_2 分压、H^+ 浓度的改变通过刺激中枢和外周化学感受器,产生反射性调节,是保证血液中气体分压稳定的重要机制。

【实验用品】　家兔、生物信号采集处理系统、换能器、注射器(20ml 及 1ml)、橡皮管(长 1m,内径 0.7cm)、20％氨基甲酸乙酯、生理盐水、3％乳酸、兔手术台、哺乳类手术器械、气管插管、保护电极、动脉插管、动脉夹、钠石灰瓶一只、CO_2 气体、球胆一只、细线。

【实验步骤】　急性动物实验时,记录呼吸运动的方法有三种:一是通过与气管插管连接的压力换能器记录;二是通过系在胸(或腹)部的张力或压力换能器记录;三是通过张力传感器记录膈肌运动。

1. 麻醉固定　将家兔称重后,按 5ml/kg 用 20％氨基甲酸乙酯从耳缘静脉进行注射。待兔麻醉后,仰卧固定于手术台上。

2. 手术操作

(1)颈部手术:剪去颈部与剑突腹面的被毛,切开颈部皮肤,分离气管并插入气管插管,再分离出一侧颈总动脉与双侧迷走神经,穿线备用。

(2)膈肌运动描记法的胸腹部手术:剪开胸骨下端剑突部位的皮肤,再沿腹白线切开长约 2cm 的切口。细心分离剑突表面的组织(勿伤及胸腔),暴露出剑突软骨和骨柄,剪去一段剑突软骨的骨柄,使剑突软骨与胸骨完全分离,但必须保留附于其下方的膈肌片,并使之完好无损。此时膈肌的运动可牵动剑突软骨。

3. 实验装置

（1）将换能器一端与气管插管或剑突软骨相连，另一端连接到生物信号采集处理系统。

（2）打开计算机，启动生物信号采集处理系统，接入相应传感器的输入通道，调节记录系统，使呼吸曲线清楚地显示在显示器上。

4. 观察项目

（1）记录并观察正常呼吸运动曲线，注意区分吸气相与呼气相。

（2）CO_2 对呼吸运动的影响：将装有 CO_2 的球胆管口对准气管套管的一侧管开口，并将 CO_2 球胆管上的螺旋逐渐打开，观察呼吸运动的变化。

（3）缺 O_2 对呼吸运动的影响：将气管套管的一侧管通过一只钠石灰瓶与盛有一定容量空气的球胆相连，操作者用手指堵塞气管套管的另一侧管，使动物呼吸球胆内的空气。此时，动物呼出的 CO_2 可被钠石灰吸收，故随着呼吸的进行，球胆内的 O_2 愈来愈少，观察呼吸运动的变化。

（4）增大无效腔对呼吸运动的影响：将长约 1m、内径 0.7cm 的橡皮管连于气管插管的一个侧管上，用止血钳夹闭另一侧管，使无效腔增加，观察呼吸运动的变化。

（5）从耳缘静脉注入 3％乳酸溶液 1ml，观察呼吸的变化。

（6）迷走神经在呼吸运动中的作用：剪断右侧迷走神经，呼吸运动有何变化？用两条线在左侧迷走神经中部结扎，并于两结扎线之间剪断迷走神经，观察呼吸运动有何变化。再用电刺激分别刺激近心端和远心端，观察呼吸有何变化。

【注意事项】

1. 剪开气管进行插管时，应注意止血，并将气管内分泌物清理干净再插管。

2. 每项实验前均应有正常呼吸曲线作对照，各项观察时间不宜过长，出现效应后立即停止。

【分析与思考】

1. 血液中 CO_2 增多或缺 O_2 时，呼吸运动有何改变，通过哪些途径？

2. 双侧切断迷走神经以后，呼吸运动的变化说明什么问题？

二、胸膜腔负压的测定

【实验目的】

1. 学习胸内负压的测定方法。

2. 观察在呼吸周期中胸内负压的变化。

【实验原理】　胸膜腔是由胸膜脏层与壁层构成的密闭而潜在的间隙。胸膜腔内的压力通常低于大气压，称为胸内负压。胸内负压的大小随呼吸周期的变化而改变。吸气时，肺扩张，回缩力增强，胸内负压加大；呼气时，肺缩小，回缩力减小，负压降低。一旦胸膜腔与外界相通造成开放性气胸，则胸内负压消失。

【实验用品】　家兔、手术台、常用手术器械、止血钳、粗注射针头、"U"形水检压计、橡皮管、20％氨基甲酸乙酯。

【实验步骤】

1. 将动物麻醉后，背位固定于兔体手术台上。剪去颈部与右前胸部的被毛。

2.分离气管,插入气管插管。

3.将粗针头与水检压计连接。插入胸膜腔之前,需将针头尖部磨钝,并检查针孔是否通畅,连接处是否漏气。

4.在右腋前线第4、5肋骨之间,将针头垂直刺入胸膜腔内。当看到检压计内的红色水柱随呼吸运动而上下移动时,说明针头已进入胸膜腔内,应停止进针,并固定于这一位置。

穿刺时,针头斜面应朝向头侧,首先用较大的力量穿透皮肤,然后控制进针力量,用手指抵住胸壁,以防刺入过深。

5.观察吸气与呼气时检压计水柱移动的幅度,记下平静呼吸时胸内负压的数值,此时吸气与呼气均为负值。

6.在气管插管的一个侧管上接一长约1m、内径为0.7cm的橡皮管,夹闭另一侧管,使呼吸运动加强,观察呼气和吸气时检压计水柱的波动,记下其胸内负压的数值。

【注意事项】

1.行穿刺时,要控制好进针力度,以免刺破肺组织。

2.穿刺针头与橡皮管和检压计的连接须严密,不可漏气。

【分析与思考】　胸内负压是如何形成的？维持胸内负压有何条件？

三、肺通气功能的测定

【实验目的】

1.学会使用肺量计测量肺通气功能的方法。

2.了解正常肺通气量。

【实验用品】　肺量计、橡皮吹嘴、鼻夹、75％乙醇溶液。

【实验步骤】　肺活量的测定　受试者衔好消毒的橡皮吹嘴,夹鼻,闭眼静坐,平静呼吸。让受试者做一次尽力的深吸气继之以尽力深呼气。

【注意事项】　测定时要注意防止从鼻孔和口角漏气。

【分析与思考】　试分析肺活量的意义。

实验五　消化系统实验

胃肠运动观察

【实验目的】

1.直接观察麻醉状态下家兔在体胃肠的运动形式,加深对蠕动和分节运动的认识。

2.观察神经因素和体液因素对家兔胃肠运动的影响。

【实验原理】　食物的机械性消化是通过胃肠运动实现的,而正常人和动物的胃肠运动是在神经和体液因素共同调节下进行的。胃肠运动受自主神经系统和内在神经系统的支配,自主神经又包括交感神经和副交感神经,通常情况下两者在对同一器官进行调节时既相互拮抗又相互协调,但以副交感神经的作用占优势。交感神经兴奋时,使胃肠运动减弱;副交感神经兴奋时,使胃肠运动加强。胃肠的内在神经由黏膜下神经丛和肌间神经丛构成了一个完整的、相对独立的整合系统,在胃肠活动的调节中具有十分重要的作用,但在整体情况下,受外来神经的支配。同时,胃肠运动及消化液分泌还受一些体液因素的影响。神经、体液因素的改变必然影响消化道功能。

【实验用品】 家兔、哺乳类动物手术器械,婴儿秤,兔手术台,电刺激器,保护电极,玻璃分针,纱布,烧杯,滴管,注射器,20%氨基甲酸乙酯溶液,1:10 000 乙酰胆碱溶液,1:10 000 肾上腺素溶液、阿托品注射液、新斯的明注射液、温热的生理盐水。

【实验步骤】

1.手术操作过程

(1)称重、麻醉、固定:取家兔一只,称重。由耳缘静脉注射 20%氨基甲酸乙酯溶液(按 5ml/kg 体重),待家兔麻醉后,取仰卧位固定在兔手术台上。

(2)颈部手术操作剪去颈部的毛,沿颈中线作 5~7cm 的皮肤切口,分离皮下组织及肌肉,暴露、分离气管。在气管的一侧,找出颈总动脉鞘,用玻璃分针分离出迷走神经,用棉线穿过其下方,打活结,备用,或从膈肌下方食管的末端用玻璃分针分离出迷走神经的前支,穿线备用。

(3)腹部手术操作。

1)将腹部的毛剪去,自剑突下 0.5cm 沿腹正中线切开腹壁 4~5cm,并在切口两边缘正中位置,用止血钳夹住腹壁向外上方牵拉,充分暴露胃肠,在切口两侧敷以温热的生理盐水纱布。

2)找出并分离内脏大神经,用温热的生理盐水纱布将小肠轻轻推向右侧,暴露左侧肾脏,在肾脏的上方近中线处找到一粉红色黄豆大小的肾上腺,沿肾上腺向上可找到左侧内脏大神经(或在与肾上腺静脉成 45°的方位寻找)。用玻璃分针分离出神经后,安置上保护电极,备用。

2.实验项目的观察

(1)观察正常情况下胃肠的运动状况,主要观察胃的蠕动、小肠的蠕动和分节运动,再用手指触摸胃肠以了解其紧张度。

(2)结扎并剪断颈部迷走神经,用中等刺激强度的电刺激连续刺激其外周端,观察胃肠运动的变化;或者用中等刺激强度的电刺激连续刺激膈下迷走神经,观察胃肠运动的变化。

(3)用连续电刺激(5~10V,30~40Hz)刺激内脏大神经,观察胃肠运动的变化。

(4)在胃肠上直接滴加 1:10 000 肾上腺素溶液 5~10 滴,观察胃肠运动的变化。

(5)在胃肠上直接滴加 1:10 000 乙酰胆碱溶液 5~10 滴,观察胃肠运动的变化。

(6)经耳缘静脉缓慢注射新斯的明(0.2~0.3mg),观察胃肠运动的变化。

(7)在新斯的明作用的基础上,经耳缘静脉缓慢注射阿托品 0.5g,观察胃肠运动的变化。

【注意事项】

1.实验前应给动物喂食。

2.麻醉前抽取的药量要比实际计算的药量多一些,给药时要缓慢。并密切观察麻醉深度的指标,应尽量避免出现麻醉过浅而影响实验进程或麻醉过深导致动物死亡的情况。

3.在手术操作过程中手法要轻重适当,禁止粗暴操作,避免因出血而影响实验进行。

4.为便于观察,可在腹部切口两侧用止血钳夹住腹壁,向外上方提起。

5.用温热的生理盐水为胃肠提供湿润的环境,避免胃肠暴露时间过长而影响其运动。

6 每完成一个实验项目后,间隔数分钟后再进行下一个实验项目。

【分析与思考】

1.胃肠运动形式有何异同?

2.如何理解自主神经对胃肠运动的影响?

实验六　泌尿系统实验

影响尿生成的因素

【实验目的】

1.观察若干因素对家兔尿生成的影响。

2.如实记录实验结果,并分析其作用机制。

【实验原理】　尿的生成过程包括肾小球滤过、肾小管和集合管的重吸收和分泌过程。肾小球滤过受滤过膜通透性、血浆胶体渗透压、肾小球血浆流量和肾小球毛细血管压等因素的影响,后两者又受肾交感神经以及肾上腺素、去甲肾上腺素等体液因素的影响,肾小管重吸收受小管液中溶质浓度等因素的影响。此外,影响尿液浓缩和稀释机制的因素,影响血管升压素释放的因素,影响肾素-血管紧张素-醛固酮系统的因素以及循环血容量、全身动脉血压等都能对尿生成发生影响。

【实验用品】　家兔、生物信号采集系统、计算机、哺乳类动物手术器械一套、保护电极、受滴器、压力换能器、输尿管插管或膀胱插管、动脉插管、气管插管、注射器、尿糖试纸、培养皿、滴管、1%戊巴比妥钠(或 20%的氨基甲酸乙酯)溶液、0.1%肝素溶液、20%葡萄糖溶液、0.01%去甲肾上腺素溶液、垂体后叶素、呋塞米、生理盐水。

【实验步骤】

1.一般手术的称重,麻醉,仰卧固定(麻醉、固定的方法与前面相同)。

2.颈部手术和血压描记与哺乳动物动脉血压调节实验相同。分离右侧颈迷走神经,穿线备用,有条件时可做一颈外静脉插管,外端连三通开关,以备静脉注射药物用。

3.尿液收集可以采用膀胱插管或输尿管插管的方法。

(1)膀胱插管:在耻骨联合上缘沿正中线向前作 2~3cm 长的纵行皮肤切口,沿腹白线切开腹腔,注意不要切到充盈的膀胱壁,将膀胱慢慢移出体外(动作轻柔以免刺激强烈引起家兔排尿)。将膀胱向上翻转分离出尿道入口并穿线结扎。再翻转膀胱在其顶部毛细血管稀少的区域做一荷包缝合,在荷包中心做一小切口,插入注满水的膀胱插管,收紧缝合线扎紧。手术完毕,将插管的膀胱送回腹腔,腹部切口缝合,并用温盐水纱布覆盖术区,以保持腹腔内温度,膀胱插管通过橡胶管连接记滴装置。

(2)输尿管插管:在耻骨联合上缘沿正中线向前作 4cm 长的纵行皮肤切口,沿腹白线切开腹腔,将膀胱慢慢移出体外,在其底部找到膀胱三角,仔细辨认输尿管。将两侧输尿管与周围组织轻轻分离。穿线将双侧输尿管近膀胱端结扎,在结扎点的上方剪一斜切口,切口约为管径的一半,将两根充满生理盐水的细塑料管向肾脏方向分别插入输尿管内,并穿线结扎固定,随后可见尿液从细塑料管内慢慢逐滴流出。手术完毕,将膀胱送回腹腔,腹部切口缝合,并用温盐水纱布覆盖术区,以保持腹腔内温度,细塑料管另一端连至受滴器。

4.连接并开启实验装置

5.观察

(1)观察并记录正常的血压和尿量作对比。

(2)增加循环血量:经耳缘静脉或颈外静脉插管缓慢注射 37℃ 注射用生理盐水 20ml,观察血压和尿量变化。

(3)间歇刺激颈迷走神经外周端。剪断右侧颈迷走神经,以中等强度重复脉冲,采取短暂间歇多次的刺激方法,刺激右侧颈迷走神经外周端,使血压下降并维持在 50mmHg 左右大约 2min,观察尿量有何变化。

(4)注射高渗葡萄糖:注射前先取 2 滴尿液作尿糖定性试验,观察是否阳性。然后由耳缘静脉或颈外静脉插管注射 20% 葡萄糖溶液 5ml,观察血压和尿量变化。在尿量明显增多时,重新取 2 滴尿液作尿糖定性试验。待尿量恢复至注射葡萄糖前水平时,再取 2 滴尿液作尿糖定性试验。

(5)注射呋塞米:经耳缘静脉或颈外静脉插管注射呋塞米 2mg/ml,观察血压和尿量变化。

(6)注射垂体后叶素:经耳缘静脉或颈外静脉插管注射,观察血压和尿量变化。

(7)注射去甲肾上腺素:经耳缘静脉或颈外静脉插管注射 0.01% 去甲肾上腺素溶液 5ml,观察血压和尿量变化。

(8)放血:分离另一侧股动脉插管放血,使血压迅速下降至 10.7kPa(80mmHg)以下,观察血压和尿量变化。

(9)补充生理盐水:放血后,再迅速从耳缘静脉或颈外静脉插管注射温热(约 37℃)生理盐水,观察血压和尿量变化。

【注意事项】

1.每项观察前后均须有对照血压和尿量记录。

2.腹部切口不宜过大,并注意保温。

3.手术操作应轻柔,避免损伤性尿闭。不能过度牵拉输尿管,防止输尿管挛缩导致不能导出尿液,必要时可局部敷用 2% 普鲁卡因。

4.输尿管插管时,注意不要插入其黏膜层,并避免反复插损伤黏膜而造成出血,以致血液凝固而堵塞管道。

5.输尿管插管不能扭曲,以免引流不畅。

6.本实验要作多次静脉注射,应注意保护耳缘静脉,静脉穿刺从耳尖开始,逐步移向耳根部。

7.若采取经颈外静脉插管注射给药的方法,则应在药物注射完毕后,再推入少许生理盐水,以便将留在插管内的药物全部注入动物体内。

8.每进行一次实验,均应等待血压和尿量基本回复到对照值后再进行。

【分析与思考】 静脉注射高渗葡萄糖后,尿量为什么会增多?

实验七　感觉器官功能实验

一、瞳孔对光反射和近反射

【实验目的】　观察视调节反射和瞳孔对光反射现象,学会瞳孔对光反射和近反射的检查方法。

【实验用品】　手电筒。

【实验步骤】　布置一间暗室,实验最好在暗室中进行。

1.瞳孔对光反射

(1)受试者坐在较暗处,检查者先观察受试者两眼瞳孔的大小,然后用手电筒照射受检者一眼,立即可见受照眼瞳孔缩小(直接对光反射);停止照射,瞳孔恢复原状。

(2)用手沿鼻梁将两眼视野分开,再用手电筒照射一侧眼,可见另一眼瞳孔也缩小,此称间接对光反射,又称互感性对光反射。

2.瞳孔近反射受检者注视正前方 5m 外某一物体(但不要注视灯光),检查者观察其瞳孔大小。告诉受试者,当物体移近时必须目不转睛地注视物体。然后将物体迅速地移向受检者眼前,观察其瞳孔有何变化,并注意两眼球会聚现象。正常成人瞳孔直径 2.5～4.0mm (可变动于 1.5～8.0mm)。

【注意事项】　做视调节反射,当目标由远移近时,受视者眼睛必须始终注视目标。

二、视力的测定

【实验目的】　学习视力测定的方法,理解视力测定的原理。

【实验用品】　远视力表、指示棒、米尺。

【实验步骤】

1.将视力表挂在光线充足、照明均匀的墙上,使表上的第 10 行符号与受试者眼睛处于同一处水平高度。

2.在距视力表 5m 处画一横线,受试者面对视力表,站在横线处。

3.遮住受试者一眼,测试另一眼。检查者用指示棒从上往下逐行指示表上符号,每指一符号,令受试者说出表上"E"或"C"缺口的方向,直至不能辨认为止。受试者能分辨的最后一行符号的表旁数值,代表受试者的视力。

4.用同法检查另一眼的视力。

三、色盲检查

【实验目的】　学会检查色盲的方法。

【实验用品】　色盲检查图。

【实验步骤】

1.色盲检查图种类多,在使用前,应详细阅读说明书。

2.在充足均匀的自然光线下,检查者逐页翻开检查图,让受试者尽快回答所见的数字或图形,注意回答正确与否,时间是否超过 30s。倘若有误,应按色盲检查图的说明进行判定。

四、声波的传导途径

【实验目的】 比较声波气导和骨导两条途径的听觉效果;学习临床上常用的鉴别神经性耳聋和传导性耳聋的检查方法。

【实验用品】 音叉(频率为 256 次/秒或 512 次/秒)、棉球。

【实验步骤】

1. 比较同侧耳的气导和骨导(任内试验)。

(1)受试者背对检查者而坐,检查者敲响音叉后,立即将音叉置于受试者一侧颞骨乳突处(骨导)。当受试者表示听不见声音时,立即将音叉移至同侧的外耳道处(气导),询问受试者能否听到声音。然后,先将敲响的音叉置于外耳道口处,当受试者听不见声音时,立即将音叉移至同侧乳突部,询问受试者能否听到声音。如气导时间>骨导时间,称为任内试验阳性。

(2)用棉球塞住受试者一侧外耳门(模拟气导障碍),重复上述实验,如气导时间≤骨导时间,称为任内试验阴性。

2. 比较两耳骨导(韦伯试验)

(1)将敲响的音叉柄置于受试者前额正中发际处,正常时两耳感受的声音强度应相同。

(2)用棉球塞住受试者一侧耳孔,重复上述实验,此时塞棉球一侧感受的声音强度高于对侧。

【注意事项】

1 室内必须保持安静,以免影响听觉效果。

2. 敲击音叉不可用力过猛,更不可在坚硬物体上敲击。

3. 音叉置于外耳道时,不要触及耳廓和头发,且应将音叉振动方向对准外耳道。

实验八　生命体征的测量

一、人体心音听诊及脉搏测量

【实验目的】 学会听诊器的使用方法,掌握各瓣膜听诊区的部位以及第一心音与第二心音的分辨。

【实验原理】 心音是由心脏收缩和舒张、瓣膜关闭等振动引起的声音,通过周围组织传到胸壁。将听诊器置于受试者心前区的胸壁,可以听到第一心音和第二心音。

【实验用品】 听诊器。

【实验步骤】

1. 确定听诊部位

(1)受检者保持安静后坐在检查者对面,解开上衣。检查者仔细观察或用手触诊受检者心尖冲动的位置。

(2)确定心音听诊部位(实验图 8-1)。

二尖瓣听诊区:左锁骨中线第 5 肋间稍内侧(心尖部)。

三尖瓣听诊区:胸骨右缘第 4 肋间或剑突下。

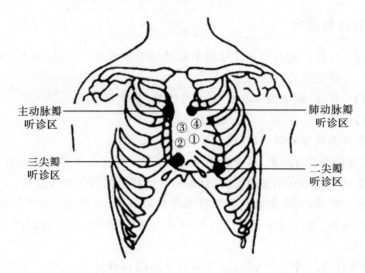

实验图 8-1　人体心音听诊部位

主动脉瓣听诊区：胸骨右缘第 2 肋间；胸骨左缘第 3 肋间为主动脉瓣第二听诊区。主动脉瓣关闭不全时，在该处可听见杂音。

肺动脉瓣听诊区：胸骨左缘第 2 肋间。

2.听取心音

（1）检查者将听诊器的耳器塞入外耳道，耳器向前弯曲与外耳道弯曲方向一致。以右手的拇指、示指和中指持听诊器的胸件，紧贴受检者胸壁皮肤，依次（二尖瓣听诊区→肺动脉瓣听诊区→主动脉瓣听诊区→三尖瓣听诊区）仔细听取心音，反复分辨第一、二心音。

（2）如果难以分辨，可同时用手指触诊心尖搏动或桡动脉脉搏，与搏动同时听到的心音即为第一心音，之后听到的心音即为第二心音。

（3）比较第一、二心音听诊的最响部位。

3.脉搏测量受检者手腕放于舒适位置。检查者以食指、中指、无名指三指并拢，指端轻按于手腕内侧桡动脉处，压力的大小以清楚触到搏动为宜，测定一分钟的脉搏数。

【注意事项】

1.必须保持实验室安静，如果呼吸音影响心音听诊，可令受试者暂时屏住呼吸。

2.听诊器按压不宜过紧或过松，其橡皮管不得与其他物体接触，以免发生摩擦音，影响听诊。

二、正常人体呼吸音的听取

【实验目的】　掌握正常肺部可听到的三种呼吸音，各自的特点及一定的分布区域。

【实验原理】　呼吸时气流进出各级呼吸道及肺泡产生湍流而引起振动，即产生声音，经过肺组织传至胸壁，在体表可听到。正常肺部可以听到：支气管呼吸音、肺泡呼吸音、支气管肺泡呼吸音。

【实验用品】　听诊器。

【实验步骤】

1.受检者取坐位，解开上衣，暴露胸壁。

2.支气管呼吸音听诊区在喉部、胸骨上窝、背部第 6～7 颈椎及第 1～2 胸椎附近。特点是：①声音似将舌抬高后，在呼气时发出的"哈——"音；②呼气时相较吸气时相略长；③呼气音较吸气音强且调高。

3.肺泡呼吸音在正常肺组织均可听到，但在乳房下部、肩胛下部、腋区下部较清晰。其特点是：①声音很像上齿咬下唇吸气时发出的"夫"音，声音较软似吹微风；②吸气相较呼气相长；③吸气音较呼气音强，且调高。

4.支气管肺泡音听诊区在胸骨附近，肩胛间区的第 3～4 胸椎水平。特点是：①吸气音与肺泡呼吸音的吸气音相似，但音响略强，音调略高。呼气音与支气管呼吸音的呼气音相似，但音响较弱，音调较高；②吸气与呼气的时相大致相等。

【注意事项】

1.室内保持安静、温暖。

2.受检者应体位舒适，肌肉松弛，以免因肌肉紧张而产生杂音。听诊器胸端必须直接与皮肤紧贴。听诊器的皮管不得接触其他物品，以免摩擦音的干扰。

3.受检者闭口，用鼻自然呼吸，深呼吸时听到的呼吸音会更清晰。

【临床意义】 异常呼吸音及其临床意义。

1.异常肺泡呼吸音

(1)肺泡呼吸音减弱或消失：呼吸肌疾病、阻塞性肺气肿、胸腔积液、气胸。

(2)肺泡呼吸音增强：贫血、酸中毒。

(3)呼吸音延长：支气管哮喘、阻塞性肺气肿。

(4)断续性呼吸音：肺结核、肺炎。

(5)粗糙性呼吸音：支气管和肺部炎症早期。

2.异常支气管呼吸音

(1)肺组织实变：大叶性肺炎实变期。

(2)肺内大空腔：肺脓肿或空洞型肺结核。

(3)压迫性肺不张：胸腔积液。

3.异常支气管肺泡音肺结核、支气管肺炎、大叶性肺炎初期

三、人体动脉血压的测量

【实验目的】 了解血压计的主要结构。初步学会间接测量人体动脉血压的方法，能准确测量人体的收缩压和舒张压。

【实验原理】 测量人体动脉血压的常用方法是间接测量法，即用血压计的袖带在肱动脉外加压，根据血管音的变化来测量血压。通常血液在血管内连续流动时听不到声音，如果用气球将空气打入缠于上臂的袖带内，当其压力超过收缩压时，肱动脉的血流被完全阻断，此时用听诊器在肱动脉处听不到任何声音。如果缓慢放气，以降低袖带内压力，当其外加压力稍低于收缩压而高于舒张压时，血液可断续流过受压血管形成湍流而发出声音。听到第一声时检压计上的值相当于收缩压。如果继续放气，当其外加压力刚低于或等于舒张压时，血液在血管内恢复连续流动，声音突然由强变弱或消失。此时，检压计上的值相当于舒张压。

【实验用品】 血压计、听诊器。

【实验步骤】

1.熟悉血压计的结构　常用的水银台式血压计由检压计、袖带和气球三部分组成。检压计是一个标有0～300mm刻度的玻璃管,上端通大气,下端和水银储槽相通。袖带是一个外包布套的长方形橡皮囊,借橡皮管分别和检压计的水银储槽及橡皮球相通。气球是一个带有螺丝帽的球状橡皮囊,供充气或放气之用。

2.驱净袖带内的气体后再拧紧螺帽。

3.受试者安静数分钟后裸露一侧手臂,将其前臂平放桌上,掌心向上,使前臂与心脏处于同一水平。将袖带缠于该上臂,袖带下缘应在肘关节上约2cm处为宜,松紧适度。

4.正确放置听诊器　在受试者肘窝内侧先用手指触及肱动脉脉搏后,用左手持听诊器的胸件放于其上。将检压计与水银槽之间的旋钮旋至开的位置,水银柱液面应与"0"刻度平齐(实验图8-2)。

5.测量收缩压和舒张压　用气球将空气打入袖带内,使检压计上的水银柱上升到160mmHg左右(或使水银柱上升到听诊器听不见血管音后再继续打气,使水银柱再上升约20mmHg),随即松开气球螺帽缓慢放气,逐渐降低袖带内压力,在水银柱缓慢下降的同时仔细听诊,并注视水银柱的刻度,当听见"嘣嘣"样第一声动脉音时,检压计上所示水银柱刻度即代表收缩压。继续缓慢放气,声音逐渐增强后又逐渐变弱至最后消失,在声音由强突然变弱(或消失)这一瞬间,检压计上所示水银柱刻度即代表舒张压。

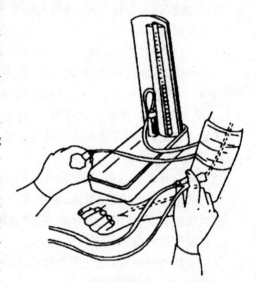

实验图 8-2　人体动脉血压的测定

以测准为止,一般可重复测量1～2次,取其平均值。注意在重测时应将水银柱放至"0"刻度后再打气。血压记录方式为:收缩压/舒张压 mmHg。

6.测量完毕,应将检压计与水银槽之间的旋钮旋至"关"的位置。妥当收放血压计内物件,气球螺帽一定要向下放置,避免关闭时压断玻璃刻度管。

【注意事项】

1.室内必须保持安静,以利听取声音。

2.袖带松紧要适度,听诊器胸件应放在肱动脉搏动位置上,而不应放在袖带内,按压时不宜过重或过轻。

3.避免袖带胶管与听诊器胶管的摩擦音。

四、人体体温测量

【实验目的】　掌握人体体温的正确测量方法。

【实验原理】　体温是指人体深部的平均温度。实际工作中通常测量腋窝、口腔或直肠的温度来代表体温。人体的体温是相对恒定的,但有一定的生理差异。

【实验用品】　水银体温表(腋表、口表)、酒精棉球、消毒纱布。

【实验步骤】

1.熟悉水银体温表的结构　水银体温表是由一根标有刻度的真空玻璃管构成,其下端贮有水银。水银遇热膨胀,沿毛细管上升,可以通过刻度来读取所测温度。水银体温表有腋表、口表和肛表三种。腋表的水银端扁而长,口表的水银端细而长,肛表的水银端粗而短。

2.实验准备　将浸泡于消毒液中的体温表取出,用酒精棉球擦拭,并将水银柱甩至35℃以下,甩表时防止碰撞他物,以免破碎。

3.测量体温

(1)腋窝测温法:被测者解开上衣,有汗时擦干腋窝,将体温表的水银端放在腋窝深处紧贴皮肤,屈臂内收夹紧体温表。10min后取出,读取温度并记录。

(2)口腔测温法:检查者将口表水银端斜放于受检者舌下,令其闭口用鼻呼吸,勿用牙咬体温表,3min后取出,读取温度并记录。

(3)比较运动前后体温的变化:受检者静坐10min后,按上述方法测量并记录体温;再令受检者室外运动10min(跑步、弹跳等),立即回室测量体温,比较运动前后体温的变化。